NOUVEAUX
ÉLÉMENS
DE
LA SCIENCE DE L'HOMME.

NOUVEAUX
ÉLÉMENS

DE
LA SCIENCE DE L'HOMME,

PAR P. J. BARTHEZ,

Médecin de S. M. l'Empereur et Roi, et du Gouvernement ; ci-devant Chancelier de l'Université de Médecine de Montpellier ; Professeur Honoraire de l'École de Médecine de Montpellier ; ci-devant Membre de l'Académie Royale des Sciences de Paris, et de l'Académie Royale des Inscriptions et Belles-Lettres de Paris ; Membre des Académies des Sciences de Berlin, de Stockholm, de Gottingue, de Lausanne, etc. ; Correspondant de l'Institut National de France ; Associé des Académies et Sociétés de Médecine de Madrid, de Paris, de Montpellier, de Toulouse, de Bordeaux, etc.

SECONDE ÉDITION,
REVUE, ET CONSIDÉRABLEMENT AUGMENTÉE.

TOME SECOND.

A PARIS,

Chez Goujon, Libraire, rue du Bac, n° 34 ;
Et Brunot, Libraire, rue de Grenelle S. Honoré, n° 15.

M. DCCC. VI.

NOUVEAUX ÉLÉMENS DE LA SCIENCE DE L'HOMME.

CHAPITRE IX.

Des Sympathies ou des Communications particulières des forces du Principe Vital dans les divers organes du Corps humain.

CLVI.

Les forces motrices et sensitives du Principe Vital, qui agissent dans toutes les parties du corps, ont entr'elles cette liaison universelle qui forme l'unité du corps vivant : et de plus elles ont dans divers organes, des communications particulières et plus fortes ; qui constituent les sympathies de ces organes.

La sympathie particulière de deux organes

a lieu, lorsqu'une affection de l'un occasionne sensiblement et fréquemment une affection correspondante de l'autre ; sans que cette succession puisse être rapportée au hazard, au mécanisme des organes, ni à leur concours d'action dans une forme générique de fonction ou d'affection du corps vivant.

On voit que les sympathies des organes ne peuvent être déterminées que d'après des observations de faits qu'on reconnoît avoir ces conditions ; et qu'on doit les considérer comme étant produites par une sorte d'harmonie préétablie, ou par des lois fondées dans la nature même du Principe Vital.

CLVII.

En partant de ces considérations, on n'est pas surpris que les faits relatifs aux sympathies présentent beaucoup de singularités ; qui ont été remarquées par Astruc et Whytt.

Ces sympathies n'en doivent pas moins être reconnues ; quoiqu'on ne puisse les soumettre à des lois constantes, et qui les embrassent dans leur généralité ; quoiqu'on ne puisse dire,

Comment telle modification précise de l'organe primitivement affecté est nécessaire pour la production de tel effet sympathique :

Pourquoi la sympathie de deux organes n'est pas toujours réciproque (1) :

Pourquoi l'effet sympathique n'est pas perpétuel (comme il devroit l'être si les causes de la sympathie étoient mécaniques) :

Pourquoi un organe n'est point affecté directement par une cause irritante , de même qu'il l'est par la sympathie de l'impression que cette cause fait sur un autre organe ; (pourquoi l'iris , par exemple , n'est point mue par l'application directe de la lumière la plus forte ; et l'est sympathiquement, lorsque la lumière agit sur la rétine) : etc.

CLVIII.

Quoique divers Auteurs aient recueilli beaucoup de faits relatifs aux sympathies des organes du corps humain ; ils n'ont lié ces faits que sous des rapports généraux qui étoient trop vagues. Ils n'ont pas cru que des conclusions sévèrement déduites de ces faits bien rapprochés, pussent mener à un corps de doctrine sur les sympathies ; qui dût changer la manière de voir de plusieurs phénomènes des plus importans de l'économie animale.

C'est ce corps de doctrine sur les sympathies dont je me propose de donner un essai ; en m'appuyant toujours sur les observations, dont je tâcherai de former les résultats de la manière la plus simple et la plus étendue.

Je me propose dans ce Chapitre, de déterminer d'abord comment on doit reconnoître les faits relatifs aux sympathies des organes : de considérer ensuite en général les sympathies qui ont été le mieux constatées entre les divers organes ; en tant que l'on peut, ou qu'on ne peut pas remarquer entre ces organes des rapports manifestes.

Dans les Chapitres suivans, je traiterai spécialement des sympathies des forces du Principe Vital dans les organes similaires qui sont liés en systèmes particuliers, ou dans les vaisseaux sanguins et les nerfs : je ferai voir que les sympathies de ces organes similaires simples avec leurs systèmes respectifs sont nécessaires pour la conservation des forces des organes plus composés : et enfin je rechercherai quelles sont les sympathies de chaque organe avec tout le corps; sympathies qui concourent à produire le système des forces du Principe Vital.

CLIX.

Il résultera de l'ensemble de faits et d'observations que je développerai successivement; que la conservation de la vie est attachée aux sympathies des organes, ainsi qu'à l'organisme de leurs fonctions.

Les faits singuliers qui appartiennent à la doctrine des sympathies proprement dites, ont été jusqu'ici recueillis en trop petit nombre. On a été sans doute détourné de les recueillir, parce qu'on les a toujours regardés comme extraordinaires, ou comme sortant de l'ordre commun. Mais on auroit dû reconnoître par rapport à ces faits, ce que M. Blumenbach a bien dit en général *(a)* ; qu'on a de nombreux exemples que les aberrations de la Nature hors de sa marche accoutumée , répandent par fois beaucoup plus de jour sur des recherches obscures, que ne fait son cours ordinaire et régulier.

Je crois essentiel de classer tous les faits relatifs aux sympathies particulières sous des chefs généraux, de manière à en former des fragmens, comme sont ceux de la Méthode Naturelle des Plantes : ce qui donne de l'avantage pour mieux connoître beaucoup d'autres faits analogues à ceux qu'on a ainsi classés.

Je vais donner un Essai de cette distribution dont le plan me semble être assez étendu , et dont les détails doivent être multipliés et développés de plus en plus, par de nouvelles collections d'expériences et d'observations relatives.

Je sens combien cette doctrine sur les sympathies des organes du corps humain ,

____

(*a*) *De Nisu Formativo Nuperæ Observationes , p. XII.*

quoiqu'elle soit appuyée sur les faits les plus constans; sera éloignée de l'état de perfection où elle doit être portée dans la suite par le progrès des observations.

Mais il me semble que même dans son imperfection actuelle, elle donnera la vraie manière de voir un très-grand nombre de phénomènes de l'économie animale; et de parvenir à des découvertes ultérieures.

CLX.

DANS toute doctrine sur les sympathies des organes, il ne faut employer que des faits, qui étant bien vus soient relatifs à ces sympathies. Mais pour qu'un fait soit relatif à une sympathie de deux organes; il faut qu'on ne puisse attribuer avec vraisemblance à aucun autre genre de causes, le changement d'action des forces, qui survient dans l'un de ces organes à la suite d'une affection de l'autre.

Un tel fait ne doit pas pouvoir être rapporté avec probabilité à ce qu'on appelle *hazard*; c'est-à-dire à un concours inconnu de causes accidentelles, soit internes, soit externes, qui peuvent affecter en même temps ces deux organes : et pour exclure ce hazard il faut que ce fait se soit reproduit souvent dans des circonstances pareilles.

Il faut aussi que ce fait ne puisse pas être expliqué par l'action *mécanique* d'un de ces organes sur l'autre ; action qui peut être estimée d'après la position et le jeu de ces organes.

Mais la principale voie d'exclusion, par laquelle il faut reconnoître si le fait supposé doit être regardé comme relatif à la sympathie particulière de deux organes ; c'est de s'assurer qu'il ne puisse être rapporté à une *synergie* des forces de ces organes.

Je désigne par ce mot de *synergie*, un concours d'actions simultanées ou successives des forces de divers organes, concours tel que ces actions constituent par leur ordre d'harmonie ou de succession, la forme propre d'une fonction de la santé, ou d'un genre de maladie ; comme par exemple, la forme générique d'une excrétion, ou d'une inflammation (2).

Dans toute excrétion, ou dans toute in-

flammation, la Nature fait concourir à produire ces affections, des organes distincts
de l'organe excrétoire ou enflammé. Ce
concours peut exister indépendamment des
sympathies proprement dites de ces organes ; puisqu'il est dans l'ordre générique
de ces affections du corps vivant.

CLXI.

CEPENDANT les mouvemens des organes,
dont la synergie est constitutive d'un *genre*
de fonction, ou d'affection particulière ;
peuvent sans doute dans divers cas de ce
genre, être joints à des effets des sympathies
qu'ils occasionnent, ou qui surviennent
dans ces organes. Mais ces ensembles de
mouvemens synergiques sont toujours produits par des impulsions directes de la
Nature, qui suit des plans généraux dans
les fonctions de la santé et dans les maladies.

C'est ainsi qu'une douleur vers l'épaule
droite peut survenir par une véritable sympathie, à une inflammation du foie, dont
elle n'est pas un symptome constitutif.

On doit regarder comme un phénomène

relatif à la sympathie du rein avec l'estomac, le vomissement qui est causé souvent et non toujours, lorsque l'inflammation du rein a lieu ; d'autant que la forme générique de cette affection inflammatoire n'a point pour un de ses élémens le mouvement antipéristaltique de l'estomac (3).

Stahl et ses sectateurs se sont particulièrement attachés à observer et à décrire les synergies, qui ont lieu dans la santé et dans les maladies. Ces synergies sont sans doute des objets qu'il est essentiel d'embrasser dans l'histoire de chaque fonction.

Mais l'étude des sympathies proprement dites comprend l'objet le plus général de la Physiologie. Elle considère d'abord les sympathies spéciales qu'ont entr'eux les divers organes similaires qui sont liés en système particulier ; comme sont les nerfs, les vaisseaux, les organes digestifs, etc. ; et ensuite les sympathies qui font ressentir à tout le corps vivant les affections des organes particuliers.

Les Auteurs qui ont écrit sur les sympathies des organes, les ont confondues avec les synergies (4).

Cependant il est des Médecins éclairés qui paroissent avoir quelquefois pressenti cette distinction , quoiqu'ils ne l'aient pas exprimée.

Duret et d'autres Anciens ont dit que les symptomes qui surviennent dans les maladies par sympathie, et non par succession sensible (*per transitum*), n'opèrent jamais la guérison.

Baglivi a dit aussi (quoique avec moins d'exactitude) que la sympathie proprement dite ne se manifeste que dans des maladies grandes et extraordinaires : et il a pensé que c'est en partie pour cette raison, qu'on doit regarder comme un mauvais signe le vomissement bilieux qui survient aux plaies de tête.

CLXII.

On doit reconnoître dans la Physiologie que ce sont des vues subordonnées (quoique plus ou moins utiles relativement à certains objets) ; que celles qui y considèrent l'homme vivant comme un ouvrage de Mécanique, ou comme une Machine Hydraulique ; ou comme un Laboratoire où se font des opérations chimiques (qui sont d'ailleurs d'un ordre transcendant par rapport à toute Chimie connue).

La grande et maîtresse vue dans la Science de l'Homme est de le considérer comme un Être essentiellement animé par des forces Vitales dont l'action est soumise à des lois primordiales de sympathie ou de synergie.

Avant que d'entrer dans l'exposition de la théorie des faits relatifs aux sympathies particulières des organes ; théorie dont on verra que les conséquences utiles sont très-étendues : j'observe qu'il est conforme à *la bonne Méthode de Philosopher,* de bien circonscrire les faits de cette classe ; et de les considérer séparément des faits analogues que l'on peut imputer à une sorte de hazard, de ceux que l'on voit naître de l'action mécanique des organes, et de ceux qui rentrent dans les formes génériques ou universelles des fonctions et des maladies.

CLXIII.

Dans les recherches sur les phénomènes de l'économie animale de l'homme sain et malade , ainsi que dans toutes celles qu'on peut faire sur des objets dont les causes sont *très-compliquées* : on ne parvient à découvrir quelques-uns des secrets de la Nature; qu'autant que l'on rassemble et classe sous des chefs distincts beaucoup d'observations singulières; de sorte que l'effet saillant d'une des causes que l'on considère spécialement, se dégage des effets d'autres causes , dont le concours se trouve trop foible pour la faire méconnoître.

On voit qu'il suffit pour reconnoître une vraie sympathie entre deux organes, que cette sympathie se montre par un grand nombre de faits divers *qui y sont relatifs;* et dont elle donne la clé, ou constitue l'analogie générale. Il n'importe qu'on ignore les causes de cette sympathie.

Les organes liés par des sympathies proprement dites, peuvent avoir ou n'avoir pas entre eux des rapports sensibles. Tous les rapports que peuvent avoir ces organes, se classent sous deux chefs généraux; dont le premier embrasse leurs connexions , et le second leur ressemblance de structure et de fonctions. Cependant on ne voit pas quel est le nœud de ces rapports, avec les correspondances sympathiques de ces organes.

Je vais traiter dans les trois Sections suivantes, des sympathies particulières des organes ; considérées suivant qu'ils n'ont point entre eux des rapports sensibles, ou qu'ils n'ont que des rapports de structure et de fonctions, ou bien qu'ils sont liés par des connexions particulières.

PREMIÈRE SECTION.

Des sympathies des organes qui n'ont entre eux aucun rapport sensible.

CLXIV.

JE ne m'arrête point à recueillir des exemples de sympathie entre des organes éloignés et divers, qui sont rares et singulières à tel point, qu'on ne peut les rapporter qu'à l'idiosyncrasie ou à la constitution individuelle de ceux chez qui on les observe.

Telle étoit cette doùleur pungitive qu'un homme (dont Hales a parlé) sentoit au haut de l'épaule gauche, quand il grattoit un bouton qui étoit un peu au-dessous du côté extérieur du genou droit (5).

Mais je vais faire voir qu'on observe dans l'état de santé et dans un grand nombre de maladies différentes, que des organes qui ne sont liés par aucun rapport sensible (comme de leurs nerfs qui ayent prochainement une origine commune, etc.), ont entre eux des sympathies qu'on ne peut rapporter à des singularités de la constitution individuelle.

CLXV.

La sympathie la plus constante, et peut-être la plus remarquable qui ait lieu dans l'état naturel, entre des organes qui n'ont aucun rapport manifeste; est celle qui est introduite dans l'homme; lorsque la puberté amène un grand changement dans les organes de la génération, qui détermine la mue de la voix. On sait que cette mue n'a point lieu dans les enfans qui ont été châtrés.

Le dessein primitif de la Nature a non-seulement attaché à l'âge de la puberté, les développemens des organes de la génération et de ceux de la voix : mais encore il a rendu ce dernier développement dépendant du premier.

C'est aux changemens qu'opère la révolution de la puberté , que tient aussi la sympathie particulière qui est entre la matrice et l'intérieur de la gorge.

Un des effets singuliers de cette sympathie (qu'on pourroit regarder comme analogue à l'enflure du col des cerfs dans le rut), peut être que le col devient plus gros dans la femme , immédiatement après les premiers essais des plaisirs amoureux.

C'est du moins ce que les Anciens croyoient avoir généralement observé , comme on voit par des vers de Catulle (*a*) (6).

CLXVI.

Un rapport de sympathie qui est moins connu , quoiqu'il ait été indiqué par un très-grand nombre de faits , est celui que

----

(*a*) *Non illam nutrix orienti luce revisens,*
  Hesterno collum poterit circumdare filo.

les

les organes de la génération ont souvent avec les oreilles.

Hippocrate a parlé (*a*) d'une maladie qui étoit particulière aux hommes riches chez les Scythes. Il y assure que ces hommes, par des excès d'équitation (d'autant qu'ils alloient à cheval sans étriers), et probablement aussi par d'autres causes, tomboient dans un état d'impuissance ; qui étoit confirmé pour toujours, lorsqu'on les traitoit sans succès, par des évacuations abondantes de sang, faites au moyen de scarifications derrière les oreilles.

On connoît ces tumeurs des parotides auxquelles on a donné le nom d'*oreillons*. Cette maladie, sur-tout lorsqu'elle est forte et épidémique , est accompagnée d'une grande disposition aux métastases d'humeurs séreuses, qui se font spécialement sur le scrotum et les testicules , où elles produisent des tumeurs, même phlegmoneuses. (Hippocrate, Tozzetti Rochard, Pratolongo, etc.)

Chez les femmes, cette maladie est rare , mais il s'en fait une semblable translation

____

(*a*) Dans son Traité *de Aëribus, Aquis, et Locis.*

Tome II. B

sur les parties génitales. On a observé chez elles, que lorsque la tumeur diminuoit, il survenoit des douleurs des lombes et du pubis, telles que si les règles étoient instantes ; et qu'en effet les règles paroissoient alors, quoique hors de leur temps ; ou bien le vagin souffroit du prurit, et une chaleur extraordinaire (a) (7).

Un grand nombre de maladies singulières nous font connoître, par des symptomes indépendans des formes génériques essentiellement constitutives de ces maladies ; des vraies sympathies entre des organes qui n'ont d'ailleurs aucun rapport sensible.

De semblables symptomes sont le clou hystérique qui se fait sentir dans les parties externes de la tête, lorsque la matrice est lésée : les abcès du foie, qui surviennent souvent aux plaies de tête, etc. (8).

CLXVII.

L'ESTOMAC est de tous les viscères, celui dont on voit le plus souvent dans les mala-

----

(a) Voyez Borsieri.

dies, de telles communications sympathiques avec les organes auxquels il n'a point de rapport sensible (*a*) (9).

Bianchi et d'autres ont rapporté l'influence sympathique des lésions de l'estomac sur un grand nombre d'organes divers ; à ce que ce viscère est pourvu, sur-tout dans son orifice gauche, d'une très-grande quantité de nerfs par lesquels il fait sympathiser à ses affections tout le genre nerveux. Cette opinion paroît être fondée, d'après la considération du grand nombre des maladies de nerfs dont la cause primitive est dans l'estomac ; comme l'apoplexie, l'épilepsie, l'affoiblissement de la vue, l'héméralopie, etc.

Mais puisque l'influence sympathique des maux de l'estomac se porte dans différentes maladies, avec une détermination singulière, à beaucoup d'autres organes qu'à la tête et aux nerfs ; il semble qu'on l'explique d'une manière extrèmement vague, par la

---

(*a*) C'est ce qu'il est aisé de voir, d'après les faits qu'ont recueillis Rega (dans son Traité *De Sympathia*) et Kaau Boerhaave (*Impetum faciens*, *N° 348 et 354*.), etc.

communication des nerfs de l'estomac avec ceux des autres parties du corps.

Galien a reconnu le vide de ces explications, quand il a dit qu'on ne voit aucune probabilité de sympathie entre l'estomac et la main. Mais c'est sans fondement qu'il a censuré par cette raison Lycus, qui avoit soutenu qu'une lésion de l'estomac peut occasionner le tremblement de la main (10).

CLXVIII.

Il n'est point de maladie où la sympathie particulière entre des organes qui n'ont aucun rapport sensible, soit marquée d'une manière plus constante et plus digne d'attention ; que dans la paralysie des extrémités qui survient à la colique de Poitou, lorsqu'elle subsiste après cette colique.

Toutes les théories connues font regarder cette paralysie rebelle comme produite par la sympathie qu'ont les nerfs des intestins avec ceux des extrémités.

Je ne considère point ici la paralysie qui se produit dans la colique dite de Poitou, lorsque cette colique est dans sa force, ou même lorsqu'elle augmente (comme l'a vu arriver Stoll). Mais je parle de la paralysie, qui étant survenue à la colique, subsiste opiniâtrément, après que la colique est sensiblement dissipée.

Une sympathie spéciale des nerfs des intestins avec ceux des extrémités paroît avoir eu lieu sans doute dans plusieurs cas, lors des temps où cette paralysie s'est formée : et il est sans doute des faits qui donnent sujet de le penser.

Il est naturel de rapporter ici les observations de M. Astruc sur une maladie qu'il a appelée *rachialgie ;* maladie dont les symptomes ressemblent à ceux de la colique de Poitou, et que cause une lésion violente de la moelle épinière par un coup reçu sur les vertèbres dorsales.

On a vu très-souvent dans la colique de Poitou, que les muscles du pouce de chaque main souffrent plus à proportion que tous les autres, et s'émacient principalement dans la paralysie qui survient à cette colique (ce que je crois que Nicholls est le premier qui ait remarqué). Or il est probable, comme Camper l'a pensé, que cela tient à ce que le nerf radial a plus de liaisons avec l'intercostal que n'en ont les autres nerfs brachiaux.

Mais quelque indiquée que soit la sympathie spéciale des nerfs des intestins avec ceux des extrémités, dans plusieurs cas de la formation de la paralysie, qui survient à la colique de Poitou; le résultat le plus simple possible des faits concernant cette paralysie, lorsqu'elle est permanente, après que la colique a cessé; est qu'elle doit être regardée principalement comme une affection qui correspond (avec des variations dans les différens sujets) à tel ou tel degré de la lésion des intestins qui a constitué cette colique, et qui n'est point résoute, ou ne l'est qu'imparfaitement.

Dans la paralysie des extrémités qui subsiste après la colique de Poitou, il me paroît que le spasme qui occupe encore, quoique foiblement, une partie des intestins, est joint à l'atonie d'une autre partie des intestins, qui est relâchée ou distendue; mais que l'état dominant est toujours la chute des forces toniques dans les portions d'intestins affoiblies, qui produit

une langueur sympathique dans les extrémités.

J'ai été confirmé dans cette assertion, par
des exemples que j'ai vus; de malades qui
ont commencé à ressentir les premières
impressions de la paralysie des extrémités,
aussi-tôt qu'une colique, ou une cardialgie
qui subsistoit chez eux depuis long-temps,
a été rendue moins douloureuse et moins
fixe par l'usage des bains d'eau tiède. Il paroît sensiblement que dans ces cas, ces bains
en énervant de plus en plus les extrémités,
y ont déterminé ou accéléré l'effet sympathique de l'atonie dominante d'une partie
des organes digestifs.

CLXIX.

Il suit de cette *théorie, ou manière de
voir les faits,* que pour le traitement le plus
heureux de la paralysie rebelle qui succède
à la colique, on ne doit point se proposer
directement et généralement de fortifier
les nerfs abdominaux (ni même ceux des
extrémités); non plus que d'affoiblir leur
action trop excitée ; ni de résoudre les
obstructions qu'on peut supposer dans leur
tissu.

Tels sont cependant les objets des méthodes de traitement proposées par Sydenham, Boerhaave, Van Swieten (11) et d'autres Praticiens célèbres ; où l'on administre d'après ces indications vagues, des remèdes anti-scorbutiques, des résolutifs, des relâchans, et des fortifians tant internes qu'externes.

Mais ces méthodes où l'on dirige ces divers remèdes contre l'état inconnu des nerfs, ne peuvent être que fort incertaines : et leur succès n'a lieu qu'autant que les remèdes qu'on emploie se trouvent convenir à l'état dominant des intestins qui accompagne cette paralysie.

Ainsi dans le traitement de cette paralysie, on doit avoir en vue de combattre par des anti-spasmodiques et des évacuans qui sont indiqués subsidiairement, les causes de la colique qui peuvent subsister encore dans un degré plus ou moins fort ; et de travailler à rétablir dans l'état naturel, principalement par des balsamiques et des toniques, les forces constantes et les fonctions de tous les intestins.

Cette méthode est la plus sûre et la plus

directe pour parvenir à dissiper la paralysie des extrémités : et dans les cas même
où elle ne peut suffire, elle prépare de la
manière la plus avantageuse, à l'application
utile sur les parties affectées , des divers
remèdes externes que la lésion invétérée
de ces parties peut rendre nécessaires.

C'est d'après ces principes que j'ai formé
les indications d'un traitement méthodique,
par lequel j'ai guéri des paralysies qui
étoient survenues à la colique de Poitou ;
et qu'on avoit inutilement traitées par tous
les secours les plus efficaces qui aient été
proposés contre cette sorte de paralysie.

Je me suis un peu arrêté à cette digres-
sion ; parce que cet exemple, qui est propre
à éclaircir un point de la doctrine des sympathies ; l'est en même temps à faire voir,
que cette doctrine, lorsqu'elle est vide et
vague , suggère des pratiques douteuses ,
ou même qui peuvent être nuisibles ; et
lorsqu'elle est rectifiée , donne des vues
utiles à l'Art de guérir.

SECONDE SECTION.

De la Sympathie des organes qui se ressemblent dans leur structure et dans leurs fonctions.

CLXX.

LES organes qui ont une structure et des fonctions semblables, et qui sont placés symmétriquement ou parallèlement dans les deux moitiés verticales et latérales du corps humain ; ont entre eux une sympathie particulière.

Cette sympathie se démontre par un grand nombre de faits singuliers ; et s'observeroit plus généralement, si les effets n'en étoient empêchés par les combinaisons presque continuelles d'un très-grand nombre d'autres affections directes et plus fortes du Principe Vital.

Dans les personnes sujettes aux ophthalmies, l'inflammation formée dans un œil passe facilement à l'autre.

Richter a observé que si l'œil gauche est

enflammé, il faut non-seulement couvrir cet œil, mais même l'œil droit; sans quoi l'irritation que l'action de la lumière produit sur l'œil sain est bientôt ressentie par celui qui est enflammé (12).

Les prunelles s'ouvrent et se resserrent en même temps, lors même qu'un des deux yeux est attaqué de goutte sereine.

Æpinus a vu que si on expose un œil seulement à une forte lumière, la prunelle de l'autre œil se contracte aussi, quoiqu'elle reçoive une beaucoup moindre quantité de lumière.

Æpinus a remarqué encore, que si quelqu'un regarde les objets à travers un petit trou par un œil seulement, comme par exemple par l'œil gauche; il embrasse un champ de vision beaucoup plus grand, lorsqu'en même temps il tient l'œil droit fermé, que s'il le tenoit ouvert.

La cause de ce phénomène est, que l'œil droit étant ouvert, et par conséquent ayant sa pupille resserrée par l'impression d'une grande lumière, la pupille de l'œil gauche se contracte en même temps : au lieu que si l'œil droit est fermé, la pupille de l'œil gauche est moins contractée que si l'œil droit étoit ouvert, et embrasse un champ de vision plus étendu.

CLXXI.

On a de nombreux exemples d'ischurie rénale parfaite, dans des cas où un seul rein avoit été affecté de calcul ou d'inflammation (13).

Parmi les observations analogues, il n'en est peut-être point de plus extraordinaire que celle-ci qui a été faite par Valsalva, et rapportée par Morgagni (a). Un enfant de douze ans ayant eu des convulsions dans plusieurs parties, n'en avoit plus qu'à l'extrémité d'une main. Lorsqu'on faisoit effort pour étendre tous les doigts de cette main, la main saine étoit aussi-tôt attaquée de convulsion, et se resserroit violemment. Si on n'étendoit qu'un doigt de la main affectée, aussi-tôt et pendant tout le temps que duroit cette extension, le doigt correspon-

____

(a) *Epist. Anat. Med. X, N° 16.*

dant de la main saine étoit pris de convulsions (14).

Il est remarquable que lorsqu'un des membres symmétriques a contracté par l'habitude, une plus grande facilité d'exécution de certains mouvemens ; l'autre membre correspondant a acquis une plus grande facilité de produire des mouvemens semblables en sens contraire, et non en même sens.

Winslow a remarqué qu'on peut sans s'y être essayé, faire assez promptement avec la main gauche seule le contre-sens parfait des mêmes lettres, et des mêmes traits de plume, qu'on est accoutumé de faire avec la main droite ; sur-tout si on laisse alors la main aller sans y faire beaucoup d'attention : tandis que la main gauche ne peut décrire facilement ces lettres en même sens que la droite, si elle n'y est accoutumée (*a*) (15).

CLXXII.

LES Physiologistes sont disposés à admettre qu'il existe entre deux organes sym-

---

(*a*) Mémoires de l'Académie des Sciences, pour l'année 1739.

métriques, une sympathie qui opère une affection particulière du mouvement dans l'un de ces organes, à l'occasion d'un tel mouvement de l'autre organe.

Mais on n'a jamais pensé, et sans doute il paroîtra beaucoup plus difficile à concevoir : que des communications sympathiques des forces motrices de deux membres symmétriques puissent faire ; qu'à mesure que l'un de ces membres acquiert par l'habitude la faculté de mouvoir ses muscles dans une certaine succession de rapports de situation avec le corps ; l'autre membre symmétrique acquière, sans habitude apparente, une plus grande facilité de mouvoir ses muscles correspondans, non dans les mêmes rapports de situations successives, mais dans des rapports analogues en sens contraire.

Cependant cette conséquence qu'on n'a point vue, et à laquelle l'imagination semble se refuser ; est le résultat le plus simple des faits précédens que Winslow a remarqués. On ne peut que rapporter ces faits, de même que tous les autres qui ont été observés sur les sympathies ; à des affections primordiales et inconnues du Principe Vital.

Mais ces faits étant ainsi présentés simplement prouvent, 1°. que l'*idée* (c'est-à-dire, une impression du mode et de la forme) d'une suite de mouvemens dans un des membres symmétriques , peut se répéter sympathiquement dans la partie du Principe Vital présente à l'autre membre ; lors même que la volonté n'y détermine point l'imitation de ces mouvemens : 2°. que cependant cette *idée* peut être aussi efficace que le seroit un exercice d'imitation ; pour donner au membre symmétrique , quoiqu'il reste en repos , une grande facilité relative d'exécuter une chaîne semblable de mouvemens.

D'où il suit aussi que la facilité que l'habitude donne pour un exercice, n'est pas nécessairement, comme on l'imagine d'ordinaire , l'effet d'un changement mécanique que reçoivent les organes correspondans par la répétition habituelle de cet exercice ; mais que cette facilité peut aussi être l'effet persévérant d'une forme intime et plus puissante que cette répétition donne aux affections du Principe Vital dans ces organes.

Il est encore remarquable, comme Winslow l'a aussi observé, qu'on a beaucoup de peine à exécuter à la fois avec les deux mains, ou avec les deux piés, certains mouvemens en même sens; de même que certains mouvemens en sens différens dont la succession alternative n'a aucune difficulté.

On n'a point donné la vraie raison de ces faits, que l'on voit communément, mais qui sont singuliers pour celui qui les voit bien.

La cause me paroît en être que dans deux organes symmétriques, lorsque les directions des mouvemens correspondans ne s'accordent point entr'elles, comme elles s'accordent dans l'état ordinaire où ces mouvemens sont conjoints; la disposition sympathique qui est devenue habituelle à ces organes produit dans les muscles de chacun d'eux (quoique ces muscles soient fort différens dans l'un et dans l'autre), une *tendance* (16) opposée à la détermination que la volonté doit leur faire prendre, pour des mouvemens inaccoutumés; de sorte que l'effet de cette détermination en est rendu d'autant plus foible et plus difficile.

CLXXIII.

CLXXIII.

J'observe que si les mouvemens en même sens qu'on trouve être plus difficiles dans des membres symmétriques (dans les bras par exemple), se font en conservant une distance toujours à-peu-près égale entre leurs extrémités ; l'effort du Principe Vital est aidé, parce que les mouvemens qu'il exécute étant relatifs à cette nouvelle condition, prennent dans leurs directions une sorte d'uniformité ; et ces mouvemens combinés s'exécutent alors avec moins de difficulté.

Je terminerai mes considérations sur ce sujet, en observant qu'il est d'ailleurs des cas où la difficulté de l'exécution simultanée de mouvemens divers de deux membres symmétriques ne dépend point de ce que dans chacun d'eux, la tendance introduite par l'habitude à des mouvemens sympathiques avec ceux de l'autre membre, contrarie sa tendance à des mouvemens conformes à la volonté. Ces cas sont ceux où la difficulté d'exécuter ces mouvemens divers et combinés dépend d'un simple manque d'habitude , qui fait que ces mouvemens ne sont point assez liés l'un à l'autre (17).

C'est ainsi que l'habitude peut seule donner à un homme (comme elle fait aux Santons Turcs) la faculté de tourner rapidement , et plusieurs fois sur lui-même , ou autour d'un centre d'un petit cercle qu'il décrit ; sans être exposé à tomber. Lorsqu'on ne s'est pas exercé long temps à faire agir à la fois les muscles qui opèrent ce tournoiement , et ceux qui doivent assurer la station ; leurs mouvemens se confondent et s'embarrassent ; et la chute survient , sans même que l'homme soit pris d'un véritable vertige.

CLXXIV.

LES organes qui sans être placés symmétriquement dans les moitiés verticales et latérales du corps, ont la plus grande ressemblance de structure et de fonctions ; ont aussi une sympathie particulière, même dans des régions du corps qui sont très-éloignées entr'elles. Cela est prouvé par des observations nombreuses que je vais indiquer successivement ; sur les sympathies du tissu cellulaire, de la peau, des glandes conglobées, des organes digestifs, et des organes sécrétoires d'humeurs analogues.

La sympathie qu'ont entr'elles les parties du tissu cellulaire qui pénètrent les viscères, et celles qui sont aux extrémités du corps ; se manifeste dans un grand nombre de *métastases* (ou transports des humeurs morbifiques d'une partie où elles étoient fixées, sur une partie où elles se déposent).

Il est sans doute des métastases qu'on peut regarder comme n'étant point déterminées par des affections sympathiques. Ce sont celles qui présentent des indices sensibles de la progression successive des humeurs dans les parties qu'une impulsion accidentelle, survenant à la maladie primitive, leur fait parcourir nécessairement ; et de l'arrêt de ces humeurs dans des parties foibles ou extrèmes, dans lesquelles leur mouvement doit se terminer.

Baglivi a observé une métastase de ce genre ; lorsqu'il a vu l'engorgement du mésentère par des humeurs dépravées, causer des douleurs aux lombes et au-dessus de l'ischion, qui se propageoient aux genoux et jusqu'aux orteils. Cette métastase avoit sensiblement son cours dans le tissu cellulaire, qui est placé entre les lames du mésentère, et sous les enveloppes que le péritoine donne aux viscères du bas - ventre ; qui devient ensuite extérieur au péritoine, et s'étend sous les tégumens des extrémités inférieures.

Mais je ne rapporte ici que l'espèce de métastase qu'on ne peut attribuer à l'action *mécanique* d'un simple accident de la maladie primitive ; et qui ne produit point d'effets sensibles dans les parties intermédiaires que l'humeur parcourt avant de se fixer.

CLXXV.

CETTE sorte de métastase a lieu, lorsque l'humeur morbifique est déterminée à se jetter sur un endroit du tissu cellulaire, qui sympathise spécialement avec l'endroit où cette humeur s'étoit amassée. Tels sont les abcès critiques qui surviennent aux jambes dans les affections pulmoniques (comme Hippocrate l'a observé le premier).

On est d'autant plus fondé à reconnoître des métastases, dont la principale cause est la sympathie des parties du tissu cellulaire les plus éloignées ; que l'Art est parvenu récemment à produire une métastase de ce genre. Lieberkuhn procuroit utilement une semblable métastase artificielle , dans l'œdème du poumon. Il déterminoit par des pédiluves, l'eau infiltrée dans les cellules du poumon, à se porter sur les extrémités inférieures; et il remédioit ensuite assez facilement aux œdèmes des jambes par l'usage des remèdes fortifians (a).

La peau a dans toutes ses parties une forte sympathie ; qui fait que le contact d'un corps très-froid , comme l'application de l'eau très-froide , cause un saisissement général, et arrête soudainement des hémorragies assez considérables. Cependant on a remarqué, que lorsque l'eau froide ne produit point cet effet sympathique sur la peau, elle peut, en resserrant la partie sur la-

----

(a) Cette pratique singulière est rapportée par M. Tissot dans ses *Epistolæ Medico-Practicæ*, *p. 246*.

quelle on l'applique, rendre l'hémorragie plus abondante.

Il faut regarder comme un cas singulier de cette sympathie, le fait suivant qui est rapporté par Fanton (a). Dans un homme qui avoit une fièvre aiguë, on vit des plaies faites par des vésicatoires, qui s'étoient desséchées, se rouvrir, s'humecter, et suppurer abondamment ; lorsque d'autres vésicatoires, qui après le dessèchement de ces plaies avoient été appliqués sur des parties éloignées, eurent produit leur effet (18).

CLXXVI.

CES observations que je viens de citer, mènent à penser qu'une condition principale pour déterminer une sympathie marquée entre deux organes dont la structure et les fonctions sont très-analogues; est que ces organes soient mis comme à l'unisson, ou ayent une extrême convenance dans leurs modifications physiques.

(a) *Observationes de Febribus Miliariis*, *p. 283*. — M. Broussonet père avoit fait une observation semblable.

Dans la pratique de Lieberkuhn, le tissu cellulaire des extrémités inférieures étant affoibli et pénétré par l'eau des bains tièdes, recevoit une affection très-conforme à celle du tissu cellulaire du poumon abreuvé de sérosités.

Dans l'observation de Fanton, la peau à l'endroit des cicatrices récentes et foibles qu'avoient laissées les premiers vésicatoires, se trouva singulièrement rapprochée du degré de sensibilité et d'irritabilité qu'elle avoit à l'endroit des plaies que causoient les seconds vésicatoires : de sorte que le Principe Vital fut déterminé sympathiquement à répéter des mouvemens semblables à l'endroit des premières plaies où il renouvela la suppuration.

Les glandes conglobées ont entre elles une forte sympathie, que manifestent certains cas de succession de leurs engorgemens dans des parties très-éloignées.

Cette succession survient sans doute le plus souvent ; parce qu'il se fait dans le système de ces glandes et des vaisseaux absorbans, un progrès d'obstructions, qui est lent et qui tient à un vice général. C'est ainsi qu'il se forme des glandes au col, dans l'atrophie mésentérique des enfans; et dans la phthisie vraiment *tuberculeuse*, lorsqu'elle vient à se guérir.

Mais on ne peut douter qu'un semblable effet ne soit produit par sympathie, dans des cas tels que celui qu'a vu Willis; où la compression trop forte des glandes inguinales par un bandage herniaire, détermina sensiblement la formation de tumeurs considérables des glandes au col et derrière les oreilles.

Th. Bartholin et M. Le Dran ont rapporté des faits analogues, dont il est clair que toutes les explications mécaniques seroient vicieuses.

CLXXVII.

LES organes qui reçoivent et digèrent les alimens ont entre eux une sympathie particulière, qui est prouvée par plusieurs observations (19).

Je vais indiquer les faits qui montrent particulièrement la sympathie la plus intime de l'œsophage, de l'estomac, et des intestins ; en ce que la lésion d'une de ces parties arrête la fonction propre d'une autre.

D'autres faits sont sensiblement relatifs à une sympathie pour ainsi dire plus superficielle, qui a son principe dans la continuité de la membrane interne qui se prolonge dans toute l'étendue de l'œsophage, de l'estomac et des intestins (principe de sympathie dont je parlerai dans la Section suivante) (20).

Heister remarque que la *déglutition* peut être empêchée par l'effet d'une inflammation bornée à l'estomac (21).

La digestion stomachique est arrêtée, lorsqu'un intestin est blessé ; et l'on voit alors que les alimens sont chassés de l'estomac, et sortent par la plaie, sans avoir subi presqu'aucune altération.

Zambeccari a répété plusieurs fois l'observation suivante. Ayant coupé à des poulets l'un et l'autre intestin *cœcum* (qui est double dans ces oiseaux) ; il a remarqué que pendant deux ou trois jours après cette opération, leur jabot étoit resté plein de grains de millet, qui n'avoient reçu aucun changement : et que ces grains n'avoient commencé à être digérés, qu'à mesure que les intestins se rétablissoient de la section qu'ils avoient soufferte.

CLXXVIII.

LES organes doués de la faculté d'opérer des sécrétions d'humeurs analogues, ont entre eux une sympathie particulière. Cela est indiqué dans la sympathie de la matrice et des mammelles. Ces deux organes séparent souvent les mêmes humeurs (séreuse, ou laiteuse) dans les filles vierges. La conformité de ces sécrétions a paru à M. Lan ghans, et à M. Haller, être une cause principale de la sympathie singulière qui est entre ces parties.

Les indices de cette sympathie sont le renflement des mammelles dans la puberté, quand l'éruption des règles est précoce, et dans divers cas de la suppression des règles; l'influence que la douleur causée à ces organes par la pénétration du lait chez les femmes qui accouchent pour la première fois, a pour arrêter les vidanges, etc.

Il paroît que cette sympathie de la matrice et des mammelles est fortifiée par la succession qui se répète entre leurs fonctions.

En effet, on observe assez généralement que lorsque des causes, même accidentelles, ont établi plusieurs successions alternatives des affections de deux organes, même non sympathiques ; ces organes contractent une habitude de correspondance de ces affections (22).

Cette observation me paroît importante pour le traitement des personnes habituellement sujettes à diverses infirmités. On en voit des exemples nombreux dans des maladies périodiques ; dans diverses espèces de goutte interne anomale, dont les alternatives avec la goutte régulière sont devenues habituelles, etc.

La sympathie que les organes de la génération ont avec ceux de la gorge, peut aussi être rapportée en partie à ce qu'ils font pareillement des sécrétions d'humeurs d'une nature muqueuse. Cette cause de sympathie paroît déterminer *surtout* la succession qu'on observe très-souvent dans les maladies vénériennes, entre les lésions de ces différens organes : d'autant que le virus vénérien me semble (contre les opinions de Boerhaave et d'Astruc) avoir sa plus grande affinité avec les humeurs muqueuses (23).

TROISIÈME SECTION.

Des Sympathies des organes qui ont entre eux des connexions particulières.

CLXXIX.

J'APPELLE connexions particulières, celles que forment entre des organes voisins, un tissu intermédiaire, ainsi que des vaisseaux et des nerfs qui leur sont communs : celles des parties d'un organe membraneux ou musculeux qui se lient et se continuent de manière à faire un tout distinct des organes qui l'avoisinent : enfin celles des organes qui sont liés en un système continu, et entièrement différent des autres parties du corps.

Je parlerai dans cette Section, des sympathies des organes qui sont liés par les deux premières sortes de connexions.

Je traiterai dans le Chapitre suivant, des sympathies des organes similaires qui sont liés en systèmes particuliers, ou des vaisseaux sanguins, et des nerfs. Ces organes ont aussi entre eux le rapport de similarité de leur structure et de leurs fonctions ; rapport que j'ai considéré dans la seconde Section de ce Chapitre.

CLXXX.

On observe généralement une forte sympathie entre les organes voisins qui sont étroitement liés par un tissu intermédiaire, ainsi que par des vaisseaux et des nerfs communs.

C'est sans doute par les sympathies relatives à cette espèce de connexion, qui unissent l'estomac, le diaphragme, et le cœur, que l'épigastre est un centre de forces sensitives ; que des coups violens reçus dans cette partie peuvent avoir des effets soudainement mortels ; qu'une forte cardialgie entraîne souvent la syncope ; qu'une intermittence persévérante du pouls est causée par diverses affections venteuses et autres de l'estomac, (j'ai vu cette intermittence se former et se résoudre, en même temps

qu'un état légèrement goutteux de ce viscère); etc. etc.

Le col de la vessie et l'extrémité de l'intestin *rectum* sympathisent, au point que
le ténesme et la difficulté d'uriner peuvent
s'exciter réciproquement.

Le chatouillement de l'urèthre par la
semence excite la convulsion des muscles
accélérateurs ; qui sont toujours plus ou
moins fortes, suivant que la semence est
en plus grande ou moindre quantité, et
qu'elle est plus ou moins élaborée (Whytt).

Rondelet (qui le premier entre les modernes a trouvé les vésicules séminales)
a observé (*a*) que ceux qui ont le ventre
resserré sont plus livrés aux plaisirs de
l'amour ; et que s'ils s'en abstiennent, ils
souffrent encore une plus grande constipa-
tion. Réciproquement, les fortes évacuations de semence produisent dans les sujets
qui ont le ventre fort libre, une augmentation passagère de cette liberté du ventre.

Le chatouillement à l'endroit des côtes

____

(*a*) *Meth. Med. Cap. de Gonorrhœa.*

inférieures produit des convulsions du diaphragme, etc.

La sympathie qui est entre les organes
voisins qu'un tissu celluleux intermédiaire
fait communiquer, est bien marquée par
les effets singuliers de divers topiques.

On a vu quelquefois qu'un flux excessif
d'hémorroïdes étoit arrêté soudainement et
avec préjudice, par la seule application de
la sciure de bois de chêne au-dessus de l'os
sacrum.

L'onguent d'arthanita, composé de violens purgatifs, fait vomir, étant appliqué
sur la région de l'estomac ; purge, quand
on le met sur la région ombilicale (où son
application imprudente a eu causé une dyssenterie mortelle) ; et excite les urines,
lorsqu'il est appliqué sur les reins.

C L X X X I.

Baglivi et d'autres ont donné des exemples très-nombreux de communications
sympathiques de douleur, et d'augmentation de mouvement tonique, entre les membranes qui sont jointes par continuité

Au nombre des phénomènes de ces sympathies entre les membranes continues, sont ; les douleurs et les démangeaisons au gland, que cause le calcul de la vessie : la douleur des gencives ou le prurit du nez, que cause la présence des vers dans les intestins (24) : le cours de ventre avec tranchées, que détermine la dentition difficile : les aphthes qui surviennent à la dyssenterie: le tremblement de la lèvre inférieure, qui précède le vomissement (25), etc.

Il me paroît naturel d'expliquer par une semblable communication sympathique des différentes parties de la membrane pituitaire, ce que M. Cotugno a observé ; qu'un homme qui veut retenir un éternument qui est instant, ressent un chatouillement à la pointe du nez (26).

Un phénomène singulier du même genre est une crispation ou un léger frémissement qu'on sent à la peau du bout du nez, dans l'attendrissement qui dispose aux larmes. Cette sensation (qui a été connue d'Homère (a)) me paroît dépendre de ce que

____

(a) Il en parle dans la reconnoissance d'Ulysse
l'affection

l'affection convulsive des points lacrymaux (qui se ferment pour faire couler les larmes) est ressentie sympathiquement par la membrane interne du sac lacrymal, et de suite dans la membrane pituitaire, par un effet de la continuation de ces membranes (27).

CLXXXII.

Les communications sympathiques des membranes du mésentère et du péritoine, qui sont continues entre elles, produisent un très-grand nombre de faits remarquables; tels que les suivans.

Stahl a observé que la première division des branches de la veine-porte ventrale se faisant vers le centre du mésentère; cette partie du mésentère s'attache par des fibres assez fortes aux piliers du diaphragme vers les dernières vertèbres du dos. Il explique par cette adhérence, comment les désordres qui ont leur siége dans la veine-porte, doivent par un effet mécanique affecter en

---

et de Laërte, au Livre 24 de l'Odyssée, vers 317. Voyez la Note d'Eustathe sur cet endroit.

même temps le diaphragme ; et produire des symptomes de suffocation ou de respiration difficile. Mais il semble qu'un tiraillement aussi foible et qui s'accroît par gradations lentes, ne pourroit causer cette gêne du diaphragme ; qui doit être rapportée à une vraie sympathie (analogue à celle qui a lieu dans les muscles, et dont il sera parlé ci-dessous).

Duret a vu l'extension des maux des lombes au mésentère, et aux intestins, déterminer la formation de l'hydropisie ascite. Sans doute dans des cas semblables, le péritoine est frappé successivement dans toute son étendue, d'une affection sympathique violente ; qui l'empêche de résorber, comme dans l'état naturel, l'humeur de la transpiration épanchée dans la capacité du bas-ventre.

Une augmentation sympathique du mouvement tonique dans le péritoine qui recouvre chaque rein antérieurement, est sans doute la cause qui produit dans la néphrétique, la rétraction du testicule du côté du rein affecté ; et la rétraction semblable que j'ai observée dans cette maladie chez les femmes, du ligament rond du même côté.

CLXXXIII.

On a observé souvent des affections sympathiques entre les extrémités d'un même muscle qui étoient fort éloignées l'une de l'autre. Les faits de ce genre ont été vus et rassemblés par Sanctorius (*a*), que Crawford a copié sans le citer (*b*).

Sanctorius a pensé que dans ces cas, il se faisoit une tension violente de l'insertion du muscle, dont l'extrémité opposée souffroit une forte compression. Mais alors il n'y auroit point dans les parties de ce muscle de véritable sympathie, comme Sanctorius le prétend. C'est ce que je vais éclaircir par un exemple.

On a vu une tumeur indolente formée à la suite d'une inflammation qu'avoit causée un coup reçu sur la sixième côte, et

----

(*a*) Dans le Second Livre de sa *Methodus vitandorum errorum in medicinâ.*

(*b*) Dans les Mém. d'Edimbourg.

qui avoit son siége à l'origine de l'oblique externe dans cet endroit; déterminer, même sans aucun tiraillement sensible, des douleurs dans les attaches de ce muscle aux os du bassin.

Sanctorius explique ce fait par la tension, que la tumeur qui pressoit la partie supérieure du muscle, causoit dans ses attaches inférieures. Mais cette explication est vicieuse. Car dans l'état de santé, ces attaches n'auroient point ressenti douloureusement une compression bien plus forte, qui eût été faite au haut de ce muscle.

Dans un cas semblable, l'affection sympathique s'étend à tout le muscle offensé; et y produit des accroissemens de mouvement tonique et de sensibilité, qui subsistent même après que l'inflammation de la partie supérieure du muscle est presque entièrement résoute. L'augmentation de la sensibilité est plus forte dans les attaches que dans le ventre du muscle, qui est plus lâche; et que dans sa partie offensée qui devient comme calleuse, lorsqu'elle cesse d'être enflammée (28).

Il faut rapporter à l'affection sympathique

des extrémités opposées du même muscle, un fait singulier que Van Swieten raconte (a), et qu'il n'a point expliqué. Il a vu un jeune homme qui souffroit beaucoup de maux différens, pour avoir fait des excès de masturbation ; chez qui pendant trois ans les testicules étoient continuellement agités d'un mouvement de rotation (29), qu'accompagnoit une sensation très-fâcheuse d'un mouvement semblable dans les lombes.

La rotation des testicules étant produite par des mouvemens convulsifs des muscles crémasters ; une affection semblable, ou un sentiment interne de rotation se produisoit sans doute sympathiquement chez ce malade dans les attaches des muscles transverses aux vertèbres lombaires, d'autant que les crémasters viennent en grande partie des muscles transverses.

____

(a) *In Boerh. Aphor. 586, in fine.*

CHAPITRE X.

Des Sympathies des forces du Principe Vital dans les organes similaires qui sont liés en systèmes particuliers, ou dans les vaisseaux sanguins et les nerfs.

CLXXXIV.

Les vaisseaux sanguins et les nerfs peuvent avoir dans leurs systèmes respectifs, deux sortes de sympathies : celle qui lie entr'eux deux vaisseaux ou deux nerfs ; et celle qui est entre chaque vaisseau ou nerf, et le système auquel il appartient.

Ce Chapitre sera divisé en deux Sections. Je traiterai dans la Première, des sympathies particulières qu'ont entr'eux les vaisseaux sanguins, ou les nerfs. Je considérerai dans la Seconde Section, la sympathie que chaque vaisseau sanguin ou chaque nerf a avec son système.

PREMIÈRE SECTION.

Des Sympathies particulières qu'on observe entre les vaisseaux sanguins, et entre les nerfs.

CLXXXV.

LES vaisseaux sanguins, comme les nerfs, réunissent les deux sortes de rapports qu'on a reconnu exister généralement entre des organes éminemment sympathiques , celui d'une connexion très-forte, puisqu'ils sont liés en systèmes particuliers ; et celui de la similarité de leur structure et de leurs fonctions.

Je ne parle point de la sympathie particulière, qui par des causes semblables existe entre les vaisseaux lymphatiques. On a trop peu d'observations précises sur cette espèce de sympathie, à laquelle il paroît cependant qu'on doit rapporter plusieurs faits connus (1).

Tel est celui dont a fait mention Alexandre d'Aphrodisée (dans ses Problèmes);

Tome II.   *D 4

qui dit comme une chose d'observation générale , que lorsqu'un orteil est offensé par une impression violente qu'on reçoit sur la pointe du pié, il survient un bubon à l'aîne (du même côté). Il paroît manifeste , que ce bubon est causé par la sympathie des vaisseaux lymphatiques, ou profonds, ou superficiels, de l'extrémité inférieure.

On a donné beaucoup de preuves de la sympathie particulière qu'ont entr'eux les vaisseaux sanguins. Je vais indiquer les faits où cette sympathie me paroît être la plus marquée.

La sympathie des vaisseaux sanguins du dernier ordre est rendue sensible par les expériences que M. Haller et M. Spallanzani ont faites sur des animaux à sang froid. Ils ont vu que la piqûre d'un de ces vaisseaux du dernier rang a toujours déterminé vers l'endroit de l'ouverture , un mouvement rapide du sang des vaissaux voisins ; qui ne pouvoient sans doute changer avec tant de force les directions du sang, qu'autant qu'ils entroient dans une convulsion sympathique.

CLXXXVI.

Il faut rapporter aux sympathies des vaisseaux sanguins, les successions des inflammations qui se font soudainement dans des lieux éloignés, sans aucun symptome de lésion dans les parties intermédiaires. Telle est la succession de la phrénésie à la péripneumonie, ou réciproquement, etc. (2).

Une affection qui s'étend sympathiquement dans le système artériel, peut y augmenter et forcer le mouvement péristaltique du pouls ; au point de produire l'apparence d'une disposition comme anévrismatique dans toutes les artères considérables.

On a plusieurs exemples de cette disposition générale des artères ; qui ont été observés par Rhodius, Baillou, De Haën, etc. Morgagni dit que cette disposition est sensible chez plusieurs de ceux qui commencent à être attaqués d'anévrisme de l'aorte (3) : ce qui est un effet très-remarquable de la sympathie d'une artère avec tout le système artériel.

Les hémorragies critiques et autres que donnent des vaisseaux fort éloignés de l'organe primitivement affecté, présentent souvent des circonstances, qui prouvent que le lieu dont le sang s'écoule n'a point été le terme nécessaire du progrès successif de la révolution hémorragique ; mais qu'il a été déterminé par une affection sympathique de ces vaisseaux éloignés, qui y a produit des dilatations et des ruptures.

Ainsi cette sympathie est sensible dans les hémorragies qui se font du même côté où est le viscère primitivement affecté ; comme celles qu'Hippocrate, Arétée et d'autres observateurs ont vu se faire par la narine droite, lorsque le foie est attaqué dans les maladies aiguës ; par la narine gauche, lorsque c'est la rate qui est affectée, etc.

CLXXXVII.

Il est une espèce d'hémoptysie qui paroît avoir un caractère sympathique bien marqué. C'est l'hémoptysie hépatique, qu'Hippocrate a soupçonnée : qu'Arétée, Duret, et Prosper Martianus me paroissent avoir seuls bien connue, entre tous les Auteurs anciens et modernes.

Prosper Martianus qui a sur-tout bien éclairci cette maladie, dont il a rapporté deux observations ; dit comme Arétée et Duret, qu'il s'y fait par le poumon une excrétion du sang qui vient du foie (4).

Il a même expliqué cette hémorragie, d'une manière qu'on eût pu adopter après lui ; lorsqu'on a eu découvert les lois de la circulation du sang. Il a dit que le sang venant à s'extravaser par la rupture d'une veine considérable dans l'intérieur du foie ; la Nature le chasse successivement dans la veine cave, le ventricule droit du cœur, l'artère pulmonaire ; et enfin, dans les vaisseaux aëriens du poumon, d'où il est évacué à l'aide de la toux.

Si l'on admet que dans cette hémoptysie hépatique, il se fasse une rupture des veines du foie ; on ne peut expliquer pourquoi le sang extravasé dans le foie n'est pas toujours repompé en partie par les vaisseaux biliaires, et n'est pas versé dans les intestins.

D'après ce que j'ai vu dans quelques cas de cette hémoptysie (5), elle peut avoir lieu à la suite d'une obstruction (sur-tout sanguine) du foie, sans aucun signe de rupture des vaisseaux de cet organe. Il faut reconnoître alors que cette hémorragie est déterminée par une correspondance sympathique des affections des veines du foie et des veines du poumon ; quoiqu'on ignore les causes primordiales de cette sympathie.

CLXXXVIII.

JE passe à ce qui regarde les sympathies des nerfs. Elles ont toujours été les plus connues de toutes les sympathies ; comme elles sont les plus importantes. Cependant quelle que soit leur étendue , elles ne nous sont manifestées que par des faits du même genre que ceux qui indiquent les autres sympathies dont j'ai parlé jusqu'ici.

La sympathie entre deux nerfs se montre par des affections correspondantes des parties auxquelles ces deux nerfs se distribuent ; lorsqu'on ne peut rapporter la correspondance de ces affections , au hazard, au mécanisme des organes , ni aux synergies ; et lorsque ces affections ainsi déterminées présentent dans leur origine et dans leur marche, des indices suffisans que les nerfs ont été spécialement le siège de ces sympathies.

Haller reconnoît (a) que les observations font voir à n'en pas douter, qu'il existe une sympathie entre les nerfs voisins ; et des communications de la douleur et de la cause des mouvemens convulsifs , d'un nerf qui souffre une ligature , à un autre nerf particulier ; ce qu'il dit avoir lieu entre ces nerfs exclusivement à tous les autres (quel que soit, ajoute-t-il , le mécanisme qui produit ces phénomènes) (6).

On doit observer et recueillir les exemples qui se répètent le plus souvent des sympathies nerveuses ; dont il ne faut pas croire que les lois puissent être fixées avec une constance perpétuelle , ni que les causes puissent être expliquées.

CLXXXIX.

UN principe d'observation sur la sympathie des nerfs me paroît être : qu'en général les nerfs qui sont le plus fréquemment ou le plus fortement sympathiques ; 1°. ont

---

(a) Physiol. , T. IV , pag. 321.

entre eux une connexion prochaine et supérieure, ou à leur origine d'un tronc commun,
ou dans des plexus, ou dans des ganglions (7) :
2°. Que ces nerfs spécialement sympathi-
sans ont de plus entre tous les nerfs unis
aux mêmes endroits (supérieurs), le rapport
de se distribuer dans des parties plus voisines.

Les observations de M. Scarpa et d'autres
Anatomistes, sur la structure des ganglions
et des plexus des nerfs (8) , me paroissent
très-propres à développer le principe d'observation que je donne sur les sympathies
des nerfs. Ces observations indiquent que
la nature *semble* avoir voulu croiser et
mêler intimement dans les ganglions, et les
plexus, les filets venant de différens troncs
nerveux; et faire ainsi que les autres troncs
de nerfs qui sortent de ces ganglions et de
ces plexus soient composés de manière que
leurs divers rameaux soient éminemment
sympathiques entre eux.

Il est nécessaire de remarquer (comme je
le dirai ci-dessous) qu'on ne doit pas croire
pouvoir expliquer , d'une manière pour
ainsi dire matérielle, les sympathies parti-

culières de ces nerfs ; parce que leurs fibres originaires qui se portent aux plexus et aux ganglions, après s'y être mêlées , y ont formé les nerfs qui en sortent.

J'observe que dans cette structure du système nerveux, de même que dans celle de divers autres organes, la Nature semble avoir affecté des rapports à un mécanisme, qu'on croiroit volontiers être la vraie cause de telle ou telle fonction de ces organes ; mais qui correspond *seulement* aux effets sensibles de cette cause réelle, qu'on doit toujours reconnoître dans une loi primordiale du Principe de la Vie.

C X C.

JE vais exposer seulement quelques-uns des faits très-nombreux, sur lesquels je puis fonder ce principe général concernant les sympathies particulières des nerfs.

Les faits qu'on doit rapporter à ce principe sont les plus marquans entre ceux qui ont été recueillis sur les sympathies , et rendus utiles à la pratique de l'art de guérir ; par Galien, Sanctorius, Ch. Pison, Willis, Vieussens, Monro, Camper, et plusieurs autres ; indépendamment de ce que Baillou , Mercatus , et des Médecins plus récens ont écrit sur les maladies produites par sympathie.

Je ferai en passant quelques remarques particulières sur 'un sujet aussi vaste.

M. Meckel a très-bien décrit les nerfs des deux premières branches de la cinquième paire ; qui se distribuent aux muscles des paupières , du nez , des lèvres et des joues. Cette distribution me semble pouvoir influer beaucoup sur les mouvemens sympathiques de ces muscles , dont les combinaisons donnent à la face les expressions caractéristiques des diverses passions.

Je rapporte sur-tout à la sympathie des branches des nerfs maxillaires supérieurs qui vont aux dents , et de celles qui se portent aux joues, à la lèvre supérieure, et aux angles de la bouche ; un fait qu'a observé Van Swieten (et que Camper a expliqué autrement) : que pendant le temps où les dents poussent aux enfans, ils ont quelquefois dans le sommeil la figure riante. De semblables convulsions ont lieu chez plusieurs

sieurs enfans qui meurent de maladies lentes, comme Vossius (Gerard) l'a remarqué (9).

Divers effets des douleurs de dents des mâchoires supérieure et inférieure, sont très-bien rapportés à des sympathies entre les rameaux que donnent à ces dents les nerfs maxillaires supérieurs et inférieurs, et ceux qu'ils donnent à diverses parties de la face, et autres voisines.

La douleur des dents supérieures se propage quelquefois jusques dans l'intérieur de l'oreille ; ce qui a été rapporté par Meckel à une double sympathie, des nerfs sous-orbitaires de la face ; que les maxillaires supérieurs donnent d'une part avec les nerfs des dents supérieures, et de l'autre avec les rameaux de la portion dure. Mais cette double sympathie entre trois nerfs différens, qui fait communiquer le premier nerf au troisième, devroit être indiquée par un grand nombre de faits.

Je crois qu'il faut rapporter à la sympathie du nerf lingual, et de la corde du tympan avec laquelle il est joint ; deux cas singuliers, dont les observations m'ont été communiquées.

Tome II.   E

Le premier étoit celui d'un homme, chez qui une hydatide qui s'étoit formée sur la langue, en se détachant, causa des douleurs d'oreille.

Le second étoit celui d'un homme qui se plaignoit alternativement d'une douleur à la langue, et de surdité dans l'oreille du même côté : de manière que quand le vice de l'oreille subsistoit, la langue cessoit d'être affectée; et réciproquement (10).

CXCI.

Monro explique par la distribution des nerfs de la huitième paire, le resserrement de la glotte qui accompagne souvent des accès de toux, et d'asthme nerveux. Ce resserrement de la glotte semble devoir être d'autant plus rapporté à une affection sympathique (des nerfs ou autre); que n'appartenant à aucune synergie, il paroît nécessité dans ces états convulsifs (comme l'est dans d'autres maladies, un nombre infini de symptomes inutiles) par un accident d'une loi très-étendue des communications des forces du Principe Vital.

Monro explique de même par la sympathie des nerfs de la huitième paire, la boule que sentent rouler dans le gosier, les vaporeux qui sont sujets à de fréquens gonflemens d'estomac.

Mais il est plus naturel de rapporter le globe hystérique à la sympathie des organes digestifs, dont j'ai parlé ci-dessus. Cette boule n'est pas toujours imaginaire; et le gonflement des parties antérieures de la gorge est alors sensible dans plusieurs cas. Je l'ai vu très-considérable dans les affections hystériques de malades, pour lesquelles j'ai été consulté.

Ce symptome présente alors une singulière ressemblance des mouvemens de l'organe primitivement affecté, avec ceux qui sont produits sympathiquement dans une partie éloignée (11).

Van Swieten et Camper ont rapporté à des sympathies de nerfs, dont ils donnent des explications assez embarrassées ; le rire sardonique , qui accompagne souvent, et non toujours (a), les blessures et les inflammations du diaphragme.

___

(a) Voyez Morgagni.

Meckel (*a*) a beaucoup mieux expliqué ce rire sardonique (en tant qu'il consiste, non dans les secousses convulsives du diaphragme, mais dans une grimace convulsive de la face) par la sympathie qui est entre les nerfs diaphragmatiques, et les cervicaux dont ils prennent leur origine (ceux de la 3e, 4e et 5e paires), lesquels donnent aussi plusieurs rameaux aux muscles de la face.

CXCII.

Il seroit facile de multiplier des remarques, et des vues nouvelles, sur les faits que divers Auteurs ont rapportés aux sympathies des nerfs.

J'ai dit que la connexion prochaine et supérieure des nerfs, jointe à leur distribution dans des organes voisins, a lieu le plus généralement dans les nerfs qui sont fortement sympathiques. Mais j'indique par ce principe d'observation générale ; des conditions sensibles, et non des causes nécessaires des sympathies particulières des nerfs.

____

(*a*) Mém. de l'Acad. de Berlin, 1752.

Cette assertion qui est fondée sur les faits, pourra sans doute être modifiée dans la suite par d'autres observations plus nombreuses, et plus exactement déterminées.

Ma manière de voir les rapports des organes sympathiques, ne peut être sujette aux objections qu'a faites Whytt; contre l'opinion différente de la mienne, de l'influence nécessaire qu'on a attribuée aux connexions des nerfs sur leurs sympathies.

Entre ces objections de Whytt; il en est une qui a été suggérée par cette manière de voir trop matérielle pour ainsi dire, qui a multiplié à l'infini les fausses idées sur l'économie animale.

Whytt dit que les connexions des nerfs ne peuvent les faire sympathiser, parce qu'elles ne font point qu'ils se pénètrent intimement.

Mais rien ne prouve la nécessité d'une telle pénétration pour établir une sympathie particulière des nerfs. L'observation seule peut manifester la corrélation qu'a avec une telle connexion des nerfs, une telle sympathie; qui ne sauroit être attachée à aucune cause mécanique, et qui doit toujours dépendre d'une loi primordiale du Principe Vital (12).

On peut même objecter que suivant les idées ordinaires; la pénétration intime des substances pulpeuses des nerfs dans leur origine commune (où Whytt veut que toutes ces sympathies soient produites) sembleroit plutôt devoir faire un obstacle à ce que les divers points du *sensorium commune*, aient des influences distinctes sur différentes parties du corps.

Cependant ces influences peuvent se conserver bien isolées : comme il paroît par un grand nombre de faits d'Anatomie Pratique, et singulièrement par l'observation de M. de Lassone (*a*), sur des affections paralytiques qui attaquoient successivement divers organes, par rapport à des points douloureux qui changeoient de siége, et occupoient différentes parties de la tête (13).

(*a*) Histoire de l'Académie des Sciences, pour l'année 1742.

CXCIII.

Nous ignorons quelles sont les causes primitives des sympathies entre les nerfs, ou entre les autres organes du corps humain. Mais il suffit que les communications de forces, qui ont des causes occultes, soient annoncées par des résultats de faits très-nombreux.

Pourvu qu'on ne voie point dans un faux jour les phénomènes qu'on rapporte à chaque chef de sympathie ; cette doctrine non-seulement aide au progrès de la Science de l'Homme, en rapprochant et liant beaucoup de faits, que leur dispersion rendoit inutiles ; mais encore elle peut éclairer la pratique de la Médecine et de la Chirurgie.

Monro a très-bien dit que si l'on ne fait attention aux faits observés, qu'il est naturel de rapporter à la sympathie des nerfs ; on peut commettre des fautes très-dangereuses, ou même funestes aux malades. C'est ce que je vais rendre sensible par les exemples suivans.

E 4

Kaau Boerhaave a remarqué (*a*) qu'il arrive souvent, lorsqu'une partie du corps a souffert une section, brûlure, ou autre lésion considérable ; que la douleur ayant d'abord demeuré fixe dans la partie blessée ou offensée ; il survient ensuite dans un endroit distant et séparé de cette partie, une douleur si cruelle qu'elle éteint le sentiment de la première. Or il est clair que ce nouveau symptome, qui est l'effet d'une sympathie nerveuse, peut faire illusion sur les progrès de la maladie ; persuader qu'il se forme un nouveau dépôt, etc.

Ainsi j'ai vu chez une femme qui avoit un ulcère écrouelleux au-dessus des os du métatarse ; qu'une section faite pour mettre à nu l'os le plus externe du métatarse qui étoit carié ; fut suivie quelque temps après d'une douleur atroce au cou du pié. On attribua au progrès de la carie cette douleur, qui se dissipa bientôt après ; et qui fut selon toute apparence déterminée par la sympathie des nerfs (*b*) (14).

______

(*a*) *Impetum faciens*, *N° 346.*

(*b*) Voyez les Tables d'Eustachi ; et la Névrographie de Vieussens, pl. XXIX, N° 73, 74, 75.

Il est essentiel dans la Science de l'Homme,
et important pour la pratique de la Médecine ; de reconnoître que la sympathie particulière des nerfs entre eux, correspond
principalement à leur connexion prochaine
dans le système nerveux ; et qu'elle est toujours moindre entre les nerfs qui ne s'unissent qu'à l'origine du système nerveux,
quoiqu'il puisse y avoir beaucoup plus de
voisinage entre les parties où ces derniers
nerfs se distribuent. .

Ainsi on observe généralement que des
nerfs liés à leur système dans une des moitiés latérales et symmétriques du corps,
sympathisent beaucoup plus fortement entre eux ; qu'avec d'autres nerfs qui se distribuent à des organes plus voisins, mais
qui sont placés dans l'autre moitié du corps.

La raison en est sensiblement, que les
nerfs qui appartiennent séparément à l'une
ou à l'autre moitié du corps, ne sont point
liés par des ganglions (qui n'unissent que des
nerfs d'un même côté, suivant la remarque
de Cheselden) ; et ne communiquent presque jamais avec eux que dans la première
origine du système des nerfs.

CXCIV.

IL me paroît que c'est à la sympathie dominante qu'ont entre eux les nerfs qui appartiennent à l'une des moitiés symmétriques du système nerveux, qu'on doit rapporter ces phénomènes qu'on observe dans diverses maladies; qui indiquent par rapport à l'homme intérieur une division singulière qui semble partager le corps de la tête aux piés, en ses deux moitiés droite et gauche.

Cette division que la seule Pathologie manifeste, et que l'Anatomie ne sauroit démontrer, a été bien connue d'Hippocrate (a) (15).

C'est ainsi que dans l'hémiplégie, la moitié du corps qui est affectée se dessèche; tandis que la moitié opposée se nourrit très-bien, ou même augmente quelquefois d'embonpoint.

Morgagni a vu dans un homme chez qui la phrénésie succéda à la péripneumonie;

(a) *Epidem.*, *Lib. VI, Sect.* 2.

que la pie-mère, le poumon, la plèvre, et
le péricarde étoient enflammés du seul côté
gauche; ce qu'il explique mal, par une compression de la veine souclavière gauche.

M. Dupui a vu une hémiplégie accompagnée d'un ictère si bien partagé ; que la
moitié droite du corps et du nez étoit jaune,
et l'autre moité de couleur naturelle, etc.
Il dit qu'il n'avoit point trouvé d'observation pareille. Cependant Conr. Barthold
Behrens a vu et décrit un fait entièrement
semblable (16).

CXCV.

Les Anciens n'étant point prévenus par
les préjugés qui ont suivi la découverte de
la circulation du sang, faisoient beaucoup
d'attention dans le traitement des maladies
inflammatoires, et autres dépendantes de
fluxions des humeurs, aux sympathies spéciales des organes, soit éloignés, soit voisins ; et de ceux qui sont situés dans la
même moitié latérale du corps, droite ou
gauche.

La connoisance de ces sympathies est
très-importante pour le traitement des ma-

ladies dont la fluxion est un élément essentiel. C'est ce qu'il sera facile de reconnoître
d'après l'indication des dogmes généraux,
sur lesquels je crois qu'on doit fonder les
Méthodes de traitement des fluxions (a).

Toute fluxion est produite par une synergie de mouvemens que détermine l'irritation
de l'organe qui est le terme de cette fluxion.

De là il suit que les indications principales pour l'emploi des remèdes attractifs
(épispastiques), soit évacuans, soit simplement irritans , par lesquels on doit combattre une fluxion qui se porte sur un organe quelconque, sont d'exciter ces attractions ; premièrement, dans les organes dont
l'affection sympathique peut modérer le plus
la synergie des mouvemens de la fluxion à
ses diverses périodes ; et secondement dans
des organes qui ont avec celui où se termine

(a) J'ai exposé en détail ces Méthodes, dans mes
Mémoires sur le traitement des fluxions, au Second Volume des Mémoires de la Société Médicale d'Émulation de Paris ; et je me propose de les
développer encore dans mes Institutions de Médecine-Pratique.

la fluxion, des sympathies particulières, par le moyen desquelles on puisse affoiblir l'irritation primitive de cet organe.

I^ment^. En général par rapport au caractère, et aux périodes de la fluxion ; lorsqu'elle peut être dite *active*, comme lorsqu'elle se forme, ou qu'elle se renouvelle par reprises ; on doit préférer les évacuations et les irritations attractives *révulsives*, ou qui se font dans des parties éloignées du terme de la fluxion.

La Nature est alors plus susceptible d'autres synergies de mouvemens, qui tendent vers des parties éloignées, et qui sont perturbatrices des mouvemens de la fluxion. D'ailleurs si on pratique la dérivation, ou l'attraction vers des parties voisines, lorsque la fluxion se forme encore ; et avant qu'elle n'ait comme isolé en quelque degré du reste du corps, la partie qui est le terme de cette fluxion ; il est à craindre que cette dérivation n'ait peu d'utilité, ou même qu'elle n'augmente pernicieusement les mouvemens imparfaits de la fluxion sur cette partie.

Lorsque la fluxion peut être dite *passive*,

comme lorsqu'elle est dans son état ou dans son déclin , ses mouvemens étant plus concentrés auprès. de la partie qui en est le terme ; la Nature ne peut guères être dirigée utilement qu'à des dérivations peu éloignées de ce terme. Ainsi pour que l'irritation de cette partie soit affoiblie par des affections sympathiques , on doit en général préférer les évacuations, et les irritations *dérivatives*, ou qui ont lieu dans les parties de l'organe principalement affecté.

II^{ment}. En même temps qu'on règle sur les périodes de la fluxion , le choix qu'on doit faire pour l'application de remèdes évacuans et irritans , entre des organes, ou voisins , ou éloignés de la partie qui est le terme de la fluxion ; on doit en général appliquer ces remèdes à des organes qui soient situés dans la même moitié latérale droite ou gauche du corps , où cette partie est placée (*a*).

(*a*) C'est d'après ces vues principales , qui sont à-la-fois simples et étendues, qu'il faut concilier le plus grand nombre des observations diverses, ou même contradictoires en apparence , d'après les-

CXCVI.

JE finirai cette section par la discussion d'une hypothèse que plusieurs Auteurs célèbres ont adoptée sur la cause de la sympathie des nerfs.

Astruc, Kaau Boerhaave , et Whytt ont prétendu que toutes les sympathies des nerfs sont dépendantes d'une affection intermédiaire du *sensorium commune.* Mais cette intervention prétendue nécessaire des affections du *sensorium commune* peut faire perdre de vue, et non diminuer, la difficulté de connoître les causes des sympathies des nerfs.

En effet, après avoir supposé que les affections sympathiques du Principe Vital ne sont produites que dans l'origine commune des nerfs ; il faut également avoir recours à des loix primitives et inconnues qui déterminent ces affections.

---

quelles les Anciens ont été conduits à donner sur le traitement des fluxions des règles douteuses et incohérentes ; qu'on n'a pu avant moi réduire en un corps de doctrine bien lié.

Ce n'est que dans quelques cas, qu'on a lieu de présumer, que la correspondance sympathique qu'on observe entre deux nerfs, dépend d'une affection intermédiaire dans l'origine commune des nerfs.

C'est ainsi qu'il faut voir sans doute les expériences curieuses de M. Du Petit (*a*) et d'autres Anatomistes, sur les effets de la section des nerfs intercostaux dans des chiens vivans. Après cette section on a vu les yeux devenir ternes et secs, le globe même de chaque œil perdre de sa grosseur, la prunelle se resserrer ; la membrane cartilagineuse qui part de l'angle interne, s'étendre davantage sur la cornée, et souffrir une espèce de hernie (17).

Molinelli et Brunn ont vu que des lésions semblables des yeux suivent la ligature des nerfs de la huitième paire (qui ne s'unissent aux nerfs des yeux que dans l'origine commune des nerfs), aussi bien que la section des nerfs intercostaux (18).

Molinelli, dans ses expériences sur les

(*a*) Mém. de l'Acad. des Sciences, 1727. Voyez aussi Morgagni, *Epist. Anat. XIII.*

ligatures

ligatures des nerfs de la huitième paire
(ligatures que tantôt il a défaites quelque
temps après les avoir serrées, et que tantôt
il a laissé subsister), a trouvé de plus en général qu'il survenoit une irrégularité de
la figure de la prunelle (qui devenoit plus
étroite dans l'œil du côté du nerf lié); et
un changement de couleur dans l'iris (qui
devenoit plus brune), changement perma-
nent après même que toutes les autres lésions des yeux avoient disparu.

Schmiedel a vu un fait analogue. Un
homme fut blessé entre la troisième et la
quatrième côtes; et la pointe de l'épée,
après avoir percé le poumon, s'arrêta vers
les têtes de ces côtes, où elle dut blesser le
nerf intercostal, dont le tronc est couché
sur les racines des apophyses transverses
des vertèbres. Cette plaie rendit le malade
aveugle pendant quelques jours; et il ne
recouvra la vue, qu'à mesure que la plaie
se guérit (a).

_____

(a) *Epist. de controversa nervi intercostalis
origine,* 4. Erlang, 1747, p. 25.
    Je trouve une observation semblable dans celles
de Stalpart Van der Wiel. (Cent. I, Obs. 31.)

Tome II.   F

CXCVII.

Il est naturel de rapporter les affections des yeux, qui sont produites dans les expériences de Du Petit et de Molinelli, à des sympathies ressenties dans l'origine commune des nerfs (19). Car on a vu une lésion de la moëlle épinière à sa naissance, produire des phénomènes entièrement analogues (20).

Bidloo dit qu'ayant fait pénétrer profondément un stilet à la nuque d'un chien vivant, entre l'occipital et la première vertèbre ; de manière à déchirer la moëlle de l'épine ; dans moins de trois jours il survint un affoiblissement de la vue, avec ulcère de la cornée, et enfin chute du globe de l'œil : ce qui fut suivi de convulsions funestes.

Alexandre le Grand eut la vue obscurcie pendant quelques jours, et fut en danger de la perdre, après qu'il eut été blessé au cou par un coup de pierre (a).

(a) Plutarque, au second Traité de la Fortune ou Vertu d'Alexandre.

Il semble qu'il faut aussi expliquer par les effets d'une sympathie ressentie dans la moëlle épinière, ce qu'a vu Fabricius Hildanus; que le bras gauche fut affecté de stupeur et d'autres symptomes, à la suite de l'irritation que causoit une petite boule de verre qui avoit été introduite de force dans l'oreille gauche, et qui y avoit resté plusieurs années.

Hildanus pour expliquer cet accident, admet une distribution imaginaire des rameaux du nerf auditif dans le bras. Mais il est naturel de regarder ce fait, comme relatif à une sympathie ressentie dans la moëlle épinière; entre l'origine du nerf cervical de la troisième paire qui donne des nerfs auriculaires, et les origines des nerfs cervicaux des quatre dernières paires, dont viennent les nerfs brachiaux (21).

CXCVIII.

Il est des maladies sympathiques, dans lesquelles l'influence de l'affection intermédiaire de la première origine des nerfs semble se manifester avec évidence. Telles sont les maladies convulsives, que produit quelque irritation violente des nerfs des extrémités ; et dont les retours sont précédés d'un sentiment de vapeur, qui s'élevant du siége de l'irritation avec un progrès sensible, décide l'attaque, dès qu'il vient à frapper à la tête.

On a beaucoup d'exemples d'attaques d'apoplexie, ou d'épilepsie, qui ont été pareillement précédées de cette sensation de vapeur.

Galien est peut-être le premier qui a rapporté des faits semblables. Il a donné (a) les histoires de deux jeunes gens, chez qui cette sensation de vapeur montoit à la tête, en parcourant successivement dans un côté du corps, la jambe, la cuisse, et jusques au col ; et dès qu'elle arrivoit à la tête, leur ôtoit toute connoissance.

Rumler a vu à la suite d'une plaie de tête, la formation d'une paralysie du côté droit, être précédée d'une sensation de vapeur qui monta du gros orteil vers les parties supérieures ; etc.

(a) *De Locis Affectis , Lib. III , C. 7.*

On ignore quelle peut être la nature de cette sensation singulière ; et si elle n'est point une illusion du sens interne. Quoi qu'il en soit, sa reproduction successive est un phénomène de l'ordre des sympathies, qui se répète, suivant le trajet du nerf ; depuis l'endroit lésé jusqu'à la première origine des nerfs.

Une affection intermédiaire de l'origine des nerfs à la moëlle de l'épine, paroît avoir lieu sensiblement dans ces coliques suivies de paralysie, qu'Hillary a observées aux Barbades (a). Il a remarqué que dans ces coliques, lorsque les douleurs diminuant, la paralysie des extrémités commence ; le malade ressent de la douleur aux extrémités des épaules et aux muscles voisins ; avec une sensation extraordinaire, une espèce de frémissement tout le long de la moëlle de l'épine, qui de-là s'étend bientôt jusqu'aux nerfs des bras et des jambes.

(a) *Observations on the Epidemical diseases in the Island of Barbadoes*, p. 185.

SECONDE SECTION.

De la Sympathie que chaque vaisseau sanguin, ou chaque nerf, a avec son système.

CXCIX.

LA sorte de sympathies que je vais prouver par les faits, semble avoir été soupçonnée par Hippocrate. Du moins c'est en lui attribuant ce dogme, que je crois qu'on doit éclaircir ce qu'il a dit au commencement d'un de ses Livres (a) (22).

Quoique ce passage d'Hippocrate que j'indique, n'ait pas été jusqu'ici interprété assez exactement ; je ne veux pas négliger l'intérêt que peut donner à ma Théorie sur ce point, un degré même foible de conformité sensible avec les idées d'Hippocrate ; qui me paroît être le plus grand Génie qui ait écrit sur la Nature Humaine.

(a) *De Locis in Homine.*

Les sympathies des vaisseaux sanguins et des nerfs avec leurs systèmes respectifs, sont indiquées directement, et rendues plus sensibles, par le pouvoir qu'ont les fortes ligatures d'une artère ou d'un nerf, de séparer dans cette artère ou ce nerf, les affections des parties qui sont au-dessus, et des parties qui sont au-dessous de la ligature; ou d'empêcher les communications des forces de ces diverses parties.

Une forte ligature doit être regardée comme un diminutif de la section d'une artère ou d'un nerf. On voit par les faits, qu'en affoiblissant l'unité du système artériel, ou du système nerveux; cette ligature sépare les affections des parties qu'elle divise dans ce système, et intercepte les communications quelconques de ces affections, qui existoient auparavant.

C C.

La seule affection qui soit propre aux artères est le pouls; qui est produit (comme je le dirai ailleurs), par un mouvement péristaltique très-rapide, que le Principe Vital répète successivement en allant du

cœur vers les extrémités du système artériel.

Or si l'on fait à une artère une ligature,
qui en comprime avec force les parois,
qu'on tient en même temps dilatées, de manière que cette ligature ne resserre point
sensiblement son canal ; les pulsations de
la partie inférieure de l'artère sont arrêtées ;
ou elles n'ont plus avec les pulsations de la
partie supérieure, la même harmonie de
force, qu'elles avoient dans l'état naturel.

De même que (comme il a été dit ci-
dessus) la section d'une portion d'intestin
arrête sympathiquement dans tous les organes digestifs le mouvement péristaltique,
qui est une fonction de ces organes ; la forte
ligature d'un tronc artériel arrête sympathiquement dans ses branches le mouvement péristaltique du pouls.

Schulze (a) a expérimenté sur un chien
vivant ; qu'en insérant une canule de deux
pouces de longueur dans une artère, où

(a) *Diss. de Effectibus Elasticit. in machinâ
hum. Collect. Thes. Physiol. ab Hallero, T. III,
p. 667.*

l'on fait une ouverture d'un pouce , et d'un même diamètre que cette canule ; lorsqu'on a lié l'artère autour de la canule, il ne se fait plus de pulsation dans la partie de l'artère qui est au-dessous ; quoique le passage du sang soit aussi libre dans la canule qu'il étoit dans l'artère.

Galien avoit fait cette expérience avec le même succès (a), ayant trouvé que l'artère est alors immobile au-dessous de la ligature. Il a été contredit par Th. Cornelius (b), et par Vieussens (c), qui ont répété la même expérience. Cependant j'observe que ces Auteurs ont reconnu que les battemens de l'artère étoient sensiblement moins forts au-dessous, qu'au-dessus de l'endroit où le tuyau avoit été inséré : ce qui montre qu'une forte ligature d'une artère sépare toujours en quelque degré les affections des parties supérieure et inférieure de ce vaisseau.

____

(a) *Lib. an Sanguis in art. natur. cont. C. ult.*

(b) *Progymnas., p. 275.*

(c) *Nevrograph., p. 23.*

On peut présumer par analogie, qu'il existe aussi une sympathie de chaque veine avec le système veineux : quoique les veines n'ayant aucun mouvement dont le progrès soit sensible, les lésions des veines et leurs ligatures ne puissent rendre cette sympathie manifeste ; comme est celle des artères avec leur système.

CCI.

JE passe à l'exposition des faits qui démontrent ; que la forte ligature d'un nerf sépare les affections de la partie inférieure de ce nerf, des affections de sa partie supérieure, et de celles de tout le reste du système nerveux.

On réussit constamment à prévenir les attaques d'épilepsie ou d'autres maladies convulsives, que précède une vapeur qui se porte d'une extrémité du corps à la tête ; si l'on peut faire assez tôt au haut de cette extrémité, une forte compression qui intercepte le progrès de cette vapeur, ou de la répétition des affections sympathiques qu'elle indique.

Toutes les fois qu'on a lié fortement un

nerf, les sentimens qu'on excite par des piqûres, ou d'autres lésions dans la partie inférieure de ce nerf, ainsi que la douleur qui a affecté primitivement un organe où cette partie du nerf se distribue uniquement, n'ont plus de relation avec les sentimens du principe de la vie dans tout le reste du système nerveux.

Cependant la sensibilité de cette partie inférieure du nerf se conserve encore quelque temps. Elle se manifeste lors des irritations directes dans cette partie, par les mouvemens convulsifs des muscles où les rameaux de ce nerf se distribuent.

L'opinion de Haller et du vulgaire des Physiologistes est que le sentiment ne peut que remonter vers le cerveau. Mais il est naturel de rapporter à un sentiment qui descend, ou plutôt qui se répète sympathiquement dans les nerfs qui partent de la moëlle épinière ; les convulsions qu'on excite dans les animaux peu après qu'on leur a coupé la tête ; lorsqu'on dissèque, ou que l'on presse la moëlle épinière.

On connoît la fameuse expérience de la contraction qui est excitée dans le dia-

phragme, par la pression faite successivement le long du tronc du nerf phrénique
vers ses rameaux (*a*) (23).

CCII.

LA sympathie d'un nerf avec son système
cesse, ou se renouvelle, après que la ligature qui a été faite à ce nerf est relâchée ;
suivant que cette ligature étoit forte ou
foible.

Morgagni a rapporté des expériences de
Valsalva, dont il a conclu que l'animal
meurt moins vîte après la section des nerfs,
qu'après leur ligature. Ainsi la ligature du
nerf fait une irritation plus forte et plus
permanente que ne fait sa section.

Si la ligature reste toujours très-forte ; le
nerf qui est placé au-dessous, et ses rameaux
perdent toute sensibilité sympathique avec
le système nerveux : et (comme l'observe
Monro) ils se flétrissent, de même qu'une

(*a*) Voyez les expériences sur le nerf phrénique,
que rapporte Monro (le père) dans son Anatomie
des Nerfs, §. XLIV.

jeune branche de végétal périt , si elle est entourée d'un fil fortement serré.

Si la ligature d'un nerf, ou sa compression , sans être très-forte, est long-temps continuée; elle peut produire un effet paralytique durable. Plater raconte qu'un homme ayant dormi tout une nuit appuyé sur son coude , eut le bras frappé de stupeur ou d'insensibilité , et de paralysie en quelque degré : et que quoique cet homme fît divers remèdes ; ce ne fut presque qu'au bout de deux ans, qu'il recouvra le sens du tact dans cette partie.

La partie inférieure d'un nerf qui a été liée , conserve avec ses rameaux une sympathie de forces sensitives, qui peut être réciproque.

CCIII.

Voila ce que l'expérience nous apprend. Mais nous ignorons comment la Nature fait cesser toute sympathie entre le système nerveux, et la partie d'un nerf inférieure à celle qui a souffert, par la ligature ou la section, un affoiblissement ou une solution de la continuité de son tissu.

Il est naturel de penser, que lorsqu'on pique, ou lie fortement un nerf; le sentiment de cette lésion se propage dans les rameaux de la partie inférieure de ce nerf, et excite des mouvemens convulsifs dans les muscles auxquels ces rameaux se distribuent (24).

Mais puisque le sentiment de cette lésion de ce nerf doit sans doute s'y propager en même temps dans sa partie supérieure, et par elle dans tout le système nerveux auquel elle reste unie; comment ce sentiment n'excite-t-il point alors de mouvemens convulsifs, dans aucun des organes auxquels la partie supérieure de ce nerf blessé, et tous les autres nerfs se distribuent?

Pour rendre raison de ce phénomène (qui est inexplicable dans toutes les théories connues jusqu'ici) il suffit d'admettre que les nerfs sont animés de forces toniques, de même que les muscles et les autres organes mous du corps vivant; et qu'il existe entre les différentes parties du système des nerfs, une communication perpétuelle et réciproque de leurs forces toniques, ou un antagonisme constant qui tient ces forces en équilibre (25).

Ainsi dans le système presque entier des nerfs, dont un seul a été séparé en quelque degré par la suite d'une blessure, ou d'une ligature; les forces toniques des nerfs communiquant entre elles, et se soutenant mutuellement par leur antagonisme, peuvent en général résister aux mouvemens que pourroit imprimer au système le sentiment propagé d'une irritation vive et insolite qu'a soufferte le nerf lésé.

Telle paroît être la raison pour laquelle des mouvemens convulsifs ne sont que très-rarement excités, à l'occasion de l'irritation d'un nerf lié ou coupé, dans les organes auxquels tous les autres nerfs se distribuent (26).

CCIV.

La partie d'un nerf lié, qui est supérieure à la ligature, conserve sa sympathie générale avec le système nerveux ; et ses sympathies spéciales avec tous les autres nerfs, auxquels ce nerf tient supérieurement par des connexions étroites. Mais si l'on fait une nouvelle ligature au-dessus de l'origine commune de ces nerfs *connexes* et sympathiques ; leurs forces conjointes s'éteindront, bientôt après qu'elles auront été ainsi isolées de toute communication avec celles de la partie supérieure de leur tronc commun, ou de tout le système des nerfs.

En remontant ainsi de proche en proche, d'après les faits, jusqu'à la première et commune origine des nerfs ; on verra que cette origine, qui est le tronc de tout le système nerveux, est le centre des sympathies de chaque nerf avec ce système ; d'autant qu'il s'y fait la plus fréquente et la plus forte répétition de ces sympathies particulières.

Si cette première origine du système nerveux vient à souffrir une compression ou lésion extrèmement violente ; les forces conjointes de tous les nerfs, plus ou moins sympathiques entre eux, s'éteindront très-promptement. Toutes ces forces laissées à elles-mêmes, ne seront plus soutenues par leurs sympathies avec le tronc primitif des nerfs ; qui périra peu après, par l'interception totale du cercle des fonctions de la vie (27).

L'origine

L'origine commune des nerfs dans l'homme et les animaux à sang chaud, me paroît être la moëlle alongée, que produit la réunion des substances médullaires du cerveau et du cervelet; dans l'espèce de collet qu'elle forme entre ces deux organes, et le principe de la moëlle épinière. Ce collet est embrassé par la dure-mère, qui a dans cet endroit une tension et une sensibilité singulières.

Les résultats des expériences me semblent dire; que les blessures de cette partie dans les animaux à sang chaud, sont plus promptement mortelles que toutes celles du cerveau ou du cervelet (28).

CCV.

J'OBSERVE que le Principe Vital ressent dans tout le corps de la manière la plus grave, les lésions des parties voisines de la moëlle alongée; et qu'il excite souvent des affections convulsives dans ces mêmes parties; lorsqu'il est affecté au plus haut point, soit par la lésion d'un organe très-sensible, soit par une maladie d'un caractère prochainement funeste.

Galien a remarqué que les lésions des

muscles crotaphites , et des muscles des yeux, produisent des fièvres, des convulsions, des délires, des léthargies ; à raison du voisinage où ces muscles sont de l'origine des nerfs. On peut rapporter ici les dangers extrèmes qu'ont souvent la dentition, les esquinancies de mauvais caractère ; etc.

On sait que dans le tétanos causé par un déchirement des parties tendineuses et aponévrotiques des extrémités ; la déglutition est empêchée , et les mâchoires se resserrent. Morgagni a remarqué aussi que les convulsions qui surviennent aux plaies (et sur-tout à celles des parties génitales), sont souvent précédées d'un sentiment de douleur et d'embarras dans la gorge.

La lésion de la déglutition est du plus mauvais augure dans les fièvres ardentes. Il paroît que ce symptome (dont Van Swieten explique mal la signification funeste) est alors une convulsion entièrement analogue aux convulsions des muscles des yeux, de la bouche, de la tête et du col ; qui ont lieu dans l'état extrème et mortel des maladies aiguës.

Ces dernières convulsions de l'agonie annoncent que le Principe Vital déjà éteint dans les autres parties du système nerveux, est comme retiré vers le centre de l'origine des nerfs ; où il va finir en excitant quelques vains efforts dans les muscles voisins de cette origine.

La sensibilité vitale paroît se rétrécir dans la vieillesse, et se concentrer à l'origine commune des nerfs. Il semble au contraire que dans le premier âge de la vie, son influence se développe ; et qu'elle s'étend ensuite par degrés aux organes éloignés. C'est ainsi que dans les enfans, lorsque le Principe de Vie est ému avec violence ; il produit fréquemment des convulsions des muscles de la face, et rarement des convulsions des extrémités du corps ; suivant que Willis l'a observé.

CCVI.

On peut regarder le cerveau joint au cerverlet, et la moëlle épinière, comme des *appendices* ou prolongemens de la première et commune origine du système nerveux, qui participent plus ou moins à l'extrème vitalité de cette origine. La grandeur relative de ces appendices diffère beaucoup dans les diverses espèces d'animaux.

Il me paroît en général que dans les diverses espèces d'animaux, le rapport de grandeur qui est entre ces deux appendices, correspond à l'inégalité de la grandeur relative, qu'ont dans le système nerveux les nerfs qui prennent immédiatement leurs origines de l'une ou de l'autre appendice.

Ainsi dans les quadrupèdes, la proportion de la masse du cerveau à celle de la moëlle épinière est toujours moindre que dans l'homme. Quelque considérables que soient dans ces animaux, les nerfs olfactifs et optiques, qui viennent du cerveau ; et les nerfs de la cinquième paire, qui venant du cervelet, se distribuent aux muscles de la face et des mâchoires ; les nerfs qui partent de l'épine, et qui se distribuent aux muscles destinés à mouvoir le tronc et les extrémités ; ont encore relativement beaucoup plus de masse que dans l'Homme.

Dans les quadrupèdes amphibies, le cerveau est d'autant plus petit par rapport à

la moelle épinière ; que les nerfs de l'épine
sont plus considérables, et se distribuent
à des parties qui ont à faire de plus grands
efforts relatifs. Cette petitesse relative du
cerveau est singulière dans le crocodile ;
dans le castor, dont les jambes de derrière
sont extrèmement fortes ; et dans la tortue,
qui porte sur son dos une écaille très-
massive.

Dans les insectes, le cerveau est en général très-petit à proportion de la moëlle
épinière ; et même à tel point qu'ils ont
paru n'avoir pas de cerveau proprement
dit dans la boîte cornée de la tête. Mais
ils ont une moëlle épinière, qui parcourt
la longueur de tout le corps, et qui a des
nœuds (formant comme autant de portions
dispersées du cerveau ; Swammerdam, Malpighi) desquels partent les petits nerfs qui
vont aux trachées.

Les poissons ont le cerveau extrèmement
petit, si on le compare à la grandeur relative de leur épine, et de leur moëlle épinière.

En général dans les oiseaux, la moëlle
épinière, qui donne les nerfs des muscles

G 3

des ailes, a un volume très-considérable par rapport au cerveau.

CCVII.

CETTE vue générale que j'indique sur les grandeurs relatives du cerveau, de la moëlle épinière, et des autres parties du système nerveux dans les diverses espèces d'animaux, me rappelle ce que Wepfer et d'autres ont pensé : que les nerfs axillaires et sciatiques, qui se distribuent aux ex-trémités du corps, étant les plus consi-dérables de tous ; leur grosseur est rela-tive à la force des mouvemens habituels de ces extrémités, et sur-tout des infé-rieures.

Cependant on seroit induit en erreur, si en raisonnant par analogie, d'après cette opinion de Wepfer ; on assuroit que dans les différentes espèces d'animaux, les nerfs ont (à proportion des masses de ces divers animaux) une grosseur relative plus con-sidérable dans les muscles correspondans, qui doivent opérer des mouvemens sem-blables avec une plus grande force dans tel animal que dans tel autre.

En effet, M. Wolff a remarqué (*a*) que dans les extrémités antérieures du lion, les nerfs proportionnellement à la grandeur de cet animal, sont beaucoup moindres que dans l'homme. Il en a conclu que c'est dans les muscles même, et non dans leurs nerfs, que paroît résider la force motrice.

M. Wolff dit aussi (*b*) que dans le lion, comparativement aux autres animaux, les troncs des artères sont moindres par rapport aux ventricules du cœur; et leurs rameaux décroissent par rapport aux troncs d'une manière semblable.

On peut conjecturer que cette moindre proportion, tant des nerfs, que des vaisseaux des muscles des extrémités antérieures du lion, tient à ce que ces muscles ne peuvent être contractés avec tant de force et de constance, que par une énergie extraordinaire que possèdent leurs forces motrices; et que cette énergie propre à ces muscles

––––––––––––––––––––––

(*a*) Dans les Nouveaux Mém. de Pétersbourg, T. XV.

(*b*) T. XVI des mêmes Mémoires.

(*insita*) fait que leurs forces ont d'autant moins de besoin d'être excitées, et soutenues par leurs communications avec les forces sympathiques des autres organes ; communications dont les nerfs et les vaisseaux propres à ces muscles sont les principaux instrumens (29).

CHAPITRE XI.

Du rapport qu'a la conservation des fonctions de chaque organe composé, à l'intégrité des sympathies de ses nerfs et de ses vaisseaux sanguins avec leurs systèmes respectifs.

CCVIII.

Un très-grand nombre d'expériences faites sur les animaux vivans, a démontré que les ligatures des troncs des nerfs et des vaisseaux sanguins qui sont propres à chaque organe, font cesser en peu de temps les mouvemens et les fonctions de cet organe.

Mais un effet immédiat de ces ligatures est d'intercepter les sympathies des nerfs, ou des vaisseaux sanguins de cet organe, avec leurs systèmes respectifs (ainsi qu'il a été expliqué dans le Chapitre précédent). Donc il existe en général un *rapport* de la perpétuité des fonctions de chaque organe, à l'intégrité des sympathies que ses nerfs et ses vaisseaux conservent avec leurs systèmes respectifs.

Je parlerai ailleurs du rapport qu'ont à la sympathie des nerfs de l'estomac avec le système nerveux, la digestion des alimens et leur expulsion de l'estomac; qui sont arrêtées après la ligature des nerfs de la huitième paire; l'empêchement des sécrétions, qui suit la compression ou l'obstruction des nerfs des glandes, etc. etc.

Je m'arrêterai, dans la Première Section de ce Chapitre, à exposer et à développer de la manière la plus simple, les expériences relatives au mouvement musculaire; qui ont fait connoître que ce mouvement est empêché dans chaque muscle, lorsqu'on lie les troncs des nerfs, des artères, ou des veines qui s'y distribuent.

Les considérations que je déduirai de ces faits, étant jointes à celles que j'ai déjà proposées sur les forces musculaires en général (*a*); me semblent devoir former une

---

(*a*) Dans la Première Section du Quatrième Chapitre.

Théorie neuve et solide sur le mouvement des muscles.

J'exposerai dans la Seconde Section, les modifications singulières qu'indiquent dans le siége, ou dans l'espèce de la lésion des nerfs d'un organe, les phénomènes divers des affections paralytiques de cet organe.

Je considérerai dans la Troisième Section, les principales exceptions à l'interception immédiate et constante des fonctions de tout organe, dont les nerfs souffrent une lésion grave.

PREMIÈRE SECTION.

De la cessation des mouvemens dans les muscles dont on lie les nerfs ou les vaisseaux sanguins.

CCIX.

DANS les animaux vivans, tout muscle dont on coupe ou lie les nerfs, perd constamment et bientôt la faculté de se mouvoir.

Après cette section ou ligature de leurs

nerfs ; divers muscles conservent plus ou moins de tems dans les diverses espèces d'animaux, la faculté de produire quelques mouvemens. Mais ces mouvemens ne sont alors déterminés que par des irritations qui sont isolées des affections du Principe Vital dans tout le reste du corps ; lorsque ces irritations se font dans les chairs même du muscle, ou dans la portion du nerf qui y vit encore.

On a expérimenté dans les animaux à sang chaud ; que la ligature des troncs des vaisseaux sanguins, et sur-tout du tronc des artères qui se distribuent à un muscle, y fait cesser les mouvemens de contraction (a) ; de même que fait la ligature de son nerf, quoique moins promptement (et sans doute moins constamment).

On a observé généralement, qu'en liant l'aorte descendante d'un chien vivant au-dessus de sa bifurcation en iliaques ; on détruit, et souvent en fort peu de temps (comme en deux minutes) le mouvement

----

(a) Pline a dit : *Præcisis arteriis torpescit ea pars corporis. Hist. Natur. Lib. II, 37, Sect. 89.*

et le sentiment des extrémités postérieures.
Cette expérience a été répétée avec le même
succès par Kaau Boerhaave, et par d'autres,
Stenon qui l'a faite le premier ; a vu qu'on
supprimoit ou rétablissoit les mouvemens
volontaires de ces extrémités ; suivant qu'on
serroit ou relâchoit la ligature de l'aorte.

Il paroît cependant que cette expérience
n'a pas toujours réussi ; soit dans les chiens
dont les extrémités postérieures recevoient
plus d'artères collatérales des branches de
l'aorte (émulgentes , spermatiques &c.),
naissant au-dessus de cette bifurcation ; soit
par quelque autre cause.

C C X.

KAAU Boerhaave et d'autres ont aussi vu
cesser les mouvemens des extrémités postérieures d'un chien vivant, dont on avoit
lié la veine cave au-dessus de sa bifurcation en iliaques. Mais le succès de cette
expérience est plus tardif, et a été trouvé
moins constant (soit à raison des veines
collatérales qui s'insèrent au-dessus de cette
bifurcation, soit par d'autres causes) que
le succès de l'expérience précédente (1).

On pourroit rapporter encore ici l'expérience de Baglivi (2), qui ayant lié dans un animal vivant le ventre d'un muscle avec un fil qu'il passoit autour (de manière à ne pas comprimer *fortement* les troncs des nerfs et des vaisseaux de ce muscle), observa après avoir noué le fil, que la contraction languissoit dans tout le corps du muscle ; et qu'il reprenoit sa première activité, lorsqu'on lâchoit le nœud (*a*).

Le résultat de tous ces faits me paroît être ; que le Principe Vital qui est inhérent à chaque muscle, et qui fait partie du principe de vie de l'animal entier, peut dans l'état naturel opérer à chaque instant le mouvement de ce muscle : mais qu'il perd bientôt cette faculté, et paroît s'éteindre ; lorsque le nerf sur-tout, ensuite l'artère, et enfin la veine de ce muscle sont séparés par la section ou par une forte ligature, de toute communication avec les parties qui leur sont similaires dans tout le reste du corps vivant (3).

L'expérience de Baglivi paroît dire aussi,

(*a*) *Oper. Bagliv.*, p. *321.*

qu'il est nécessaire pour la contraction parfaite d'un muscle, que toutes les parties *des fibres* de ce muscle ayent entre elles une libre communication ou sympathie.

CCXI.

CETTE manière de voir qui présente dans leur vrai jour, les faits relatifs au mouvement musculaire ; semble devoir amener des corollaires aussi utiles , que sont vaines les conséquences des Théories qu'on a données jusqu'à présent sur cette fonction : Théories où les difficultés toujours renaissantes forcent à multiplier sans fin les suppositions.

Les Physiologistes sont partagés généralement en deux sectes ; dont l'une fait dépendre le sentiment et le mouvement de toutes les parties, du jeu du fluide nerveux ou des esprits animaux : et dont l'autre veut que ces fonctions soient produites par des oscillations des fibrilles nerveuses. Chacune de ces deux sectes défend son opinion par des argumens très-foibles ; mais combat par des raisons victorieuses l'opinion contraire.

Entre les difficultés sans nombre que

présentent ces Théories, je ne ferai qu'une objection, qui me paroît décisive contre l'une et l'autre hypothèse.

C'est que dans l'une et l'autre, on admet gratuitement et sans vraisemblance ; que des forces motrices spontanées, dont la nature est inconnue, et dont l'action ne peut être conçue mécaniquement ; et même des forces sensitives, dont l'idée est entièrement différente de celle des forces motrices ; doivent se propager dans les corps vivans, suivant les loix de la communication du mouvement entre les corps qui sont privés de sensibilité et de mobilité spontanées.

Comment une ou plusieurs files de corps fluides quelconques, ou séries de fibres nerveuses peuvent-elles étant ébranlées, transmettre rien qui ait une analogie imaginable avec un mouvement vital, ou un sentiment, et le transmettre suivant les lois du choc des corps, dans la direction des nerfs (4) ?

CCXII.

DE plus on ne peut ni prouver, ni même concilier aisément avec divers faits bien attestés ; cette assertion générale, qui

est

est liée à ces hypothèses : que tout mouvement doit descendre du cerveau, et que tout sentiment y remonte.

Il est manifeste (comme on a dit ci-dessus) que la sensibilité descend du tronc aux rameaux, dans la partie inférieure d'un nerf qui a été lié ; lorsque l'irritation de cette partie détermine des contractions vives du muscle où elle se distribue.

Russel a vu une hémiplégie se guérir, de manière que le sentiment et le mouvement revinrent dans le bras par degrés, en remontant des doigts vers l'épaule ; et au contraire dans l'extrémité inférieure, en descendant successivement de la cuisse vers les orteils (a). On a senti dans l'affection du nerf sciatique, la douleur se propager en allant vers le pié, par une succession continuée le long du nerf, etc. (5).

On voit combien ces faits s'accordent peu avec l'assertion générale sur le progrès nécessaire du sentiment vers le cerveau, et

____

(a) *Medical Observations and Inquiries, by a Society of Physicians in London : V. I, p. 301-2.*

Tome II.   H

du mouvement vers les extrémités. On a donné comme vérité d'expérience cette fiction ; par laquelle en transformant la question sur les causes du mouvement musculaire, on a cru rendre plus facile la solution de cette question qui est réellement insoluble.

C'est une foiblesse de l'esprit humain , de masquer les problèmes dont la solution est au-dessus de sa portée ; en leur donnant une forme arbitraire , à laquelle il puisse appliquer plus commodément des hypothèses qu'il s'arrête ensuite à développer.

Mais en se conformant à la bonne Méthode de philosopher que je suis, et que je recommande sans cesse ; il ne faut pas chercher à résoudre ces problèmes. Ce qui importe seulement en traitant des objets qui y sont relatifs , est d'y rappeler l'état de chaque question à ses termes les plus simples et les plus généraux ; pour parvenir directement à des recherches neuves et utiles sur les effets ; sans s'occuper à suivre des hypothèses sur les causes nécessaires de ces effets.

De même que le mouvement des muscles

est arrêté après la section ou la ligature de leurs nerfs ; dans diverses affections para-lytiques, il est affoibli proportionnément à la suite des obstructions, compressions, et autres lésions de chaque tronc des nerfs d'un muscle particulier ; ou de l'origine commune de tous les nerfs. Ces lésions sont analogues à des ligatures, et altèrent à divers degrés la sympathie des nerfs avec leur système.

CCXIII.

LES altérations des nerfs, qui intercep-tant plus ou moins dans les muscles les sympathies de ces nerfs avec le système nerveux, traînent à leur suite l'empêche-ment dela contraction de ces muscles ; peu-vent aussi produire diverses irrégularités de la chaleur vitale des parties que ces nerfs pénètrent. Ces altérations des nerfs affoi-blissent, et troublent les forces de mouve-ment tonique des solides, et de mouvement intestin des fluides ; par lesquelles le Prin-cipe Vital devroit entretenir la chaleur dans cette partie.

Dans les maladies nerveuses, il se produit

souvent très-rapidement dans tout le corps, ou dans quelques-unes de ses parties, tantôt la sensation la plus vive de chaleur, et tantôt celle du froid le plus cuisant (6).

C'est ainsi que dans des membres paralytiques, la chaleur peut être moindre, tandis que le pouls reste bon ; comme l'a observé M. de Haën : que Petit a vu un refroidissement de l'extrémité inférieure, causé par la compression du nerf sciatique dans une luxation consécutive de la cuisse, etc.

M. Caverhill qui a pensé que la Chaleur Animale est produite par le suc nerveux, a été conduit à cette opinion par des expériences qu'il a faites sur des animaux vivans ; où il a observé, que lorsqu'il avoit percé ou déchiré la moëlle épinière, la chaleur de l'animal souffroit de très-grandes diminutions ; tandis que le cœur continuoit à se mouvoir, et même plus vîte. D'autres observations ont donné lieu à l'assertion de MM. Rœderer et Wrisberg ; que l'origine de la Chaleur Animale est dans le cerveau.

SECONDE SECTION.

Des modifications singulières qu'indiquent dans le siége ou dans l'espèce de la lésion des nerfs d'un organe, les phénomènes divers des affections paralytiques de cet organe.

CCXIV.

Dans divers cas de paralysie semblablement causée par obstruction ou par compression des nerfs, l'organe paralysé peut conserver le sentiment du tact après avoir perdu le mouvement ; retenir la faculté de se mouvoir, lorsqu'il a perdu le tact ; enfin avoir ce sentiment et son mouvement affoiblis à des degrés très-différens.

On explique communément ces différences, en disant que l'affection paralytique d'un organe peut être causée par des lésions particulières, ou simultanées, ou inégales, des nerfs qui se portent aux muscles ; et d'autres nerfs séparés qui vont à la peau. Mais ces différences ont lieu dans des cas où l'on ne peut admettre que

les nerfs des muscles, et les nerfs cutanés
soient séparés au-dessus de l'endroit de la
lésion qui cause la paralysie. C'est ce que
je vais éclaircir par un exemple.

Galien rapporte qu'un homme étant
tombé d'une voiture, et s'étant heurté à la
partie supérieure du dos; avoit perdu depuis trente jours le sentiment dans trois
doigts de la main, et y avoit conservé le
mouvement (dans le petit doigt, dans l'annulaire, et dans la moitié du doigt du milieu). On avoit appliqué inutilement plusieurs topiques sur ces doigts affectés.

Galien conjectura que dans la première
origine du nerf qui sort sous la septième
vertèbre du col, quelques parties avoient
souffert une inflammation à la suite de la
chute; et qu'elles étoient alors dans un état
d'induration. Il jugea affectée la partie inférieure de ce dernier des nerfs cervicaux, qui
se porte aux deux plus petits doigts et à la
moitié du doigt du milieu (qu'il faisoit par
conséquent répondre à la branche du cubital (a) qui se distribue aux parties exter-

---

(a) Voyez les planches d'Eustachi (deuxième

nes convexes de ces doigts). D'après cette
vue, Galien fit appliquer un médicament
approprié sur l'endroit de l'épine, où il jugea
qu'étoit offensé le principe du nerf affecté ;
et il remédia ainsi à la paralysie des doigts.

Le succès de cette cure prouve seulement, que la cause de l'affection paralytique étoit la lésion de cette origine de ce
nerf du bras ; et que cette lésion fut corrigée
par les effets salutaires du topique appliqué
vers la dernière vertèbre du col. Mais ce
succès ne prouve point la conjecture de
Galien, sur la continuité distincte qui joint
le rameau cutané du nerf cubital au dernier
des nerfs cervicaux.

En effet les nerfs des quatre dernières
paires cervicales, qui se réunissent à ceux
de la première paire dorsale pour former
les nerfs brachiaux, s'entrelacent et se confondent de telle sorte ; qu'il est impossible
de déterminer auquel de ces nerfs cervicaux
et dorsal appartient chaque branche des
nerfs brachiaux.

édition d'Albinus), Tab. XIX , N° II, 48-49,
51 ; et Tab. XXI , N° II , 38.

De là il suit que dans les cas de paralysie, où le sentiment du tact est seul empêché ; on est fondé à admettre que la lésion exclusive des nerfs cutanés a pour cause une lésion particulière d'un tronc de ces nerfs ; lors même que leur origine ne peut être manifestement séparée dans ce tronc, de celle des nerfs qui vont aux muscles voisins. Il faut recourir dans ces cas à un ordre préétabli, qui a marqué aux sympathies nerveuses des limites constantes, quoique sans division physique ; dans la substance d'un tronc commun de différens nerfs, ainsi que dans celle des ganglions et du cerveau.

C C X V.

Un phénomène des plus singuliers, entre ceux que présentent les affections paralytiques ; est que la paralysie qui a lieu à la suite des plaies de tête, affecte communément les parties de la moitié du corps, opposée au côté de la tête qui a été blessé.

Cette observation qui remonte à Hippocrate, a été confirmée par un très-grand nombre d'Auteurs : qui ont vu de plus que dans les affections apoplectiques, où une moitié du corps est paralytique; il faut *communément* chercher la cause du mal dans l'hémisphère opposé du cerveau ; si du moins elle est dans un vice sensible de cet organe (7).

M. Du Petit et d'autres Anatomistes ont cru pouvoir expliquer ces phénomènes par l'entrelacement croisé de plusieurs petites fibres de la substance médullaire de l'origine des nerfs (8). Mais on peut faire contre cette opinion, deux objections qui paroissent être sans replique.

La première est celle de Morgagni, qui remarque, qu'il n'est que peu de fibres qui se croisent dans le grand nombre de celles qui vont des deux hémisphères du cerveau à la moëlle allongée : de sorte que si on suppose blessé l'hémisphère droit du cerveau, cet hémisphère est celui dont la moitié gauche du corps qui devient paralytique, reçoit le moins de fibres.

La seconde objection que je fais, et qui me semble également forte , contre cette explication mécanique vulgaire; est qu'on y suppose sans aucun fondement , qu'il faille regarder ces fibres croisées qui font partie de la substance médullaire, comme y étant isolées, avant qu'elles n'ayent formé des nerfs distincts.

CCXVI.

Je vais proposer des *conjectures* que je crois pouvoir former, pour rendre raison de ces faits extraordinaires, et de toutes leurs variétés qui ont été recueillies par Morgagni et par Haller.

La moëlle allongée, et la moëlle épinière sont partagées en deux moitiés que la Nature a bien distinguées (9), non par des séparations que l'Anatomie puisse manifester, mais par des traces invisibles et certaines; que démontrent les faits (indiqués dans le dernier Chapitre) qui prouvent que les sympathies des deux moitiés droite et gauche du corps sont séparées entre elles.

On ne rapporte en général les hémiplégies qu'à la compression, l'obstruction, ou l'atrophie de la moitié de la substance médullaire du cerveau, ou de la moëlle épinière qui est du même eôté; et qui produit les nerfs de la moitié du corps paralysée.

Mais il me semble qu'il faut reconnoître aussi entre les causes que peut avoir l'hémiplégie ; le resserrement spasmodique de la moitié de cette substance médullaire , qui est du même côté que la moitié du corps paralysée. Car ce spasme peut faire une sorte d'étranglement, qui suffise pour affoiblir la continuité de l'origine des nerfs avec la moitié de leur système qui vient de ce côté de la substance médullaire.

La substance du cerveau a un mouvement tonique, ou foible dans l'état naturel. Rien n'empêche que ce mouvement ne puisse être augmenté par irritation dans une partie du cerveau, jusqu'à produire des contractions spasmodiques très-vives : et ce spasme peut sans doute s'accroître et se fixer jusqu'à avoir des effets analogues à ceux d'une ligature.

De semblables augmentations du mouvement tonique du cerveau se sont manifestées dans une expérience qu'a faite M. Schlichting (a). Ayant plongé un stilet dans la

(a) Mém. prés. à l'Acad. des Sciences de Paris, T. I, p. 120.

moëlle allongée d'un chien vivant, pour exciter des convulsions, et porté en même temps son doigt à l'endroit de la blessure, dans la substance médullaire du cerveau; il a aperçu très-distinctement que la substance de ce viscère pressoit autour de son doigt avec une sorte de palpitation, qui se continuoit aussi long-temps que duroient les convulsions. Il a fait vérifier ce fait par d'autres personnes. Il a observé de plus un semblable frémissement du cerveau, durant les convulsions spontanées qui survenoient à un animal qu'on faisoit périr par une hémorragie funeste.

Les deux moitiés droite et gauche de la moëlle du cerveau et de celle de l'épine, qu'on doit regarder comme séparées, relativement à leur influence sur le système nerveux; puisqu'elles sont pareillement douées de forces toniques, doivent être considérées comme étant dans un état d'antagonisme perpétuel.

C'est pourquoi si l'une de ces moitiés vient à être extrèmement affoiblie par une blessure, ou une cause d'apoplexie, tandis que l'autre reste avec sa force entière;

celle-ci pourra être affectée d'un spasme, qui pourra survenir très-souvent (et non nécessairement) à la prédominance de ses forces toniques ; de même que le spasme survient dans un muscle dont l'antagoniste vient à être coupé ou paralysé.

CCXVII.

AINSI on peut croire que les hémiplégies qui viennent à la suite des plaies de tête, ou des apoplexies, sont-causées très-souvent par une affection spasmodique de la moitié correspondante de la substance médullaire du cerveau ; qui est antagoniste de celle qu'a affoiblie la blessure, ou quelqu'autre lésion organique.

Dans d'autres cas, la moitié de la substance médullaire du cerveau, dont le spasme cause la paralysie de la moitié correspondante du corps ; peut être celle même qui a été blessée ou autrement lésée; si elle continue toujours à souffrir des piqûres ou d'autres irritations violentes.

Haller a dit que les blessures d'un côté de la moëlle épinière ne sont jamais suivies de paralysie du côté opposé. Mais cette assertion peut être trop générale. Le contraire est rendu probable par l'observation suivante qu'a rapportée Stalpart Van der Wiel (*a*).

Un jeune homme ayant reçu un coup d'épée à la poitrine, perdit la faculté de parler (sans doute par une lésion des nerfs récurrens); et en même temps il devint paralytique du bras et de la jambe du côté opposé à celui de la blessure. Dans la suite il recouvra la parole, et le mouvement de la cuisse presqu'entièrement; mais non celui de la main.

Il paroît que dans ce cas singulier, une moitié de la moëlle épinière fut fortement affoiblie par la sympathie d'une blessure que souffrit quelqu'un des nerfs costaux du même côté : et que l'autre moitié de cette moëlle fut attaquée par une suite de son antagonisme, d'une affection spasmodique; qui paralysa les parties dont elle produisoit les nerfs.

On peut rapporter ici, et expliquer d'une manière analogue, par un spasme de la

____

(*a*) *Cent. I, Observ. XXXI.*

moëlle épinière (mais excité dans toute sa partie inférieure), un autre fait singulier qu'a publié Morgagni (*a*); d'un homme qui ayant reçu une blessure pénétrante dans la cavité de la poitrine ; eut un nerf costal piqué (comme l'indiquoit une douleur qui répondoit à la partie antérieure du corps dans la direction de ce nerf); et devint peu avant de mourir, paralytique de la moitié inférieure du corps.

TROISIÈME SECTION.

Des principales exceptions à la cessation immédiate et constante des fonctions de tout organe, dont les nerfs souffrent une lésion grave.

CCXVIII.

Je vais exposer successivement ces exceptions principales, qui ne détruisent point la généralité du rapport que j'ai établi ; entre la conservation des fonctions de cha-

---

(*a*) *De Sedibus et Causis Morb. Epist. LIII*, N° 19.

que organe, et l'intégrité de la sympathie des nerfs de cet organe avec le système nerveux.

1°. Dans les animaux à sang froid, la conservation des fonctions des organes n'est point liée à l'intégrité des sympathies des vaisseaux de ces organes avec leurs systèmes ; et elle est liée beaucoup plus foiblement que dans les animaux à sang chaud, à l'intégrité des sympathies de leurs nerfs avec le système nerveux.

Ainsi M. Fontana a vérifié dans un très-grand nombre d'animaux à sang froid, que le muscle n'est point empêché de se mouvoir, comme il l'est dans les animaux à sang chaud ; après qu'on a lié son artère ou sa veine (a).

On sait que les animaux à sang froid vivent, et se meuvent plusieurs heures après qu'on leur a ôté le cœur ; et que diverses parties de leurs corps continuent à se mouvoir pendant un temps fort long, après que

____

(a) *Ricerche Filosofiche sopra la Fisica animale*, *T. III*, *p. 167-9*.

leurs

leurs nerfs n'ont plus de communication avec le cerveau.

M. Monro le Fils a vu qu'en coupant les nerfs qui vont aux jambes de derrière d'une grenouille, on leur faisoit perdre sur le champ le mouvement et la sensibilité (ce qui est conforme à l'observation générale sur la dépendance où l'action des muscles est de l'intégrité de leurs nerfs) : mais que l'action des vaisseaux se soutenoit sans affoiblissement pendant plusieurs mois (a).

Redi a vu que la tortue peut vivre six mois, après qu'on lui a enlevé tout le cerveau ; sans autre mal sensible que d'avoir les yeux fermés pour toujours.

Il paroît que cette différence tient à ce que les liens de la vie, que forment les sympathies des systèmes principaux des parties similaires, sont beaucoup moins étroitement resserrés dans les animaux à sang froid.

Dans ces animaux, la circulation du sang est plus languissante ; les battemens du pouls

____

(a) *Essays and Observ. Physical and Litterary*, *T. III*, *p. 296.*

Tome II. I

se font à de plus grands intervalles : les mouvemens de la respiration sont plus rares. Ceux - ci sont souvent suspendus pendant long - temps , et avec des intervalles très-inégaux , et peuvent être fort long-temps arrêtés dans le vide , etc. (10).

CCXIX.

Il semble que c'est par une raison analogue , que le cœur dont la communication avec le cerveau est interceptée , conserve plus long-temps ses mouvemens dans les animaux à sang chaud qui sont jeunes, que dans les vieux ; ainsi que Whytt l'a l'observé. Sans doute les liens de la vie sont moins forts dans le premier âge , où ils n'ont point acquis ce degré de puissance que l'habitude leur ajoute dans la suite.

2°. Il est des organes principaux, où les fonctions ne cessent point aussitôt ; mais se perpétuent quelque temps , après qu'on a détruit la sympathie de leurs nerfs avec tout le reste du système nerveux.

C'est ce qu'un grand nombre d'expériences connues a démontré par rapport aux mouvemens du cœur.

Les forces des intestins survivent singulièrement à la conservation de l'intégrité de
sympathie de leurs nerfs avec le système
nerveux. Elles peuvent même déployer plus
d'énergie, lorsque leur communication est
rompue avec les forces du reste du corps.
MM. Caldani et Fontana ont vu que les intestins, qui se meuvent à peine dans un
animal qu'on ouvre vivant; aussitôt qu'il
est mort, font des mouvemens fort vifs,
qui se continuent pendant des heures entières.

M. Fontana a observé dans les animaux
tués par le coup foudroyant de l'électricité
(dans lesquels il dit que l'irritabilité des
fibres étoit généralement détruite), que
néanmoins les intestins ne perdoient que
peu ou point de la force de leurs mouvemens.

On peut présumer que la vitalité singulière du cœur et des intestins est relative
à ce qu'ils sont pendant tout le cours de
la vie continuellement excités; comme étant
les instrumens essentiels des fonctions de
la circulation du sang, et de la digestion
des alimens ; et comme étant principale-

ment affectés par les sympathies des organes qu'unit l'analogie de ces mêmes fonctions.

Quoique la destruction des nerfs du cœur produise la cessation de ses mouvemens, ou la mort (*a*); la ligature des nerfs de cet organe n'en arrête pas les mouvemens *en peu de temps* (*b*). Ces mouvemens ne sont point excités par l'irritation des nerfs du cœur (*c*), quoiqu'ils puissent l'être par l'irritation de la moëlle épinière.

CCXX.

Il est prouvé par ces faits, ainsi que par l'irritabilité forte et durable du cœur, lorsqu'il vient d'être séparé du corps d'un animal vivant; que le Principe de la Vie, qui est spécialement inhérent dans cet organe, lorsqu'il en opère les mouvemens; a beaucoup moins de relation sympathique néces-

---

(*a*) Haller, *Physiol.*, *T. I, p. 465.*

(*b*) Haller, *Physiol.*, *T. IV, p. 526.*

(*c*) Haller, *Physiol.*, *T. I, p. 463, et Præf. ad T. VII, p. IX.*

saire avec le système des nerfs, qu'il n'en a dans presque tous les autres muscles.

Je remarque que la force vitale de contraction des artères, qui produit leurs pulsations, dépend aussi beaucoup moins de l'intégrité des nerfs, qui doit conserver la sympathie des nerfs de chaque organe avec le système nerveux ; que n'en dépend la force de contraction de presque tous les muscles.

Le Principe Vital a aussi la faculté (qu'il paroît devoir à la répétition perpétuelle des mouvemens de la respiration) de continuer les contractions alternatives du diaphragme et des muscles intercostaux ; pendant quelque temps après l'interception de la sympathie de leurs nerfs. Ces nerfs viennent presque uniquement de la moëlle épinière (si l'on excepte quelques-uns des nerfs du diaphragme) : et cependant après qu'elle a été coupée transversalement, le jeu des muscles de la respiration ne cesse point tout-à-coup.

Cæsalpin semble avoir remarqué le premier, que dans les bœufs qu'on fait périr en coupant la moëlle épinière dans son principe ; les mouvemens de la respiration subsistent encore quelque temps, quoiqu'ils reviennent à de plus longs intervalles.

On peut rapporter à ces considérations ; comment les mouvemens du cœur, des intestins, et de la respiration survivent plus ou moins long-temps à tous les autres ; dans les attaques d'apoplexie qui ne sont point portées au plus haut degré de violence.

La lésion de la sympathie nerveuse est plus constamment liée avec le défaut d'action dans les organes dont les fonctions sont moins importantes, et moins assidûment répétées. On peut rapporter à ce principe ; que dans l'affection comme apoplectique que produit une dose trop forte d'opium, les extrémités sont les premières parties qu'occupe la paralysie, et les dernières qu'elle abandonne (ainsi que M. Cullen l'a observé).

CCXXI.

3°. Les fonctions des organes peuvent subsister ; avec une lésion très-grave de leurs nerfs, lorsque cette lésion s'est établie peu à peu ; tandis que ces fonctions eussent été détruites par une semblable lésion , si elle fût survenue tout-à-coup.

C'est ce dont on a eu des exemples dans les cas d'hydropisie, où l'on a trouvé que les nerfs étoient fortement comprimés par des humeurs aqueuses et gélatineuses accumulées dans l'intérieur de leurs enveloppes ; sans que les malades eussent éprouvé aucun symptome de paralysie.

Morgagni a vu un anévrisme de l'artère souclavière droite ; qui avoit fait une compression continuelle et toujours croissante des nerfs brachiaux placés sous l'aisselle ; sans avoir jamais causé aucune douleur ou tumeur, ni aucun engourdissement dans le bras droit. Cependant la foiblesse et l'atrophie du bras succèdent (comme Monro l'a remarqué) aux compressions que ces nerfs éprouvent par l'application fréquente des crosses ou d'autres corps durs, qui ne peut être graduée et continue.

La moëlle épinière peut souffrir , sans qu'il en résulte prochainement des accidens graves, des compressions qui vont en croissant par des gradations lentes ; tandis que des compressions de la moëlle épinière également profondes, si elles sont faites soudainement, causent des paralysies très-étendues, et des affections mortelles. Cela est rendu manifeste dans plusieurs sujets, chez qui le rachitis produit dans la colonne vertébrale de très-grands dérangemens, auxquels il faut que la moëlle de l'épine se plie et s'accoutume (11).

Une lésion très-grave de la substance même du cerveau peut se former par des gradations lentes; sans aucune dépravation sensible des fonctions des organes qui sont généralement liées avec la liberté des sympathies nerveuses.

On a de nombreux exemples de fœtus (venus à terme) et d'enfans qui ont péri d'hydrocéphale; chez lesquels on a trouvé le cerveau, le cervelet, et la moëlle épinière résouts en eau, ou réduits à l'épaisseur d'une simple membrane. Ces sujets avoient dû survivre long-temps à ces dégénérations graduées; qui étant soudaines, eussent été aussitôt funestes (12).

Dans des têtes de bœufs qui avoient toutes les apparences de la santé, lorsqu'on les a égorgés ; on a trouvé des concrétions qui ont fait croire que leur cerveau s'étoit pétrifié. Vallisneri a fait voir que de semblables concrétions sont formées par le suc osseux, qui vient des cornes et du crâne ; qui s'extravase après quelque impression violente ou par quelque autre cause, rompt la dure-mère ou la pénètre, se répand sur le cerveau, et s'y coagule en se moulant aux inégalités de la surface intérieure du crâne.

Mais on doit toujours reconnoître que ces concrétions, qui n'ont point empêché sensiblement dans ces animaux l'exercice des fonctions du système nerveux ; n'ont pu que fouler et rappetisser extraordinairement le cerveau : ce qui n'eût pu se faire tout-à-coup, sans arrêter ces fonctions, en même temps que la liberté des sympathies nerveuses.

CCXXII.

4°. Dans une lésion soudaine et considérable des nerfs principaux d'un organe, la fonction propre à cet organe est d'abord arrêtée ; mais ce désordre est quelquefois corrigé, de telle sorte que la fonction de cet organe se reproduit comme auparavant. La sympathie des nerfs de cet organe avec leur système s'y renouvelle problablement dans ces cas rares, avec une activité suffisante; par le moyen des rameaux nerveux qui y étoient restés entiers, mais trop foibles, ou qu'une affection sympathique avoit d'abord altérés.

Valsalva a vu après une opération de l'anévrisme au bras, où le nerf avoit été lié avec l'artère; le sentiment et le mouvement du bras être immédiatement arrêtés; et néanmoins l'usage de ce bras être parfaitement rétabli au bout de huit ou neuf mois (13).

Schlichting a vu que la section d'un nerf commun à deux doigts, leur fit perdre le sentiment, qu'ils recouvrèrent ensuite peu à peu, etc.

Si on coupe à un chien vivant les nerfs récurrens, ou ceux de la paire vague; il perd aussitôt la voix. Mais il la recouvre souvent au bout de quelques jours, comme l'ont vérifié Valsalva et M. Emett. Sans doute la sympathie nerveuse est alors rétablie avec assez de perfection, par des nerfs laryngiens qui viennent de la huitième paire supérieurement aux nerfs récurrens, et qui avoient été d'abord altérés sympathiquement (14).

M. Michaëlis a expliqué par la régénération des nerfs qui ont été coupés, le retour de la voix, que recouvrent au bout d'un certain temps, les chiens qui l'avoient perdue par la section des nerfs récurrens de l'un et de l'autre côté.

Il a regardé comme l'effet d'une semblable régénération des nerfs, le retour des douleurs fixes au visage, qui ayant été dissipées par la section du nerf sous-orbitaire, reviennent au bout de quelque temps ; de sorte qu'il faut répéter cette section (comme l'ont observé Albinus, Sandifort, Schlichting, etc.).

M. Michaëlis rapporte à cette régénération des nerfs coupés, plusieurs cas qu'il a vus en Amérique ; où à la suite de blessures de troncs nerveux, le mouvement et le sentiment avoient été d'abord perdus dans les membres auxquels ces troncs se distribuoient ; et y étoient ensuite revenus au bout d'un temps plus ou moins long (15).

CCXXIII.

J'OBSERVE que la sympathie d'une artère avec son système, après avoir été interceptée par la ligature de ce vaisseau; peut de même, lorsque le Principe Vital s'est habitué à cette ligature, se rétablir par le moyen des artères collatérales, qui avoient été d'abord trop foibles pour entretenir cette sympathie.

L'opération de l'anévrisme (au bras) par la ligature peut réussir ; non-seulement lorsque ce n'est pas le tronc de l'artère brachiale qui a été lié, et lorsque l'artère brachiale se divise au haut du bras (comme on l'observe en certains sujets) : mais encore si des branches collatérales (supérieures) du tronc de l'artère brachiale, qui a été lié, peuvent verser le sang dans les grosses branches que ce tronc fournit à l'avant-bras, et avec lequel elles s'anastomosent (a).

____

(a) Voyez les Réflexions de Monro sur l'Anévrisme (Mém. d'Edimbourg, T. II, Art. XVII),

Il est souvent arrivé que le pouls, qui d'abord après cette opération, n'avoit plus été sensible dans la main (parce que l'artère brachiale avoit été liée); y a recommencé à battre quelque temps après.

Dans un cas semblable, Molinelli ayant disséqué le sujet, trente ans après que l'opération de l'anévrisme avoit été faite par Valsalva ; trouva que la communication entre la partie supérieure du tronc de la brachiale, et les artères radiale et cubitale; s'étoit faite par un vaisseau latéral qui formoit un très-grand nombre de plis et de replis, et qui étoit fort délié.

Morgagni dit avec raison (a) qu'il est très-difficile de concevoir comment cette artère radiale recevant si peu de sang, et par une artère si flexueuse ; le pouls étoit redevenu chez cet homme aussi fort dans ce bras que dans l'autre.

Il faut reconnoître que dans des cas

---

où il a expliqué par des figures, différentes divisions qu'a l'artère brachiale dans divers sujets.

(a) *De Sed. et Caus. Morbor. Epist. L. N° 8.*

semblables, le Principe Vital ayant cessé d'opérer les pulsations de l'artère radiale d'abord après la ligature du tronc de la brachiale ; s'accoutume plutôt ou plus tard à une lésion aussi grave de ce tronc ; de manière que lorsque la sympathie avec le système artériel est assez fortement renouvelée par le moyen de petites branches du même tronc, la radiale peut reproduire ses pulsations (16).

CHAPITRE XII.

Des sympathies que les forces de chaque organe ont avec celles de tout le corps.

CCXXIV.

J'AI exposé dans les Chapitres précédens les sympathies particulières que divers organes ont entre eux, et spécialement celles que les nerfs et les vaisseaux sanguins ont avec leurs systêmes respectifs. Je vais traiter des sympathies ou communications qu'on observe entre les forces de chaque organe, et celles de tout le reste du corps.

Il ne faut point confondre avec ces sympathies proprement dites', les influences que les principaux organes ont sur tout le reste du corps ; en tant qu'ils sont les instrumens des fonctions les plus nécessaires au soutien de la vie; de la digestion, de la circulation du sang, et de la respiration.

Entre ces organes les plus importans, on a choisi en divers temps tel ou tel, pour être le centre des forces motrices et sensitives du Principe Vital, et le siége de ce Principe.

On s'est réuni le plus généralement à placer ce centre de la vie, ou dans le cœur, ou dans la partie du cerveau qui est l'origine commune des nerfs. Van Helmont et ses sectateurs l'ont établi dans les viscères épigastriques.

J'observe au sujet de ce dogme de Van Helmont, que les Anciens avoient très-bien reconnu que la réunion de l'estomac et du diaphragme dans la région épigastrique, donne à cette partie du corps une sympathie très-étendue; et une affectibilité singulière par les émotions profondes de l'Ame pensante.

Serenus Sammonicus a rapporté et confirmé ce sentiment d'Auteurs plus anciens (a); que l'estomac est le plus puissant de tous les organes, et qu'il soutient leurs forces par son activité. Il a été suivi par Théodore Priscien, etc.

(a) Voyez Arétée, *Diuturn. Morbor., L. II,* c. 6.

CCXXV.

C C X X V.

ARISTOTE nous apprend qu'on avoit donné au diaphragme le nom de *phrenes*, à raison de l'influence qu'on attribuoit à cet organe sur la faculté de penser. Epicure et Lucrèce après lui, ont mis le siége de l'Ame pensante dans la région moyenne de la poitrine ; par la raison que c'est en cet endroit que les passions vives sont principalement ressenties.

Van Helmont a observé que c'est dans la région épigastrique, où se fait sentir le saisissement que cause le bruit imprévu de la décharge d'une arme à feu ; où commencent les pertes de connoissance, etc. On pourroit ajouter qu'on éprouve au même endroit, la sensation la plus forte que produit dans le corps un extrême attendrissement, soit qu'il flatte, ou qu'il déchire.

Ces impressions singulières que les fortes et soudaines affections de l'Ame font dans la région épigastrique, me semblent être determinées par la sensibilité forte, que perpétue et concentre dans cette région, la sympathie de voisinage qui unit trois

Tome II.   K

organes principaux; le cœur (joint aux troncs des vaisseaux sanguins), le diaphragme, et l'estomac (1).

C'est ainsi que l'origine des nerfs étant le centre des sympathies des premiers troncs des nerfs; la sensibilité qui y est habituellement exaltée fait ressentir très-généralement dans cet endroit les efforts de la pensée, et toutes les agitations de l'Ame; dont ce sentiment intérieur nous persuade que le siège est dans la tête.

CCXXVI.

JE ne me propose point de considérer ici la nécessité dont chacune des fonctions vitales est pour la vie de tout le corps.

Mon objet présent est de faire voir, qu'une partie peut sympathiser avec tout le corps; de manière que telle affection de cette partie détermine le Principe Vital à une altération universelle des forces qu'il fait agir dans tous les organes (2).

Je me bornerai dans ce Chapitre, à donner pour exemples de la vérité de cette proposition, plusieurs causes manifestes du sommeil.

J'exposerai d'abord les principaux phénomènes (*a*), et les causes générales de cette fonction. Ensuite je considérerai particulièrement entre ces causes, celles qui sont relatives à la diminution de l'exercice des forces sensitives de tout le corps, qui a lieu lorsque le sommeil est produit par la succession immédiate de la chute à l'excitation des forces sensitives dans un organe particulier.

On observe dans le sommeil une diminution considérable des forces sensitives et des forces motrices de tous les organes ; et un affoiblissement général des sympathies ou des communications de ces forces (3).

Dans le sommeil, la sensibilité aux causes d'irritation qui sont extérieures à chaque organe, est beaucoup plus foible que dans la veille ; la chaleur de l'habitude du corps est moindre que dans la veille ; le pouls

---

(*a*) Je ne parlerai point ici de plusieurs effets du sommeil, par rapport auxquels il faut sur-tout considérer les affections de l'Ame pensante ; comme sont les songes, et d'autres phénomènes dont je me propose de traiter dans la suite.

K 2

devient plus lent par degrés ; et la circulation du sang est plus languissante.

Cette langueur de la circulation me paroît
causer une pléthore relative dans les petits
vaisseaux sanguins ; qui fait que la peau
du visage et de tout le corps se colore d'un
rouge plus vif dans le sommeil naturel.
Cette pléthore fait aussi que le sommeil,
soit naturel, soit produit par les narcotiques, aggrave très-souvent d'une manière
sensible les congestions hémorragiques (4).

La respiration est moins étendue et plus
rare durant le sommeil : et quand il est
très-profond, elle est souvent imparfaite
au point de devenir stertoreuse. En ayant
égard à cet état de la respiration, on explique mieux pourquoi les malades qui sont
attaqués d'hydropisie de poitrine, peu après
qu'ils ont commencé de dormir, se réveil-
lent en sursaut avec une extrême anxiété.

Sans doute l'inspiration est fort rétrécie,
et peu fréquente dans le premier sommeil
(qui est toujours plus profond). Le poumon
étant alors moins développé et moins agité,
le sang et les humeurs s'accumulent davantage sur ce viscère, où leur congestion est

perpétuelle : et le sentiment de la pression des eaux épanchées dans la poitrine s'aggrave au point d'éveiller brusquement le malade en le menaçant de suffocation.

Le cœur, les artères, les muscles de la respiration, l'estomac et les intestins, conservent leurs mouvemens de contraction vive pendant le sommeil ; tandis que tous les autres organes musculaires sont dans le repos. La raison en est sans doute que les fonctions de ces organes étant nécessaires à la vie, sont continuellement excitées par des tendances primordiales du Principe Vital : et que les forces motrices des divers organes ne sont affoiblies dans le sommeil, qu'en tant qu'elles ont besoin d'être excitées par les forces sensitives (5).

CCXXVII.

UNE augmentation vive et soudaine de la sensibilité détermine cette espèce de convulsion générale, que Boerhaave dit accompagner le réveil ; mais qui n'a lieu que dans un réveil en sursaut, et non dans celui qui se fait par gradations (6).

L'action des muscles est poussée au-delà

de ses limites ordinaires, dans le réveil; lorsque l'influence des forces sensitives des muscles sur leurs forces motrices se rétablit, ou tout-à-coup, ou avec des efforts (qui amènent le rétablissement de cette influence dans l'état de veille).

Cet effort est quelquefois nécessaire pour rétablir immédiatement les contractions naturelles de certains muscles. Ainsi Plater a observé qu'il est des personnes qui en sortant du sommeil, ne peuvent ouvrir les yeux qu'avec peine et douleur; les muscles des paupières étant tirés et resserrés, et ne pouvant jouer qu'après avoir été frottés, comme les muscles contractés par la crampe (7).

Ces espèces de convulsions qui accompagnent un réveil soudain, sont relatives à l'accroissement instantané des forces toniques, que la veille produit dans les muscles antagonistes plus foibles de chaque articulation; et qui donne aux membres articulés une position différente de celle qu'ils affectent durant le sommeil.

Ces mouvemens qui n'ont point d'accord entre eux, ou qui ne concourent à aucune

fin commune, sont très-fortement marqués ;
parce que la sensibilité de chaque partie,
qui y détermine ces mouvemens, est d'autant plus vivement excitée, que l'affoiblissement général des forces sensitives durant
le sommeil avoit intercepté davantage les
communications ou sympathies de ces
forces.

C'est à raison de l'interception de ces
sympathies, qu'un bruit qui nous éveille
tout-à-coup, retentit à nos oreilles avec
beaucoup plus de force ; qu'il n'en a quand
nous sommes éveillés , même dans une
situation très-calme. Les sons qui inter-
rompent violemment le sommeil frappent
singulièrement le sens de l'ouïe ; parce
qu'il est alors plus concentré dans son organe, et plus isolé des autres sens (8).

CCXXVIII.

Après avoir parlé des phénomènes du
sommeil, qu'il faut principalement considérer par rapport aux affections des forces
motrices et sensitives du Principe Vital ; je
vais indiquer les différens ordres de causes
qui modifient ces forces, de manière à produire le sommeil.

K 4

Les causes du sommeil peuvent se réduire aux ordres suivans :

1°. A un affoiblissement direct du système des forces sensitives de tout le corps,
qui fait tomber l'excitation de ses forces
motrices (9).

2°. A ce que suivant un ordre naturel et
diversement modifié par l'habitude, le sommeil est une fonction du Principe Vital
alternative avec la veille.

3°. A l'influence sympathique qu'a sur
tous les organes une succession immédiate
de la chute à l'excitation des forces sensitives d'un organe particulier.

I^ment. Des causes qui produisent le sommeil, en affoiblissant directement le système
des forces sensitives de tout le corps ; sont
de grandes altérations du cerveau, ou de
l'origine des nerfs, qui est le centre principal de ces forces.

Haller et d'autres assurent avoir vérifié
par un grand nombre d'expériences, qu'on
nécessite un sommeil (même profond) dans
les chiens vivans ; si l'on porte assez loin
la compression du cerveau. Des affections

soporeuses et funestes sont les suites de l'inondation du cerveau par des sérosités, de sa condensation par un froid de glace, etc.

CCXXIX.

II^ment. Une loi primordiale du Principe Vital, qui est diversement modifiée par les circonstances et les mœurs; est la cause la plus générale du sommeil dont elle rend nécessaires les alternatives avec la veille (10).

Le Principe Vital peut se déshabituer jusqu'à un point qu'on ne sauroit fixer avec précision, de la nécessité des retours alternatifs du sommeil et de la veille.

Les Lapons prolongent beaucoup leur état de veille durant les jours les plus longs de l'année; et ils passent à dormir une très-grande partie de la saison où ils sont condamnés à des ténèbres perpétuelles.

On sait qu'en se livrant avec excès au sommeil, on parvient à en prolonger les retours.

J'ai vu quelques cas d'insomnie totale qui avoit duré plusieurs mois, et qu'avoient déterminée des circonstances qui avoient interrompu le sommeil plusieurs nuits de suite, etc.

La maladie à laquelle on a donné le nom de *Coma Vigil*, et dans laquelle il y a im-puissance de veiller et de dormir; cède quelquefois à des narcotiques, suivant les observations de Rivière, de Pujati, etc. Dans cet état équivoque, les fonctions de la veille et du sommeil se confondent; parce qu'elles se font d'une manière foible et imparfaite : et dans les cas où il est utile d'y décider par un narcotique l'état du sommeil parfait, l'habitude ramène ensuite l'état de veille absolu, qui est enchaîné au premier dans l'ordre le plus naturel.

Il est essentiel de remarquer, que quoiqu'il existe dans le sommeil une diminution générale de l'exercice des forces; le Principe Vital doit avoir un degré assez considérable de forces *radicales*, pour que la fonction du sommeil suive les lois naturelles de sa durée et de ses retours.

On a vu souvent dans le déclin et dans la convalescence des maladies aiguës, que des veilles persévérantes étoient causées par la seule impuissance de dormir ; et que la faculté du sommeil étoit rendue aux malades, dès qu'on avoit augmenté leurs forces par une nourriture plus abondante. Valesius et Brudus Lusitanus semblent être les premiers qui ayent fait cette observation.

De même que le régime fortifiant et les analeptiques (tels que l'ambre (11), la confection alkermès, etc.) sont indiqués dans ces cas ; ils le sont aussi dans l'état léthargique de certains malades convalescens de fièvres aiguës, qui est causé par l'impuissance de veiller.

Ainsi Rivinus rapporte qu'un jeune homme en sortant d'une fièvre pétéchiale, tomba dans un sommeil profond ; qui continua quelques jours et quelques nuits de suite avec de courts intervalles ; dans lesquels le jeune homme se plaignoit d'une grande foiblesse. Rivinus lui donna un remède composé d'analeptiques ; et il vit avec surprise qu'au bout d'une demi-heure, cet état d'assoupissement fut entièrement dissipé.

CCXXX.

III^ment. ENFIN le sommeil est très-souvent produit par des causes qui agissent, d'abord en excitant, et ensuite en diminuant la sensibilité d'un organe particulier ; lorsque cette succession est communiquée aux forces de tout le corps.

Je vais prouver cette assertion par un grand nombre d'exemples (12). Mais je dois observer auparavant que cet effet sympathique qui détermine le sommeil est d'autant plus assuré, lorsque les forces sensitives de tout le corps se trouvent être dans un état d'activité médiocre.

C'est pour cette raison, que le sommeil qui accompagne la digestion des alimens dans l'estomac; a lieu sur-tout, lorsque l'habitude du corps est relâchée par la chaleur de l'air ambiant.

Le vin, le safran, et divers aromates, lorsqu'on en fait un usage modéré; produisent ce degré d'excitation foible des forces sensitives qui cause la gaîté. Mais si on en abuse; ils portent cette excitation jusqu'au

délire, qui est suivi du sommeil. La sensibilité de l'estomac étant trop excitée par cet
abus, ne peut se soutenir long-temps ; et
sa chute comme son excitation, sont trans-
mises sympathiquement au système général
des forces.

Quoique l'arsenic agisse presque toujours comme corrosif ; lorsqu'en employant
des secours appropriés, on est parvenu
à affoiblir son effet délétère, il arrive souvent que ce poison cause un sommeil dont
les suites peuvent être pernicieuses.

Ce sommeil est déterminé par la chute
des forces sensitives de l'estomac et des intestins, que l'arsenic a violemment tour-
mentées ; chute qui se communique aux
forces de tout le système. Mais on peut empêcher cette sympathie, par l'excitation
soutenue des organes extérieurs ; en faisant
secouer dans une voiture rude et sur le
pavé, l'homme qui est ainsi affecté par l'arsenic.

J'ai connu un homme très-sensible qui
succomba au sommeil, pendant l'action
d'une pierre à cautère qu'on lui avoit appliquée pour ouvrir un abcès.

On a vu plusieurs fois des malheureux appliqués à la question, tomber dans une espèce de sommeil profond pendant ce supplice, ou immédiatement après (a) (13).

La sensibilité étant portée par la torture à un degré extrême, où elle ne pouvoit se soutenir ; un sommeil soudain étoit produit par l'affoiblissement général des forces sensitives qui succédoit à leur excitation, et qui lui étoit proportionné.

CCXXXI.

LE sommeil survient aussi, lorsque des affections répétées avec force et continuité dans les organes extérieurs, viennent à s'affoiblir et à s'éteindre. C'est ainsi que le bercer endort les enfans ; parce qu'il irrite d'abord les organes extérieurs, les fatigue ensuite, et les rend enfin comme calleux (14).

Cette manière dont j'explique l'utilité du bercer, peut être développée par un fait qu'a rapporté Gemelli Careri. Ce Voyageur dit qu'étant dans la Chine, il fit route avec

------

(a) *Borel.*, *Observ. 5o*, *Cent. II.*

un Tartare; qui toutes les nuits étoit obligé pour pouvoir s'endormir, de se faire frapper quelque temps avec des baguettes sur le ventre, comme sur un tambour (15).

Les impressions d'une sensation vive qui vient à perdre de sa force par sa durée, peuvent se lier avec l'habitude des retours du sommeil naturel ; à tel point qu'elles deviennent nécessaires à ces retours. Ainsi les personnes qui sont accoutumées à dormir dans le voisinage d'un grand bruit (comme est celui d'un moulin), ont ensuite de la peine à s'endormir ; lorsqu'elles ne sont plus à portée de ce bruit (a) (16).

Tout le monde sait que le sommeil est causé par une longue répétition de sons doux et uniformes ; comme sont ceux du murmure d'un ruisseau ou des abeilles, ou bien d'un long discours assez fortement prononcé avec monotonie.

Darwin a dit là-dessus ingénieusement (b),

____

(a) Baglivi, *Lib. I, de Fibra Motrice*, c. 10, p. 351.

(b) Dans sa *Zoonomia, Part. II*, p. 180.

que ces sons présentent des idées indistinctes de sons qui sont sans conséquence; qu'ils détournent notre attention de tous les autres objets; tandis que par leurs réitérations continuelles, ils nous *deviennent eux-mêmes familiers*; de sorte que nous cessons par degrés de donner notre attention à rien, et que le sommeil s'ensuit.

Il paroît cependant que de tels sons ainsi répétés font manquer notre attention, non parce qu'ils nous deviennent *familiers;* mais parce que n'étant pas assez distincts entre eux, ils fatiguent extrèmement l'attention; en lui demandant une continuité d'efforts réitérés, pour saisir un son qui semble être toujours le même.

CCXXXII.

Entre les divers moyens d'assurer le sommeil dans les fièvres aiguës, Galien et ses sectateurs employoient une pratique ingénieuse; qui fournit un nouvel exemple de l'effet somnifère qu'a l'excitation des sensations vives, lorsqu'elle est suivie de leur prompte extinction.

A l'heure où le malade avoit coutume de s'endormir

s'endormir dans l'état de santé ; on lui faisoit de fortes ligatures aux extrémités , on
faisoit beaucoup de bruit auprès de lui , et
on l'exposoit à une lumière vive en l'enga-
geant à ouvrir et fermer alternativement
les paupières avec un effort répété jusqu'à
les lasser ; et lorsqu'on avoit ainsi résisté
pendant un certain temps au penchant que
pouvoit avoir le malade à s'endormir ; on
relâchoit tout-à-coup les ligatures, on l'in-
vitoit à se livrer au sommeil , et on faisoit
régner autour de lui l'obscurité et le silence.

Je termine ces considérations sur les
causes sympathiques du sommeil , en re-
marquant avec M. Piquer : qu'on observe
en général plus de disposition à un long et
profond sommeil, dans les hommes qui ont
une grosse tête ; chez les hommes fort gras
qui ont un gros ventre ; et chez ceux qui
ont le poumon fort plein d'humeurs, quoiqu'avec une chaleur modérée. Le travail
des fonctions de ces parties du corps s'exé-
cutant avec plus d'effort , est d'autant plus
difficile à soutenir ; et sa chute entraîne dans
tout le système des forces qui avoient été

excitées , un affoiblissement sympathique qui produit un sommeil profond et durable.

Cette théorie des causes du sommeil me paroît être déduite très-simplement de l'ensemble des faits. Elle peut mener plus directement que les théories vulgaires du sommeil, à des vues nouvelles et utiles, sur le diagnostic des espèces de l'apoplexie qui ont leur siége dans le cerveau , dans le genre nerveux, dans le poumon, et dans les organes digestifs : ainsi que sur les Méthodes de traitement les plus convenables à ces différentes espèces. C'est ce que je prouverai dans mes Institutions de Médecine-Pratique, au Traité des Maladies Soporeuses.

CHAPITRE XIII.

Du système entier des forces du Principe Vital : et des altérations essentielles dont ce système peut être affecté.

CCXXXIII.

On ne doit point concevoir le système des forces du Principe Vital, comme on conçoit les systèmes de forces mécaniques. C'est une erreur qui en produit une infinité d'autres dans la Science de l'Homme, et dans la Médecine-Pratique.

Un système de forces mécaniques ne présente que des forces déterminées, qui agissent dans un temps donné ; soit pour se faire équilibre, soit pour produire un mouvement sensible.

Mais dans le système entier des forces du Principe Vital, il faut distinguer ; et les forces que ce Principe fait *agir* à chaque instant dans tous les organes, suivant qu'il est déterminé par ses lois primordiales, ou

par des causes qui lui sont étrangères; et
les forces *radicales*, ou qu'il a en *puissance* pour continuer l'emploi naturel de
ses forces agissantes.

L'ensemble ou l'aggrégat des sommes de
ces deux sortes de forces, constitue ce que
j'appelle le système entier des forces du
Principe Vital.

Il n'est pas facile sans doute d'après les
notions mécaniques auxquelles nous sommes accoutumés, de nous faire des images
d'une sorte de forces qui sont seulement
radicales, ou en puissance.

Cependant pour faire adopter cette distinction abstraite, que j'ai proposée le premier (1) des forces de la vie, en forces
agissantes et en forces *radicales*; j'observe
qu'on a dû la supposer de tout temps, quoique d'une manière implicite et extrèmement vague; puisqu'on a toujours dit qu'il
est fort utile dans la Médecine Pratique,
de distinguer *l'oppression* de la *résolution*
des forces (*a*).

____

(*a*) J'en traite particulièrement ci-dessous, dans
la Première Section de ce Chapitre, Article Second.

CCXXXIV.

On ne peut avoir une idée de cette dernière distinction, qu'autant qu'on suppose d'une manière quelconque, dans divers cas où les forces agissantes sont extraordinairement affoiblies ; l'existence de forces radicales, qui sont, ou seulement *opprimées*, ou *résoutes* et *détruites*.

Les forces agissantes dans les organes ont leur origine dans les forces radicales ; dont la distribution à chaque organe est déterminée, ou par des causes primordiales de nature inconnue; ou par des causes qui sont étrangères au corps vivant, et qui l'affectent suivant des rapports qui ne sont connus que par l'observation.

L'énergie primitive des forces radicales est sans doute différente dans chaque homme depuis la naissance ; et elle est susceptible de variations continuelles d'accroissement et de décroissement.

Les accroissemens de ces forces se font d'une manière directe par l'action de divers fortifians, qui peut se porter immédiatement sur ces forces. Il est aussi naturel que

L 3

des remèdes fortifians, tels par exemple que le quinquina, puissent augmenter directement les forces radicales du Principe Vital; qu'il l'est que les poisons puissent attaquer directement et même détruire ces forces radicales.

Mais les accroissemens des forces radicales, qui sont produits indirectement par un exercice des fonctions qui est conforme à la santé, demandent une attention principale. Ceux-ci sont toujours en raison composée, de l'intensité d'action que les forces agissantes déployent dans chacune des fonctions principales de l'économie animale; et de la conservation des rapports d'activité entre toutes ces fonctions, que l'habitude a établis dans la forme de santé qui est propre à chaque individu.

CCXXXV.

L'HABITUDE du genre de vie, par rapport à l'usage des choses dites *non naturelles* (ou étrangères à la Nature, qu'elles doivent pourtant soutenir), donne à chaque individu un état ou caractère particulier de santé; qui relativement aux autres hommes, lui est plus ou moins avantageux pour la conservation de sa vie.

Ainsi l'assiduité d'un exercice violent des extrémités et des parties extérieures du corps, et l'omission presque perpétuelle de leur exercice, peuvent donner à tels ou tels individus, des formes de santé, qui leur sont propres; et dans lesquelles les forces radicales sont d'ailleurs toujours reproduites par les autres fonctions du corps ; de manière à conserver plus ou moins puissamment cette santé, en résistant aux causes de maladie.

Mais les forces radicales ainsi reproduites, résistent moins aux causes de maladies, chez les sujets qui mènent habituellement une vie inactive ; et chez ceux qui se livrent presque tous les jours à des travaux forcés.

Tout le monde sait combien les hommes qui ne font que peu ou point d'exercice , mènent une vie précaire ; et sont disposés aux maladies , sur-tout chroniques. Mais on ne sait pas assez combien est grande la foiblesse relative des forces radicales, chez les hommes du peuple, qui peuvent paroître robustes, et dont la vie est la plus laborieuse ; quoique ces forces soient continuellement reproduites en eux, par l'habitude des fonctions alternatives d'un grand travail, et d'un sommeil profond dont ils jouissent.

D'après le principe exposé ci-dessus ; l'énergie des forces radicales s'accroît dans un rapport composé de l'intensité d'action des forces agissantes dans chaque fonction, et de la constance des rapports d'activité entre toutes les fonctions, qui ont été formés par l'habitude.

Mais d'autant que les maladies les plus graves résultent de grandes inégalités (en excès ou en défaut) qui surviennent à l'action des forces, dans les divers organes ; l'habitude d'un régime de vie qui établit de fréquentes inégalités d'action dans la forme de santé propre à un individu, lui donne des forces radicales que ces maladies affectent beaucoup moins ; qu'elles n'affecteroient des forces radicales d'un homme auquel un régime toujours uniforme ne donneroit point une santé, qui se pliât fréquemment à de semblables inégalités (2).

Une foiblesse radicale de constitution, qui est causée par l'excès du travail journalier, et par la mauvaise nourriture ; fait que les gens de la campagne parviennent rarement à un âge avancé, et sont fort sujets aux maladies graves (*a*) ; comme aussi qu'ils ne peuvent supporter beaucoup de saignées, ou d'autres grandes évacuations, sans que leurs forces soient entièrement ruinées.

Il est remarquable que les gens pauvres transmettent à leurs enfans un vice analogue de foiblesse radicale de la constitution, que cache assez ordinairement un état de vigueur apparente. Sans doute c'est la principale raison pour laquelle la saignée et la purgation causent plus souvent chez les domestiques, dont même le corps paroît être d'un tissu ferme, des défaillances, et une résolution particulière des forces : ce que Baillou a observé le premier (*b*).

(*a*) Suivant la remarque qu'en a faite Galien, *Lib. I, de Alim. Facult. T. IV, p. 3o5, Edit. Gr. Basil.*

(*b*) *Epid. et Ephemer. Lib. I, p. m. 96-7.*

CCXXXVI.

L'ACTION d'un organe particulier peut augmenter ou affoiblir les forces radicales de tout le système ; suivant que le changement qu'il détermine par sympathie, dans les forces agissantes de tout le corps, assure ou trouble l'ordre naturel ou habituel de la succession, et des rapports d'activité des fonctions.

Ainsi le travail de la digestion des alimens est d'abord généralement aidé par un concours sympathique des forces des principaux organes ; et lorsque cette fonction de la digestion est opérée, elle assure la succession et l'activité convenables des autres fonctions de l'économie animale (3).

Après l'usage d'une volupté modérée, le jeu de tous les organes est sensiblement excité ; et la transpiration insensible se fait plus librement, avec une utilité manifeste ; comme l'a observé Sanctorius.

L'agitation répétée de tout le corps dans un exercice convenable, et les impressions renouvelées d'un air libre, excitent les forces radicales du Principe de la Vie.

Lorsque l'action d'un organe souffre pendant long-temps des altérations extrèmes, en excès ou en défaut (comme de spasme, ou d'atonie); la lésion de cet organe trouble de plusieurs manières l'ordre naturel ou accoutumé des fonctions, auquel tient la reproduction la plus avantageuse des forcés radicales.

Non-seulement cette lésion, en affoiblissant ou interceptant la fonction propre de cet organe, nuit à la succession naturelle des autres fonctions de l'économie animale ; mais encore elle excite ou diminue sympathiquement les forces agissantes dans tous les organes. On voit que ces changemens forcés doivent altérer particulièrement les fonctions des organes qui se trouvent dans chaque homme être relativement plus foibles que les autres.

CCXXXVII.

JE donnerai dans les deux Sections suivantes, des exemples de diverses altérations générales, dont le système des forces du Principe Vital peut être essentiellement affecté.

J'exposerai dans la Première Section mes principes sur la Théorie des Maladies dites nerveuses ou vaporeuses, et sur celle des Maladies malignes.

Les maladies nerveuses me paroissent avoir pour cause, une altération générale du système des forces; qui consiste dans une variation *du degré naturel* d'activité des forces sensitives, et dans *le vice de leur influence* sur les forces motrices.

La résolution des forces radicales me semble être ce qui constitue les maladies malignes.

Dans la Seconde Section, je présenterai plusieurs considérations sur les altérations singulières de tout le système des forces; qui sont produites par l'action de divers poisons et médicamens fort actifs.

Ces considérations Pathologiques ne peuvent être regardées comme étrangères à cette Physiologie. On doit sentir à chaque pas dans cet Ouvrage; combien nos connoissances sur la nature et les forces du Principe Vital dans l'état de santé, doivent être appuyées et étendues par les faits relatifs aux affections de ce Principe dans les Maladies.

PREMIÈRE SECTION.

ARTICLE PREMIER.

Théorie-Pratique des maladies dites ner-veuses ou vaporeuses.

CCXXXVIII.

DANS les maladies dites nerveuses, le système entier des forces du Principe Vital est affoibli par une altération habituelle qui s'est introduite dans les forces sensitives, et dans leur influence sur les forces motrices.

Les erreurs de régime qui ont précédé ces maladies, ont exalté ou affoibli les forces sensitives ; en même temps qu'elles ont modifié vicieusement leur influence sur les forces motrices.

Les maladies vaporeuses sont devenues incomparablement plus communes parmi nous, dans les derniers temps , qu'elles n'étoient autrefois. La cause principale me paroît en être , que les mœurs présentes des Sociétés en Europe empêchent les passions fortes de se montrer habituellement; comme elles faisoient dans des âges antérieurs et grossiers ; et que ces passions sont aujourd'hui remplacées par un grand nombre de passions foibles, que des obstacles multipliés proportionnément font avorter.

C'est par le jeu de toutes ces petites passions que l'Être moral de l'Homme est continuellement froissé, rétréci, et tourmenté en tout sens : et l'habitude de ces affections morales pervertit semblablement l'état physique des forces et des fonctions du Principe Vital par une suite de l'influence très-étendue que l'Ame a sur ce Principe.

CCXXXIX.

LORSQUE ce changement général du système des forces vitales existe à un très-haut degré, sans avoir pour cause principale aucune *lésion permanente* de tel ou tel organe ; elle constitue la maladie à laquelle on a donné le nom de *vapeurs*, et qu'on a nommée aussi *névropathie*.

Cette maladie, très-variée dans ses effets ; doit être distinguée de la passion hystérique, et de l'affection mélancolique hypocondriaque ; et de l'état nerveux qui est borné aux organes digestifs ; quoique chacune de ces affections différentes puisse coexister avec elle, et même contribuer souvent à la produire (4).

Les principaux symptomes des vapeurs dépendent manifestement d'une exaltation, ou diminution de l'activité naturelle des forces sensitives ; et d'une dépravation de leur influence sur les forces motrices.

Ainsi dans ces maladies, les forces sensitives peuvent être au-dessus ou au-dessous de leur état naturel d'activité ; et elles peuvent avoir une influence plus ou moins vicieuse sur les forces motrices.

L'altération du degré de la sensibilité se démontre, parce que des irritations légères sont vivement ressenties, ou que des irritations fortes le sont foiblement. Elle est encore indiquée par l'état de l'Ame ; à qui cette lésion habituelle du Principe de la Vie donne le plus souvent des passions tristes ; quoique cependant elle puisse (comme

Whytt l'a remarqué) inspirer quelquefois du courage.

L'influence vicieuse que cette altération du degré de la sensibilité a sur les forces motrices, détermine dans les viscères divers symptomes d'un mouvement irrégulier ou rétrograde ; qui sont les plus caractéristiques des accès de cette maladie.

Cette influence cause alors le mouvement anti-péristaltique des intestins, et de l'œsophage ; qui donne aux vaporeux la sensation d'une boule qui leur monte du bas-ventre jusqu'à la gorge : le jeu spasmodique et forcé des vaisseaux urinaires, qui détermine des excrétions abondantes d'urines claires : la succession irrégulière des mouvemens du cœur et des artères, qui fait palpiter ces organes ; qui accélère ou retarde le pouls, enfin intercepté dans les défaillances ; etc.

CCXL.

D'après cette Théorie, qui paroît être le plus simple résultat des faits qu'on observe dans les vapeurs ; je crois pouvoir exposer avec tous les détails nécessaires,

quels

quels sont les vrais remèdes des altérations du système des forces, dont dépend
cette maladie; et quelles doivent être les
méthodes de l'administration de ces remèdes (5).

En faisant convenablement un usage
combiné, ou alternatif, des remèdes sédatifs et des excitans, avec les toniques et
les nervins ; on imprime assidûment au
Principe de la Vie, des affections qui effacent la tendance habituelle que la maladie
nerveuse lui donne à reproduire les grandes
aberrations de ses forces agissantes dans
divers organes.

On voit qu'il faut insister davantage à
proportion sur les sédatifs et les nervins,
lorsque c'est le spasme; ou sur les excitans
et les toniques, lorsque c'est l'atonie qui
domine dans toute la constitution, et dans
les organes particulièrement lésés. Mais il
n'est pas toujours facile d'observer la dominance de l'un de ces deux états; d'autant
que dans les maladies vaporeuses, ils sont
souvent fort mêlés, et se suivent avec rapidité.

Lorsqu'on ne peut reconnoître assez

Tome II.   M

sûrement dans les variations de ces maladies, la dominance de l'état de spasme, ou
de celui d'atonie; on peut encore pratiquer
avec succès des combinaisons, et des alternatives des remèdes que j'ai précédemment
indiqués; suivant une autre méthode qui est
moins rationnelle, et que j'appelle *perturbatrice.*

L'esprit de ces deux méthodes est de
donner au Principe Vital des impressions
qui se succèdent en sens contraire, qui
rompent la chaîne de ses affections morbifiques, et qui l'amènent comme par des
sortes d'oscillations, à rentrer dans l'ordre
naturel de la distribution et des communications de ses forces.

Je puis assurer que ces vues m'ont été
fort utiles ; lorsque les malades ont eu la
constance qu'exige la durée nécessaire du
traitement de ces maladies nerveuses.

En suivant les Méthodes Analytiques que
j'ai tracées (dans la Note qui répond ici), et
sans négliger les traitemens accessoires, que
j'ai dit pouvoir être indiqués dans plusieurs
cas d'application de ces Méthodes ; j'ai souvent éprouvé que des moyens très-efficaces

pour dissiper ces maux nerveux rebelles,
sont de faire prendre journellement aux
malades des bains tièdes, et de l'exercice à
cheval; de leur faire combiner l'usage du
lait ou d'autres adoucissans, et celui du
quinquina; de leur donner alternativement
des délayans et des stomachiques, etc.

CCXLI.

Ainsi la vraie Théorie de ces maladies
nerveuses, que j'ai tâché d'embrasser dans
toute son étendue; me paroît mener à des
dogmes, que je crois être fondamentaux,
pour les Méthodes Analytiques qu'il est
évident qu'on doit suivre en général dans
le traitement de ces maladies.

Je finis sur ce point, en observant qu'il
est sans vraisemblance, qu'on doive traiter
toutes ces maladies nerveuses par une seule
Méthode Empirique, rapportée à une indication unique; comme celle de fortifier les
organes nerveux affoiblis; ou celle de re-
lâcher les fibres trop irritées (et *si* l'on veut
racornies).

Ces deux vues ont produit les traitemens opposés, qui ont été recommandés comme universellement utiles dans les vapeurs ; l'un par M. Whytt, et l'autre par M. Pomme.

Chacune de ces deux Méthodes contraires a réussi sans doute dans quelques cas de maladies vaporeuses. Mais il est évident que dans ce genre de maladies, il en est une infinité où chacune de ces Méthodes seroit inutile; et plusieurs autres où l'une et l'autre seroit contraire.

Ainsi la Méthode que M. Pomme a suivie, et a voulu généraliser excessivement, a eu de bons effets dans certains cas ; où (comme l'a observé M. Marcard) M. Pomme a fourni un exemple d'une mauvaise théorie, appliquée à la Pratique avec un heureux succès.

On a remarqué que dans tels de ces cas, l'abus qui avoit été fait des remèdes échauffans avoit exaspéré la maladie ; au point d'y faire réussir ensuite l'excès qu'a fait M. Pomme des tempérans, des relâchans, des aqueux et des délayans.

M. Pressavin a dit avec raison, que les remèdes relâchans, rafraîchissans, et

humectans que M. Pomme ordonne généralement dans les vapeurs ; sont nuisibles
dans cette maladie, et l'augmentent, quand
elle n'est pas produite par une trop grande
irritabilité ou irritation des nerfs.

MM. Fabre, Marteau, Langhans et plusieurs autres hommes célèbres (Français,
et Etrangers) ont rejetté pareillement l'universalité prétendue de cette Méthode de
M. Pomme, etc.

<hr>

ARTICLE SECOND.

Théorie-Pratique des maladies malignes.

CCXLII.

Dans les maladies malignes, le système
des forces du Principe Vital se trouve
affoibli par une véritable *résolution* des
forces de tous les organes ; qu'ont produite
les causes primitives de ces maladies, en
portant le plus grand désordre dans la succession des fonctions.

Il est très-important de bien distinguer
cet état de *résolution* des forces, qui carac

térise une maladie maligne; d'avec l'état de simple *oppression* des forces ; d'autant que dans cette oppression, des évacuations convenables développent souvent très-promptement l'action des forces radicales que l'on croyoit éteintes.

On a recommandé fortement dans tous les temps, pour le traitement méthodique des maladies aiguës, de s'assurer si les forces générales sont dans un état de *résolution*, ou d'*oppression*. Mais aucun Médecin, Ancien ni Moderne, ne me paroît avoir marqué cette distinction , d'une manière satisfaisante.

Galien et ses sectateurs, Valesius, Ponce de Sancta-Crux, et d'autres ont indiqué des signes tirés de l'état du pouls; par lesquels on doit faire cette distinction des forces opprimées , et des forces résoutes. Mais il seroit facile de faire voir combien ces signes sont arbitraires et vicieux.

Sebas. Nasius a distingué les forces *résoutes* des forces *opprimées*, suivant les trois ordres de fonctions, naturelles, vitales , animales. Il dit que dans chaque ordre les forces sont résoutes, lorsque toutes les

fonctions de cet ordre sont également lésées;
et que ces forces n'y sont qu'opprimées, si
quelques fonctions de cet ordre étant per-
verties, les autres restent entières. Les développemens de cette doctrine sont faciles.

Mais il existe des cas de vraie malignité, par conséquent, avec résolution des
forces; dans lesquels entre les fonctions d'un
même ordre , les unes sont entières, et les
autres ruinées : où, par exemple, dans l'ordre des fonctions naturelles, les malades
étant dégoûtés de toute sorte d'alimens,
rendent des urines qui ont les mêmes apparences que dans la plus parfaite santé.

CCXLIII.

Il me paroît que les forces radicales de
tout le système sont *résoutes* dans une maladie aigüe; lorsque les causes manifestes
qui l'ont préparée et produite, ont affecté
profondément ces forces, et lésé directement les fonctions de plusieurs organes : et
qu'elles sont seulement *opprimées ;* lorsque
les lésions particulières des organes, qui
constituent les divers symptomes de cette

maladie , sont entièrement dépendantes de la lésion principale d'un seul organe.

On voit que cette distinction si essentielle entre la résolution et l'oppression des forces , doit être faite dans les maladies aiguës; en examinant avec sagacité l'histoire des effets qu'ont eus les causes sensibles de la maladie; et la dépendance qui peut être ou n'être pas entre les symptomes que cette maladie produit dans divers organes , suivant qu'elle a affecté , ou non, principalement un seul de ces organes.

Il faut donc pour reconnoître une maladie maligne, examiner si sa production a été manifestement précédée de causes graves, ou long-temps continuées ; dont les unes ayent essentiellement affoibli le système des forces, en portant un grand trouble dans l'harmonie et la succession des fonctions ; et dont les autres., dans la formation primitive de cette maladie, ayent lésé particulièrement plusieurs organes divers.

Ainsi les unes de ces causes sont celles d'un épuisement général, comme le défaut de nourriture, des pertes excessives par la transpiration, etc.

Les autres causes de résolution des forces radicales , sont les longues omissions de l'exercice des forces de plusieurs organes (comme des muscles et des organes des sens, dans l'excès du sommeil et de la paresse); et leurs violentes distractions, par des efforts simultanés en divers sens.

CCXLIV.

Sanctorius a très-bien remarqué que les fièvres malignes sont principalement déterminées : 1°. Quand on a fait plusieurs excès à la fois des choses non naturelles ; comme dans les plaisirs de la table et de l'amour, et dans les passions de l'ame : 2°. Lorsque les erreurs de régime qui ont précédé, ont pour ainsi dire tourmenté la nature en sens contraires ; les unes ayant porté leurs impressions sur les viscères, et les autres sur les organes extérieurs ; comme lorsque dans une saison chaude on se livre trop au sommeil, ou l'on fait assidûment des excès de nourriture.

L'influence de cette dernière sorte de causes des fièvres malignes, est très-remarquable ; et doit être rapportée à un prin-

cipe général, que c'est ici le lieu de développer.

Lorsque le système des forces vitales est affecté fortement et en même temps, par les sympathies des actions de deux organes; dont les efforts ne sont point liés l'un à l'autre, mais se font en des sens divers ou contraires ; ces sympathies tendent à déter-miner des altérations simultanées dans les forces des principaux organes, qui sont le cerveau, le cœur, et les viscères réunis dans la région épigastrique.

Ces altérations sont, ou contraires, ou extrèmement diverses entre elles pour le mode et pour le degré. L'unité d'affection nécessaire pour l'exercice des forces de chaque *principal* organe, doit manquer alors: ce qui peut amener promptement l'inter-ception des fonctions essentielles à la vie.

On doit rapporter sans doute à une sem-blable cause, la terminaison funeste qu'ont les amputations et les plaies fort étendues ; lorsque pendant leur suppuration, on vient à charger l'estomac d'alimens solides. On voit peu après cette erreur de régime, sur-venir un abattement extrème des forces ;

auquel succèdent rapidement la difficulté de respirer, le délire, les mouvemens convulsifs, et la mort.

Il semble qu'on n'a point encore vu ce phénomène dans son vrai jour.

On a reconnu qu'il ne peut être l'effet de la seule résorption du pus; ni de la gangrène, qui n'est point formée dans la plaie, lorsque les symptomes mortels se déclarent.

On a donné (même récemment) pour raison de ce fait très-remarquable ; que la digestion stomachique et la suppuration sont alors pareillement empêchées, tandis que tous les organes du corps devroient concourir à l'une et à l'autre fonction, par des concentrations de leurs mouvemens. Mais comment la seule suspension de ces deux fonctions, dont chacune peut être long-temps arrêtée sans aucun danger pressant, auroit-elle aussi soudainement des effets meurtriers?

Cette mort prompte est sans doute causée (6) par les efforts non harmoniques que le Principe Vital fait en même temps dans tous les organes; lesquels sympathisent jusqu'à un certain degré, et au travail de la digestion, et à celui de la suppuration : efforts qui font une distraction pernicieuse des forces dans les principaux organes (*a*) (7).

CCXLV.

LES passions tristes qui exercent leur empire pendant long-temps, deviennent des causes de résolution des forces radicales ; lorsque les hommes que ces passions ont tourmentés, viennent à être affectés d'une forte lésion d'un organe particulier, différent de celui de la pensée. La maladie aiguë que cette lésion produit, se compliquant avec l'affection invétérée de l'organe

---

(*a*) M. Gaubius a soupçonné peut être, quoique d'une manière infiniment vague, une partie de ces idées que je propose et développe le premier ; quand il a dit (Inst. Pathol., N° 609) : qu'au nombre des causes prédisposantes aux maladies, et communes à tous les hommes, sont celles qui attaquent le *fondement général* de toutes les fonctions, lequel consiste dans les mouvemens harmoniques : *Functionum omnium ac singularum generale fundamentum in motibus harmonicis positum.*

matériel de la pensée dans le cerveau, ou
les origines des nerfs (dont les mouvemens
intimes correspondent à ceux de l'Ame pensante); il en résulte une distraction violente
des forces qui agissent dans l'un et l'autre
organe, laquelle donne à la maladie une
nature maligne.

Je remarque au contraire (et cette observation me paroît très-propre à confirmer
ma manière de voir la résolution et l'oppression des forces radicales); que les passions tristes les plus fortes et les plus pernicieuses, lorsqu'elles n'affectent que le seul
organe de la pensée; ne produisent point
dans les sujets qui sont d'ailleurs très-sains,
de résolutions des forces radicales pendant
le cours de la maladie qu'elles causent, jusqu'à ce qu'elle devienne mortelle.

C'est ainsi, comme on le voit souvent;
que dans des hommes robustes, la maladie
du pays (la nostalgie) étant portée au plus
haut degré, a toutes les apparences de la
fièvre dite nerveuse-maligne; mais en diffère extraordinairement par la promptitude
étonnante du rétablissement de ces hommes,
que cette maladie a jettés dans un état voi-

sin de la mort ; aussitôt qu'on les assure qu'ils pourront satisfaire leur desir. Ces hommes qui restoient dans leurs lits sans pouvoir parler, ni remuer aucune partie de leur corps, et qui périroient prochainement, s'ils étoient abandonnés à leur délire ; recouvrent en peu d'heures, la force, l'alacrité, et la santé, dès qu'ils sont certains qu'ils vont être libres de retourner dans leur patrie.

Lorsque dans l'état de résolution essentielle du système des forces, qui a préparé une maladie maligne ; un miasme épidémique ou une autre cause nuisible vient à frapper spécialement tel organe, qui est plus exposé à recevoir son action, ou qui est relativement plus foible ; la malignité se déclare par des symptomes, qui sont dès leur naissance, d'une gravité très-disproportionnée à l'état d'activité générale des forces, qui a immédiatement précédé.

Les lésions des organes, qui ont lieu dans une maladie maligne, sont dangereuses et difficiles à guérir ; parce qu'elles n'excitent que des symptomes irréguliers, et différens de ceux qu'on auroit lieu d'attendre de la forme primitive et apparente de cette maladie : et parce qu'elles ne peuvent déterminer dans un système énervé, le concours puissant d'un grand nombre d'organes, qui est nécessaire, pour opérer les solutions naturelles de ces lésions (8).

L'affoiblissement des forces radicales, qui fait cesser les synergies et les sympathies les plus ordinaires des organes ; se manifeste singulièrement dans ces maladies malignes où le pouls est naturel. Ce pouls est très-dangereux ; en ce qu'il marque une séparation si parfaite des forces du Principe de la vie dans les organes qui sont principalement affectés, que l'irritation ne s'étend point au système artériel. Il en est de même de la sécrétion qui se fait dans ces maladies, d'urines de bonne qualité (*urina bona, pulsus bonus, æger moritur*).

CCXLVI.

DE ces principes sur la nature des maladies malignes, il est facile de déduire des conclusions relatives à leur traitement. Je me bornerai ici à en indiquer quelques-unes.

Les remèdes principaux et directs de

l'affoiblissement des forces radicales , dont dépend la malignité dans les maladies ; sont les analeptiques et les cordiaux.

Les analeptiques , qui lorsqu'ils sont administrés avec prudence , influent singulièrement sur l'instauration des fonctions ; sont une nourriture restaurante , l'eau à la glace , l'air frais, etc.

Les cordiaux , dont le vin est peut-être le premier ; sont les remèdes les plus puissans dans l'état extrème d'abattement des forces : où souvent ils rallument sensiblement la flamme vitale , lorsqu'elle est prête à s'éteindre. Cependant comme ils affectent particulièrement les forces des organes de la circulation du sang : ils ne doivent être donnés que dans des circonstances , et qu'à des doses , où ils n'excitent point trop la circulation ; mais assurent seulement l'influence de succession qu'elle doit avoir dans l'ordre naturel, sur les fonctions de tous les autres organes.

Il faut distinguer (quoiqu'on les ait confondues souvent) ces maladies malignes, dans lesquelles le pouls est naturel ou presque naturel, la fièvre étant nulle ou subordonnée

donnée à la maladie principale ; d'avec les fièvres malignes proprement dites, où la fièvre est une affection grave, ainsi que les autres élémens qui constituent cette maladie maligne ; et peut même présenter l'objet principal du traitement (comme on l'observe dans les fièvres intermittentes malignes).

Ainsi quand la fièvre est compliquée avec la malignité, on doit combattre cette fièvre suivant l'importance respective des indications qu'elle présente ; et par des Méthodes convenables à sa nature, périodique, putride, etc. (9).

SECONDE SECTION.

Remarques sur les altérations essentielles du système des forces du Principe Vital, qui sont produites par divers poisons et médicamens fort actifs.

CCXLVII.

LES poisons que je vais considérer, sont des substances qui étant appliquées même en petite quantité au corps vivant, y produisent des effets mortels ou extrèmement graves (10) ; sans opérer directement une destruction ou corruption physique des organes.

Ce sont des imperfections relatives et inhérentes au système des forces du Principe Vital ; qui font que ce Principe est susceptible de ressentir l'action de ces poisons.

Chacune de ces substances vénéneuses agit par une vertu spécifique relative, ou qui a un rapport délétère particulier avec la nature de chaque animal auquel elle est funeste. La diversité de ce rapport se démontre dans le très-grand nombre de poisons qui sont mortels pour une espèce d'animaux, et qui ne le sont point pour d'autres espèces.

Ainsi les cailles s'engraissent avec de l'ellébore : les cochons se nourrissent impunément de jusquiame ; les chèvres de ciguë et de tithymale. L'euphorbe cuite sert à nourrir les chameaux, comme l'a vu M. Forskal. Les amandes amères qui ne sont pas un poison pour l'homme, causent la mort aux chiens et aux oiseaux de diverses espèces, etc. (11).

Le persil est le poison des perroquets, et

n'a rien de pernicieux pour l'homme : si ce n'est peut-être dans les cas de certaines altérations nerveuses du système ; comme dans les dispositions épileptiques , où l'on assure qu'il est extrèmement contraire.

Ces différences tiennent sans doute aux divers modes qu'a la sensibilité dans les diverses espèces d'animaux. Le degré d'énergie des forces sensitives paroît influer aussi sur la rapidité des effets mortels que le même poison produit dans les animaux de différentes espèces.

CCXLVIII.

La morsure de la vipère fait mourir très-vîte les animaux fort irritables , comme les chats ; et beaucoup plus lentement les animaux d'une nature tardive , comme les marmottes. M. Hérissant a vu que les animaux qui ont le plus d'alacrité , sont ceux qui succombent le plutôt après avoir pris des extraits de diverses plantes vénéneuses.

L'homme ayant une sensibilité plus active, et plus exercée en divers sens , est en général plus sujet à l'action des substances vénéneuses que ne le sont les autres animaux : et il semble être celui pour lequel la Nature a le plus multiplié les poisons.

Mais lorsque la sensibilité est émoussée à un certain point, l'homme est moins susceptible de l'action des causes délétères. On a remarqué que les maladies pestilentielles attaquent plus rarement les vieillards. Sénèque, après s'être fait ouvrir les veines, dont le sang vint à couler avec trop de lenteur, prit inutilement du poison pour hâter sa mort (*clauso corpore adversus vim veneni*, dit Tacite).

Le vice radical de la sensibilité, qui fait qu'elle se modifie pernicieusement par l'application de telles substances vénéneuses; peut être corrigé et enfin détruit par l'habitude, qui empêche tout effet nuisible de tel poison appliqué sous telle forme. On connoît les exemples célèbres de Mithridate; d'une Vieille d'Athènes, qui s'étoit accoutumée à la ciguë, etc. (12).

Quoique les Anciens n'aient pas employé vraisemblablement des poisons pris du Règne Minéral, il est certain qu'ils étoient fort versés dans la connoissance des poisons tirés du Règne Végétal ; tant de ceux

qui tuent soudainement, ou très-prompte-
tement, que de ceux dont l'opération est
lente et produit des effets singuliers (13).

CCXLIX.

Il faut rapporter à la différence des forces
sensitives des divers organes, ce fait singulier que Boerhaave dit se refuser à toute
explication : que les animaux venimeux
ne reçoivent aucune offense des sucs empoisonnés qui se séparent, et séjournent
dans certaines parties de leurs corps.

La preuve que l'inaction de ces sucs vénéneux (dont la résorption peut être fort
limitée) est due à une *insensibilité relative*
des vaisseaux sécrétoires qui les renferment ; se tire non-seulement de l'analogie
avec ce fait connu, que le poison de la vipère est reçu impunément dans l'estomac :
mais sur-tout de ce que l'humeur vénéneuse de ces animaux leur donne la mort,
lorsqu'ils la répandent dans une partie où
ils se sont mordus.

Il est rapporté par le Capitaine Hall, dans
les Transactions Philosophiques; qu'un serpent à sonnettes, qu'on força en l'agitant

N 3

à se mordre lui-même, mourut en moins
de douze minutes après cette blessure (14).
Les Indiens disent que la chair de ce serpent, qui est d'ailleurs bonne à manger;
est empoisonnée, lorsqu'il s'est mordu dans
sa fureur (15).

CCL.

APRÈS avoir considéré les relations particulières que l'action des poisons peut avoir
avec les différences de la sensibilité dans
les diverses espèces d'animaux, dans les
hommes, et dans les organes de chaque
animal; je vais traiter des différentes lésions
que l'action des poisons peut produire dans
les forces de l'organe auquel ils s'appliquent, et dans tout le système des forces
du Principe Vital.

Gaubius a très-bien dit (a) : Que les poisons les plus redoutables sont ceux qui
attaquent le Principe même de la vie (16);
soit que leur irritation violente trouble ou
précipite à l'excès les mouvemens de ce
Principe, soit qu'ils le frappent d'une stu-

____

(a) *Instit. Path.*, N° 492.

peur qui les suspend : et que les désordres de ces mouvemens ajoutent beaucoup aux effets des autres poisons, qui d'ailleurs agissent mécaniquement par leurs pointes; ou chimiquement par leur nature âcre, septique, astringente.

Si le sentiment des impressions vénéneuses se porte dans tout le système, avec une succession lente et graduée : il peut se développer différentes suites de mouvemens, que les divers poisons déterminent; par les degrés, et sans doute plus encore par les modes de sensibilité qu'ils excitent.

C'est ainsi que sont attaquées d'inflammation, ou d'autres corruptions, les parties auxquelles ces poisons s'appliquent immédiatement; et celles que peut frapper leur action spécifique; et celles qui ressentent par sympathie leur action dans les organes auxquels ils sont appliqués.

CCLI.

LORSQUE le sentiment des impressions d'un poison s'étend à tout le système avec une grande célérité; elles peuvent causer la mort, avant qu'il ne se forme des inflammations, ou d'autres corruptions de l'organe auquel le poison s'applique, ou de celui qu'il affecte spécifiquement. Dans une semblable commotion universelle ; la Nature ne peut produire et isoler ces suites de mouvemens synergiques, dont le concours est nécessaire pour qu'il se forme un état d'inflammation ou d'autre lésion organique.

Ainsi il arrive quelquefois que des poisons caustiques reçus dans l'estomac et les intestins, donnent la mort, sans avoir enflammé ces organes. Morgagni et Sproegel rapportent, qu'on n'a trouvé aucun vestige d'inflammation dans des rats qu'on avoit fait périr avec de l'arsenic ; et dans un lapin qui étoit mort peu après avoir pris du sublimé corrosif.

Les Anatomistes de l'Académie de Florence ne purent découvrir aucun changement dans les solides, ni dans les fluides d'un taureau, qui avoit péri de la morsure d'une vipère (17).

Vacher rapporte (a) qu'en Corse plu-

____

(a) *Acta Helvetica*, *Vol. IV*.

sieurs Soldats ayant été empoisonnés avec la racine d'*œnanthe fistulosa*, il en mourut trois ; et que dans leurs cadavres on ne trouva aucun vice dans les premières voies, dans aucun viscère, ni dans le sang.

Les miasmes des maladies contagieuses sont aussi des poisons, dont l'impression dans quelques cas, attaque le Principe de la vie directement ; et sans avoir causé de lésion particulière aux organes.

On sait que la maladie vénérienne peut être prise d'*emblée;* ou que l'infection de cette maladie porte quelquefois sur tout le système, avant de causer aucune affection locale.

Dans des temps de peste, on a vu des gens mourir en un instant, pour avoir été frappés de l'air pestilentiel; sans qu'on pût ensuite (comme l'a remarqué Boerhaave) reconnoître dans leurs cadavres aucune cause de cette mort soudaine.

CCLII.

Un même poison peut causer des altérations très-différentes, dans les forces de l'organe auquel il est appliqué, et dans ceux qui lui sont sympathiques; dans celles des organes qu'il affecte spécifiquement, et dans le système général des forces.

Ces différences dépendent non-seulement de celles des doses, et des préparations de ce poison; mais encore des variétés de dispositions inconnues (de susceptibilité d'excitation, d'affoiblissement, etc.) où se trouvent les forces de tout le système, et celles des organes particuliers sur lesquels ce poison agit spécialement.

L'exemple de l'opium est singulièrement propre à faire voir ces grandes différences, que j'indique dans les effets que peut produire un même poison (18).

L'estomac et les organes qui en sont spécialement sympathiques, suivant qu'ils se trouvent disposés; doivent être affectés très-inégalement des impressions simultanées que l'opium porté dans l'estomac, produit par ses parties amères et âcres; et par son principe narcotique, qui est joint à des parties extracto - résineuses, très-susceptibles d'expansion et de volatilisation (19).

On sait que l'opium étant appliqué fixement sur la peau, la rougit et l'enflamme (20).

Lindestolpe et Loesecke ont trouvé l'estomac enflammé dans des animaux qu'avoit fait périr l'opium pris à la dose d'une ou deux drachmes.

Cependant on a vu aussi que l'opium avoit causé la mort sans être sorti de l'estomac (Kaau Boerhaave), et sans y avoir produit aucune inflammation (Wepfer).

L'irritation que l'opium fait sur l'estomac, peut devenir un besoin par l'effet de l'habitude. De-là vient que ceux qui sont habitués depuis long-temps à l'opium, lorsqu'ils n'en prennent point à l'heure ordinaire, sentent des langueurs et des anxiétés; dont Prosper Alpin a dit (a) que le vrai remède est de leur faire boire du **vin**, auquel on ajoute un peu de poivre.

La sensation que l'opium excite dans l'organe auquel il reste appliqué un certain temps, est tellement mixte des impressions

---

(a) *De Medicina Ægyptiorum*, p. 256.

de ses parties âcres et de ses parties narcotiques ; qu'il n'est pas étonnant qu'elle produise des effets contraires de langueur ou
de spasme dans cet organe, suivant qu'il
se trouve disposé à l'atonie ou à l'irritation (21).

CCLIII.

C'est d'après ces considérations qu'on
peut lever la contradiction apparente qui
est entre les effets de l'opium, qu'on observe
dans diverses personnes.

Etant appliqué sur le périnée ; il a quelquefois un effet aphrodisiaque, et d'autres
fois il a un effet contraire. Il calme le plus
souvent, mais il excite quelquefois le vomissement et le hoquet.

Les mouvemens convulsifs que l'opium
peut causer souvent, lorsqu'il est pris à
haute dose ; sont analogues à ceux que
causent des hémorragies extrèmes, et en
général des grandes et soudaines révolutions dans la manière d'être accoutumée du
corps vivant ; qui déterminent le Principe
Vital à produire ces convulsions inutiles et
même vicieuses.

Ces convulsions peuvent aussi être excitées plus directement par la sympathie de l'irritation que cause l'opium dans l'estomac. Un effet convulsif produit par l'application immédiate de l'opium, paroît avoir eu lieu ; lorsqu'en appliquant de l'opium sur des yeux souffrans , on y a produit un *mydriasis*. Dans ce cas une contraction convulsive des fibres de l'iris a fait cesser la distension , qui est leur état naturel , et dont dépend l'ouverture ordinaire de la prunelle.

CCLIV.

On doit rapporter à des affections insolites et profondes du Principe Vital, que cause l'action de l'opium ; certains mouvemens que l'on peut regarder comme une sorte de convulsions. Telles sont les érections que l'opium produit souvent dans les organes dont le tissu est particulièrement dilatable par l'action directe de ce Principe ; comme le gonflement des seins, le priapisme , etc.

Des effets opposés entre eux s'observent encore dans les diverses parties du corps, qui sympathisent chez divers sujets avec l'estomac, ou avec tel autre organe auquel l'opium est appliqué.

La partie du corps qui sympathise le plus généralement avec l'estomac (auquel l'opium peut être appliqué) est la peau : et de-là vient l'action diaphorétique reconnue dans l'opium (qui néanmoins dépend sans doute en partie, de la pléthore relative que le sommeil causé par l'opium produit dans les vaisseaux capillaires de la peau).

Quoique l'opium soit le plus souvent un sudorifique actif chez les hommes sains, il produit un effet contraire chez les per-sonnes hectiques, dont il diminue les sueurs colliquatives (Wirtensohn) ; comme il modère la sueur chez les Orientaux, qui se meuvent dans un climat brûlant. Il dimi-nue dans ces cas la sensibilité, et l'irrita-bilité de l'organe extérieur ; dont la mobi-lité est beaucoup plus grande que dans l'état sain : ce qui lui fait ressentir d'une manière opposée l'action de l'opium sur l'estomac.

CCLV.

Sɪ le *système des forces de tout le corps* se trouve être disposé à un excès de mobilité, l'effet narcotique et délétère de l'opium peut être arrêté par cette disposition : et son effet irritant peut l'emporter, si les doses n'en sont excessives.

Ainsi il est des malades qui dorment moins après avoir pris de l'opium.

Il arrive souvent (comme Young l'a observé) que des doses trop foibles d'opium données dans des maux hystériques, aggravent la disposition générale aux spasmes.

L'opium étant pris à des doses extrèmement fortes dans la cure du tétanos, n'a souvent point d'effet narcotique sensible.

Un fait analogue, et peut-être le plus singulier de ce genre, est celui que rapporte Fallope : qu'un criminel qui avoit la fièvre quarte, prit impunément deux drachmes d'opium immédiatement avant le retour de l'accès ; mais que la même dose d'opium le fit périr, lorsqu'on la lui fit prendre dans un autre temps.

Cette dominance de l'effet irritant par rapport à l'effet narcotique, dans l'action de l'opium sur le système des forces qui est affecté d'un excès de mobilité; est encore bien prouvée par les faits suivans.

M. Merli observe avec raison que l'usage de l'opium renouvelle les hémorragies, lorsque la fièvre leur est survenue : et que dans les malades qu'une chaleur hectique consume; l'opium au lieu de procurer le sommeil, cause une insomnie qui est quelquefois suivie du délire.

C'est sur-tout dans l'enfance, dans cet âge où la mobilité de tout le système des forces est très-grande ; qu'on peut observer de semblables effets de l'opium.

Ainsi Hoffmann a vu l'usage trop fréquent du sirop de diacode causer à un enfant une épilepsie mortelle. J'ai traité un enfant, chez qui l'abus du même remède dans les premiers temps de sa vie, avoit causé une palpitation qui duroit depuis neuf ans (22).

CCLVI.

CCLVI.

D'après les résultats généraux des observations sur les effets de l'opium dans divers
genres de maladies ; j'ai pensé qu'il devoit
être comme spécifiquement salutaire dans
le plus grand nombre des cas où les accès
présens des fièvres intermittentes malignes
menacent d'une mort prochaine ; et ne permettent pas d'attendre une intermission,
dans laquelle en donnant le quinquina en
grande quantité, on pourroit prévenir leurs
retours funestes.

Ces cas sont ceux où un état spasmodique des organes précordiaux ou autres,
prédomine dans l'accès même d'une fièvre
intermittente pernicieuse. La sensibilité de
ces organes est singulièrement exaltée, par
rapport à ce qu'elle est dans le temps qui a
précédé immédiatement l'accès. Cela est
prouvé par les observations suivantes de
Pechlin et d'Hoffmann.

Pechlin dit (a) : qu'ayant fait prendre du

____

(a) *De Purgantium Medicam. facultatibus*,
p. 59.

Tome II.   O

jalap à un mélancolique attaqué d'une fièvre tierce consomptive, et qui avoit le ventre resserré ; ce purgatif n'étant donné qu'aux jours d'intermission, n'avoit aucun effet sensible ces jours-là ; mais que dans les jours suivans, durant le chaud de l'accès, il produisoit de fortes évacuations.

Hoffmann rapporte qu'une femme attaquée de fièvre tierce, ayant pris huit grains de verre d'antimoine, eut des évacuations violentes par haut et par bas dans trois accès de cette fièvre qui suivirent, et dont le dernier fut mortel ; mais qu'elle n'eut point d'évacuation dans les intervalles de ces accès. On trouva dans le cadavre l'estomac et les intestins voisins enflammés, et couverts de taches gangréneuses ; et la poudre qui avoit causé la mort étoit encore retenue dans les plis de la tunique villeuse (a).

L'état des forces sensitives dans un accès de fièvre intermittente pernicieuse, a une influence vicieuse sur les forces motrices

----

(a) *Medicinæ Rationalis systematicæ, T. IV, Part. I, Sect. II, Cap. III. De Febre stomachica inflammatoria, Observ. II.*

des organes particuliers : et cette influence ne peut que produire et aggraver les affections spasmodiques qui accompagnent cet accès ; par des concentrations fixes , ou par des successions précipitées et violentes des mouvemens toniques dans divers organes.

Lorsqu'on doit combattre un accès présent de fièvre intermittente pernicieuse, qui est manifestement accompagné d'un état spasmodique des organes précordiaux ou autres particuliers ; l'indication principale du traitement le plus sûr et le plus direct est d'affoiblir l'activité des forces, sensitives, par le moyen de l'opium donné convenablement, et à assez grandes doses ; et de faire cesser par la réduction de ces forces tout ce que leur influence vicieuse ajoute aux mouvemens spasmodiques, dont la violence et la durée seroient funestes.

Il faut d'ailleurs employer dans ce traitement, avec l'opium, les remèdes qui sont particulièrement indiqués par la nature de l'affection symptomatique funeste, qui caractérise chaque espèce de la fièvre pernicieuse, où domine un état spasmodique particulier (23).

O 2

CCLVII.

QUELQUE différens que soient (comme on vient de voir) les symptomes qu'un même poison peut produire chez divers sujets; chaque poison paroît agir en introduisant une manière d'être particulière dans le système entier des forces du Principe de la vie. On a l'exemple le plus frappant de ces formes nouvelles que les poisons impriment au Principe Vital, dans les effets du virus que communique la morsure du chien enragé.

Brogiani (*a*) s'étonne avec raison, et trouve très-difficile à expliquer; que la salive du chien enragé, fasse naître dans l'homme une passion étrangère à l'homme, qui est la fureur de mordre; passion qui est propre au chien, et à laquelle il est disposé plus que toute autre espèce d'animaux. Il observe que cette communication n'est pas seulement celle de la maladie; mais celle du naturel du chien : tandis que l'homme, lorsqu'il communique une autre

---

(*a*) *De Veneno Animantium , p.* 106-7.

maladie contagieuse à un autre homme, ne lui transmet pas ses mœurs (24).

Brogiani remarque que les cris des enragés ne ressemblent point à des aboiemens de chien. Mais ce qu'il faut considérer dans cette espèce d'aboiement des hommes enragés; c'est l'affectation qu'ils mettent à exprimer et répéter souvent ces sons qu'on a pu comparer à l'aboiement d'un chien; d'autant que ces sons, qui n'ont rien d'articulé et de distinct, n'ont aucun rapport aux besoins apparens du malade, et sont sans aucune utilité.

Borel rapporte (a) l'histoire d'un homme devenu hydrophobe par l'effet de la morsure d'un chien enragé; qui conserva sa raison jusqu'à la fin; et qui avoit un très-grand desir d'aboyer, qu'il satisfaisoit après avoir éloigné ses amis.

Cette espèce d'aboiement, et plusieurs autres phénomènes extraordinaires ne peuvent guère être conçus qu'en admettant une manière de voir plus ou moins ana-

____

(a) *Observ.* 74, *Cent. I.*

logue à l'opinion de Van Helmont : que la salive du chien enragé produit une sorte d'*idée canine.*

Cette sorte d'*idée canine* a été singulièrement manifestée dans les hommes enragés qui marchoient à quatre pattes, etc. : dont on peut voir des histoires curieuses dans la Dissertation de Lister sur l'hydrophobie (25).

Le virus de la rage, qui étant communiqué par le chien, imprime à l'homme qu'il mord, une *idée canine;* peut aussi lui transmettre en même temps d'autres affections de ce chien enragé, comme est une passion vénérienne (26).

Le chien n'est pas le seul animal qui, lorsqu'il est enragé, imprime des formes de son Être aux hommes qu'il mord. On a observé des effets analogues, que produisent dans l'homme des morsures d'autres animaux enragés, comme du coq (27).

M. Cabanis (*a*) rapporte l'observation

____

(*a*) Dans son Livre des Rapports du Physique et du Moral de l'Homme, T. II, p. 69.

suivante, qu'il dit être consignée dans un excellent Mémoire de M. Rebière l'aîné, habile Praticien de la commune de Brives.

Dans le Département de la Corrèze, soixante personnes avoient été mordues par un loup enragé, ou par des chiens, des vaches, des cochons, qui l'avoient eux-mêmes été par ce loup. *Un grand nombre de ces personnes* imitoient dans la violence de leurs accès, les cris et les attitudes de l'animal qui les avoit mordues ; et elles en manifestoient à plusieurs égards les inclinations.

M. Cabanis (*a*) dit très-bien à ce sujet : Quoique le penchant à l'imitation entre vraisemblablement pour quelque chose dans ces phénomènes, il ne suffiroit pas seul pour les déterminer.

M. Saint John de Creve-Cœur rapporte (*b*) des effets très - remarquables à plusieurs égards, qu'eut la morsure d'un serpent de

---

(*a*) L. c. , p. 61 , dans la Note.

(*b*) Dans ses *Lettres du Cultivateur Améri-cain, T. III, p. 48.*

l'espèce qu'on appelle la *tête de cuivre*, parce qu'il a sur la tête plusieurs taches de couleur de cuivre.

Un malheureux ayant été piqué de ce serpent, s'enfla dans l'instant d'une manière effrayante. Un grand nombre de taches jaunes et noires paroissoient et disparoissoient alternativement sur son visage. Il lançoit des regards pleins de fureur et de rage sur ceux qui étoient présens : il dardoit sa langue, et siffloit à travers ses dents à la manière des serpens. A la lividité d'un cadavre, il joignoit la force excessive d'un maniaque ; et l'on avoit beaucoup de peine à le contenir en se gardant de ses attaques. Enfin, au bout d'une heure passée dans l'agitation la plus convulsive, et le délire le plus effrayant , la mort mit fin à ses tourmens.

CCLVIII.

Les altérations spécifiques que les poisons introduisent dans le système des forces, peuvent être détruites par des antidotes qui n'attaquent ou ne décomposent point ces poisons ; et qui opèrent seulement sur ce système par un effet perturbateur indéterminé. C'est ainsi que le sucre étant pris immédiatement après la blessure faite par une flèche imprégnée du venin de la béjuque, est un prompt remède de ce poison terrible; etc.

On a été conduit par un espoir vague de chasser le venin, à la tentative heureuse qui a découvert que l'alkali volatil peut être un antidote du poison des vipères.

On a aussi employé d'abord sans aucune vue bien déterminée, diverses agitations des organes des sens, et des organes extérieurs; pour arrêter les effets de certaines causes vénéneuses : et le trouble qu'ont produit ces moyens a eu quelquefois un succès très-remarquable.

Ainsi Borel a vu une espèce de charbon où il étoit utile de tenir le malade éveillé par le son des instrumens.

Prosper Alpin (*a*) dit avoir observé que la course a été salutaire à des hommes qui avoient mangé des champignons de mau-

____

(*a*) *De Medicina Methodica*, p. 149.

vaise qualité ; et à ceux qui avoient été piqués par des scorpions. On dit aussi qu'il est utile de faire aller dans une charrette où ils soient bien secoués sur un pavé rude, ceux qui ont pris de l'arsenic.

C'est par une modification délétère qui leur est propre, et qu'ils reproduisent assidûment dans les système des forces ; que des remèdes vénéneux arrêtent les progrès de la dégénération cancéreuse, et d'autres affections chroniques extrèmement graves (28).

Il me semble qu'on doit souvent diriger d'après cette vue, l'administration des remèdes vénéneux. Il est tel de ces remèdes, qu'on peut ordonner pour substituer dans le système affecté d'une lésion profonde du Principe Vital, une nouvelle modification de ce Principe ; qui tendant à un autre genre de mort, suspende continuellement les progrès de la première affection qui seroit d'ailleurs incurable.

Et cum fata volunt, bina venena juvant (a).

(a) *Auson. Epigram. X.*

CCLIX.

On peut faire sur l'action de divers médicamens fort actifs , des considérations analogues à celles que je viens de présenter sur l'action des poisons : et ces considérations servent à rectifier beaucoup d'assertions qu'ont données sur les vertus de ces médicamens, les meilleurs Auteurs de Matière Médicale. Dans un sujet aussi fécond , je me bornerai à quelques observations générales.

1°. Dans chaque Classe Naturelle des Plantes, il existe des analogies entre les vertus médicinales bien déterminées des plantes de cette Classe; analogies qu'on doit s'attacher de plus en plus à développer. C'est ce que M. Murray a bien vu dans le plan de sa Matière Médicale.

J'observe que dans chacune des Classes Naturelles ; des plantes dont l'action puissante devient équivoque ou vénéneuse , ont souvent très - sensiblement les mêmes principes que les autres plantes médicinales de la même Classe ; ne semblent différer de ces dernières que par leur degré d’activité ; et ont avec elles une analogie remarquable de vertus radicales , quoi-qu’elles puissent produire de tout autres effets.

Le haut degré d’énergie de ces plantes les plus actives, leur fait frapper plus di-rectement tout le système des forces ; et peut y produire, de même que dans les organes particuliers où se fait leur pre-mière application; des affections plus fortes et plus singulièrement modifiées, que celles qu’opèrent les autres plantes médicinales de la même Classe.

De-là il suit qu’il est beaucoup de cas, où l’on peut approprier l’usage de certaines plantes vénéneuses ; d’après des indications moins vagues que celles que l’on a suivies communément jusqu’ici.

On peut les administrer relativement à leur plus grande efficacité pour les vertus qui leur sont communes avec les plantes salutaires de la même classe ; en modérant les doses de ces plantes vénéneuses, et ré-glant leur usage suivant les circonstances où est le malade, de manière à prévenir tout effet pernicieux.

C'est ainsi que dans des cas d'obstructions dont la nature est rebelle, quoiqu'elle ne soit pas assez maligne pour qu'on veuille les combattre en introduisant dans le système des forces une nuance d'affection délétère ; on peut employer méthodiquement la ciguë à très-petites doses, comme ayant des vertus résolutives (marquées même par son effet emménagogue, que j'ai observé plusieurs fois) plus puissantes que celles de l'angélique, du persil, et des autres plantes ombellifères.

C C L X.

2°. On n'a pas entièrement négligé la distinction des effets qu'un même remède peut produire dans l'organe où on l'applique, et dans tout le reste du corps. Ainsi M. Lewis a dit, que la menthe poivrée, dès qu'on l'a prise ; semble agir et étendre ses effets sur tout le système (a), où elle communique dans l'instant une chaleur ardente.

(a) *An Experimental History of the Materia Medica*, p. m. *381.*

Les Auteurs de Médecine Anglais qui ont écrit

M. Cullen dit aussi qu'il est des remèdes stimulans qui agissent principalement sur les parties auxquelles ils s'appliquent d'abord, et qui sont propres à y exciter l'inflammation : mais que la menthe poivrée n'affecte pas aussi particulièrement l'organe auquel elle est immédiatement appliquée ; et qu'elle étend d'une manière plus égale son action sur le système, où elle est antispasmodique à quelque degré, comme elle est dans l'estomac.

Cette distinction que MM. Lewis et Cullen ont facilement reconnue dans les remèdes stimulans, suivant que ces remèdes irritent plus fixement l'organe auquel ils s'appliquent, ou qu'ils pénètrent rapidement dans tout le corps ; est sans doute utile pour diriger l'application de ces remèdes. Mais cette application exige plusieurs autres considérations qui peuvent mener à des vues nouvelles et utiles.

---

récemment, parlent souvent du *système* du corps vivant : mais ils ne désignent par cette expression que l'ensemble des organes.

CCLXI.

C'est ce que je vais rendre sensible par quelques remarques sur la manière d'agir du camphre.

Le camphre avec une odeur très-forte et très-pénétrante, a une saveur âcre qui est mêlée d'une sensation de fraîcheur. Les impressions simultanées qui produisent ce sentiment mixte, affectent inégalement l'estomac et tout le corps; suivant que les forces vitales étant diversement disposées, sont plus susceptibles de l'une ou de l'autre impression.

Il semble que c'est ainsi qu'on doit résoudre la contrariété qui paroît être dans les observations, d'après lesquelles les Auteurs sont partagés sur la question ; si le camphre pris à des doses modérées échauffe ou rafraîchit.

Lorsque le camphre a été donné à de très-fortes doses, il a produit constamment un effet rafraîchissant ; dont l'excès a été dangereux, suivant les observations de MM. Pouteau, Alexander et autres.

Ainsi l'action des parties âcres et amères du camphre ne peut empêcher son effet sédatif général dans toute la constitution, qu'autant qu'il est pris en de trop petites quantités.

Le camphre est généralement utile dans les inflammations, sur-tout érysipélateuses. Mais lorsqu'on veut l'employer avec succès dans des inflammations vives ; il est fort avantageux (suivant la pratique qu'a enseignée Hoffmann) de lui joindre du nitre , qui ajoute à l'action rafraîchissante du camphre et la fait prédominer.

Il me paroît qu'un résultat général d'observations faites sur les effets relatifs du camphre dans divers organes , lorsqu'il est donné en des quantités médiocres, est celui-ci : que relativement à son action sur le cœur et les gros vaisseaux , il excite à proportion davantage l'irritabilité des petits vaisseaux sanguins (laquelle est proportionnellement plus affoiblie que dans le cœur, par des doses modérées d'opium ; comme je l'ai dit ci-dessus d'après Wirtensohn).

Ce résultat général me paroît conduire à des conséquences importantes sur l'utilité

du

du camphre, pour résoudre les stases inflammatoires des viscères ; qui sont produites
dans les fièvres de mauvais caractère, et qui
ont si souvent une terminaison gangréneuse.

CCLXII.

IL est beaucoup d'autres remarques générales, qu'on pourroit ajouter sur les vertus
des divers médicamens ; dont on n'a pas
bien connu l'efficacité, parce qu'on n'a
point assez observé que le Principe Vital
n'étoit susceptible de leur opération que
relativement à des altérations déterminées
du système de ses forces.

C'est ainsi qu'on a été conduit à soutenir,
contre les assertions de tous les Praticiens,
l'inefficacité de certains remèdes ; parce que
de très-fortes doses de ces remèdes prises
dans l'état de santé, n'avoient pas sensiblement altéré le pouls, ni produit d'autres
effets considérables.

C'est par une semblable raison, que
M. Alexander a cru que le castoreum n'est
d'aucune utilité contre les maux spasmodiques.

Tome II.   P

Mais l'expérience seule doit déterminer ; si le castoreum n'est point spécifiquement adapté à de telles sortes d'aberrations du système des forces, qui ayent lieu dans tel genre de maladies. Or ce remède a été trouvé généralement utile pour les maladies nerveuses ; par un très-grand nombre de bons observateurs, depuis Hippocrate et Arétée jusqu'à nos jours.

Une erreur semblable peut faire méconnoître la vérité de quelques assertions singulières, que l'expérience a suggérées sur les vertus de certains remèdes. Elle pourroit, par exemple, empêcher de croire ce que Boerhaave assure ; que les artichauts, qui ont une vertu aphrodisiaque (diurétique), donnent de nouvelles forces après l'épuisement causé par l'excès des plaisirs de l'amour.

Cette restauration n'est point due à une augmentation absolue des forces dans tout le système (telle que peuvent la donner les analeptiques) : mais à ce que cet aphrodisiaque excite de nouveau les organes de la génération ; lorsqu'après leur abus, ils sont tombés dans une atonie, dont les influences directes et sympathiques sont ruineuses pour le système des forces.

C'est par une raison semblable que la répétition des plaisirs affoiblit moins (comme Sanctorius l'a remarqué) lorsqu'ils sont pris avec une femme qu'on aime : le desir, ou l'action vive du Principe Vital sur les organes de la génération survivant fréquemment à ces plaisirs, etc.

CHAPITRE XIV.

*Du tempérament, ou de l'ensemble des af-
fections constantes qui spécifient dans
chaque homme le système des forces du
Principe Vital.*

CCLXIII.

JE ne considère point ici les différences
de l'âge, ni du sexe, quoiqu'elles soient au
nombre des affections qui constituent le
tempérament. Je parlerai dans le Chapitre
suivant, de la différence des âges; et ailleurs
de celle des sexes.

Quoique tous les Médecins ayent senti
l'extrème importance de la doctrine des
tempéramens; cette doctrine paroît n'avoir
pas été présentée encore sous son véritable
point de vue.

On ne sauroit admettre la division des
tempéramens en sanguin, pituiteux, bilieux, et atrabilaire; quelque commune

que soit cette division, qu'on répète toujours
dans les Livres de Physiologie, même les
plus nouveaux.

M. Piquer a très-bien objecté contre cette
division; que les tempéramens qu'on désigne
sous ces noms, sont en effet des intempéries
causées par la surabondance du sang, de la
pituite, de la bile, et de l'atrabile (1).

On pourroit répondre que ces intempéries, existant à des degrés foibles, quoique extrèmement variés; sont des affections
constantes, auxquelles on peut rapporter
tous les divers tempéramens. Mais il est
facile de voir que quoique la surabondance
relative du sang ou de telle autre humeur,
doive avoir des effets qui sont sensibles entre
les caractères du tempérament; cette surabondance (qui très-souvent est peu marquée) n'est qu'une des affections constantes
dont le concours détermine le tempérament.

CCLXIV.

Le tempérament individuel ou propre
de chaque homme, qu'on a appelé *idiosyncrasie* ; est certainement le principal
objet de nos recherches sur les tempéra-

P 3

mens ; et cependant il ne peut nous être connu que par des approximations dirigées d'après des vues générales.

D'ailleurs, cette étude des tempéramens de chaque homme embrasse des objets trop divers et trop compliqués ; pour que sa perfection absolue qui seroit infiniment importante à la pratique de l'art de guérir, ne soit pas au-dessus des forces de l'esprit humain.

C'est ce que Galien a senti, lorsqu'il a dit que la connoissance parfaite des idiosyncrasies l'égaleroit à Esculape ; et que Valesius a exprimé d'une manière analogue, en disant que cette connoissance suppose les lumières d'une Nature Angélique (2).

Il est deux Méthodes qu'on doit employer pour connoître, autant qu'il est possible, le tempérament de chaque homme ; ou la forme spéciale qui résulte des affections constantes du système des forces de son Principe Vital. L'une de ces Méthodes est directe, et l'autre est indirecte.

La Méthode directe consiste à reconnoître par des observations suffisantes, dans chaque homme dont on étudie le tempérament : 1°. quelle est relativement à l'état de la santé la plus parfaite, l'énergie totale des forces radicales du Principe Vital dans tout le corps ; et leur énergie respective dans les divers organes : 2°. quelles sont relativement au mode le plus naturel des forces agissantes du Principe Vital, les modifications générales ou particulières de ces forces, que produit le pouvoir de l'habitude dans l'usage des choses dites *non naturelles* (a).

La Méthode indirecte de connoître le tempérament de chaque homme, procède par des inductions ; qui servent à estimer quels sont les degrés des forces radicales, et les modes des forces agissantes du Principe Vital, qui caractérisent le tempérament de cet homme. Dans ces inductions, on considère, 1°. les mœurs ou les caractères de l'Ame, dont la manière d'être a généralement une grande analogie avec celle du Principe Vital : 2°. l'état physique des

---

(a) On appelle ainsi les choses qu'on peut regarder comme étrangères à la Nature ou au Principe Vital ; quoiqu'elles lui soient nécessaires ou utiles.

solides et des fluides, qui a de même généralement des rapports très-marqués avec la
manière d'agir du Principe Vital.

CCLXV.

En considérant les rapports généraux
qu'ont les affections constantes du Principe
Vital de chaque homme avec les dispositions
morales de l'Ame, et avec l'état physique du
corps ; on voit que le Principe Vital doit
avoir dans les hommes qui habitent un
même pays, des formes qui leur sont communes ; puisqu'on observe des ressemblan-
ces singulières entre eux dans leurs com-
plexions physiques, et dans leurs mœurs.

Ces modifications *endémiques* du Principe Vital, ont dans chaque lieu de la Terre,
des correspondances , qui n'ont point été
encore exactement déterminées ; avec la
température de l'air ou du climat, et avec
les qualités du sol. Ces correspondances
ayant été vues imparfaitement ; on peut
regarder comme neuve à plusieurs égards
la Question si agitée de l'influence de l'Air,
de la Terre, et des Eaux sur l'espèce humaine.

Je partagerai ce Chapitre en trois Sections. Je traiterai dans les deux Premières, de la méthode directe, et de la méthode indirecte de connoître le tempérament. J'exposerai dans la Troisième Section mes observations sur les rapports du Tempérament aux causes générales, dont les variations dans les divers lieux de la Terre modifient les Mœurs et le Physique de l'Homme.

PREMIÈRE SECTION.

De la Méthode directe de connoître le Tempérament.

CCLXVI.

CETTE Méthode a pour premier objet de déterminer quelle est dans chaque homme l'intensité constitutionnelle, ou l'énergie permanente de ses forces radicales; et quelles sont les proportions des forces agissantes dans ses divers organes.

Il est facile d'observer le défaut d'énergie des forces radicales, lorsque l'action des forces motrices et sensitives est constamment affoiblie dans tout le corps.

Cependant il arrive d'ordinaire, que les personnes dont les forces radicales s'affoiblissent généralement ; montrent plus de sensibilité et d'irritabilité qu'auparavant. Si dans ces personnes l'on a égard au système entier des forces, et au manque de constance de leur reproduction dans tout le corps, on n'est point trompé par ces fausses apparences : et alors elles conduisent au contraire à reconnoître l'affoiblissement réel de la constitution.

Il faut donc observer les signes des excès de sensibilité ou de mobilité, qui peuvent exister dans chaque homme ; pour s'en servir à connoître la foiblesse des forces radicales de sa constitution.

CCLXVII.

Un excès de sensibilité se manifeste, 1°. par une vivacité des sensations et des appétits spontanés du Principe Vital, beaucoup plus grande que dans l'état naturel ;

2°. Par le sentiment vif d'anxiété ou d'incommodité , que cause l'imperfection de telle ou telle fonction.

Une semblable inquiétude habituelle, plus ou moins exprimée chez tous les hommes, est ce qui leur rend impossible l'apathie parfaite ; et ce qui livre le plus souvent leur imagination aux illusions sur l'avenir.

Un excès de mobilité se manifeste rarement dans toutes les fonctions. Mais le plus souvent il se démontre par la rapidité avec laquelle s'exécutent tels ou tels mouvemens ; tandis que d'autres mouvemens du corps vivant sont dans un état de langueur relative.

La Chaleur Vitale peut être alors soutenue plus long-temps à un degré plus fort, tandis que la faculté de faire de l'exercice est moindre que dans l'état naturel : le pouls peut être alors habituellement plus fréquent, pendant que les excrétions sont plus paresseuses, etc.

CCLXVIII.

C'est dans les excès de sensibilité et de mobilité, qui accompagnent l'affoiblissement des forces radicales de la constitution ; que les sympathies particulières des organes entr'eux sont sur-tout développées, et qu'elles sont plus marquées que les sympathies générales de chaque organe avec tout le corps.

Ainsi quand un homme a sa constitution radicalement affoiblie, son estomac souffrant dans une digestion laborieuse, peut affecter, par une sympathie spéciale, des organes éloignés ; causer des palpitations du cœur, arrêter certaines excrétions, etc. : tandis que chez des hommes robustes, les digestions les plus pénibles ne font répondre au travail de l'estomac et des intestins, qu'une sympathie générale qui augmente les forces de toute l'habitude du corps.

C'est par une raison analogue, que des circonstances d'irritations locales, ou de spasmes comme fortuits de tel ou tel organe, dont les forces sensitives s'isolent dans un état de foiblesse extrème ; cau-

sent aux mourans des évacuations involontaires, et divers mouvemens convulsifs, etc.

CCLXIX.

APRÈS avoir déterminé dans chaque
homme, quelle est l'énergie totale des forces
radicales de la constitution ; il faut s'attacher à reconnoître quelles proportions ont
entr'elles les forces qui agissent dans les
divers organes. Il importe d'autant plus
d'observer quels sont les organes plus foibles relativement au reste du corps, que
leur infirmité respective entraîne diverses
affections constantes, qui sont caractéristiques de chaque tempérament.

M. Thierri a fort bien remarqué qu'il
existe dans chaque homme, au moins un
organe qui manque, relativement aux autres organes, de ce degré d'énergie dont il
devroit jouir dans l'état de santé la plus
parfaite (3). Cet organe exécute plus péni-
blement sa fonction, et est plus fréquemment affligé de maladie.

M. Zimmerman confirme cette assertion,
et ajoute ; qu'il est parvenu à découvrir
dans chaque homme quel est cet organe

plus foible, après avoir remarqué que c’est toujours la partie qu’affectent principalement les fortes émotions de l’Ame (a).

Cet organe le plus foible est aussi indiqué, en ce qu’il est le siége le plus ordinaire des maladies produites par une cause qui semble devoir agir également sur tout le corps ; comme des dépôts qui se forment dans la terminaison des maladies aiguës.

Ainsi Hippocrate a observé dans une toux épidémique ; que si quelqu’un de ceux qui en étoient affectés avoit souffert auparavant quelque infirmité aux piés, aux mains, ou dans les organes de la voix ; la maladie portoit ses principales impressions sur ces endroits affoiblis.

L’infirmité relative d’un organe a souvent des causes sensibles ; comme lorsqu’il est particulièrement incommodé dans les positions habituelles qui sont propres au genre de vie de chaque homme : et lorsque la masse de cet organe comparé aux autres

____

(a) *Von der Erfahrung in der Arzneykunst, Zweyter Theil, Seite 598-9.*

est considérablement disproportionnée, par rapport à l'état naturel.

Baillou a remarqué, que lorsqu'un homme qui a coutume de travailler le corps courbé, ou d'écrire en s'appuyant sur l'estomac, vient à tomber malade; les effets les plus graves de la maladie se font sentir dans les organes fatigués par cette posture habituelle. On trouve plusieurs observations analogues dans le Traité de Ramazzini *De Morbis Artificum* : et il n'est point de Médecin qui n'ait vu beaucoup de faits semblables.

On sait qu'une disproportion en défaut produit une infirmité relative du poumon. Mais j'ai vu aussi quelques maladies chroniques de la poitrine, qui m'ont paru être en partie déterminées par la disproportion en excès ou en longueur de la charpente du thorax; à laquelle doit répondre un excès d'étendue du poumon : ce qui dérivoit sur ce viscère, à proportion des autres parties du corps, plus de sang qu'il ne s'y en distribue dans l'état ordinaire; et déterminoit les congestions hémorragiques à s'y former, etc.

CCLXX.

JE passe au second objet de la Méthode directe de connoître le Tempérament; qui est d'observer quelles sont dans chaque homme, les modifications différentes que diverses habitudes dans l'usage des choses non naturelles, donnent à l'action des forces motrices et sensitives.

Je me bornerai à considérer les modifications habituelles des forces, qui sont relatives à l'usage de l'air, des alimens, et de l'exercice des différentes parties du corps.

D'après les observations d'Arbuthnot et de Short, il paroît que l'air des grandes villes (semblables à ces mères dont le lait n'est pas bon pour leurs enfans) ne devient supportable aux enfans qui y naissent, qu'après qu'ils s'y sont habitués.

On sait que des maladies longues et rebelles cèdent souvent au seul changement d'air. Cependant il peut être dangereux de conseiller le déplacement aux personnes dont les forces sont ruinées par une longue maladie ou par la vieillesse. Piquer assure

avoir

avoir vu plusieurs fois des personnes ainsi affoiblies succomber à l'altération qu'un nouvel air produisoit dans leur constitution.

Un air très-mal sain, et qui se renouvelle difficilement; peut être rendu par une longue habitude, plus convenable qu'un air pur. Sanctorius rapporte (a) qu'un homme qui avoit passé vingt ans dans un cachot, ne fut pas plutôt sorti de ce lieu infect et ténébreux, qu'il tomba dans une maladie maligne : que cet homme en étant guéri, vécut ensuite une année avec une mauvaise santé ; jusqu'à ce qu'ayant mérité d'être remis en prison, il fut parfaitement rétabli. J'ai eu connoissance d'un fait analogue.

Des alimens dont la digestion paroît devoir être très-difficile, ou même pernicieuse, peuvent être d'un usage nécessaire à ceux qui s'y sont habitués. Solenander et Bohn ont vu des hommes attaqués ou convalescens de maladies graves; qui avoient besoin pour se rétablir, d'être nourris d'alimens

---

(a) *Meth. Vitand. Error. in Medicinâ*, p. 226.

de dure digestion auxquels ils étoient accoutumés.

M. Clerc rapporte que les Kamtschadales
vivent d'alimens putréfiés , sans en être in-
commodés ; tandis qu'une nourriture plus
saine devient pour eux un poison lent, auquel la plupart d'entre eux succombent, et
les autres ne peuvent s'accoutumer qu'après
avoir souffert long-temps.

CCLXXI.

TOUTE disposition habituelle des forces
motrices à tel mode d'activité, comme est tel
degré de contraction musculaire, rend plus
facile l'exercice correspondant ; même dans
des circonstances qui peuvent être mécaniquement moins avantageuses.

Ainsi on a remarqué qu'un homme accoutumé à un fleuret , n'a pas autant d'activité pour faire des armes avec un fleuret
plus pesant ou plus léger. On a mal expliqué ce fait ; en disant que la coutume détermine un certain degré de tension des fibres,
qui est nécessaire pour leurs mouvemens :
car une tension des fibres produite par
une cause mécanique extérieure, n'a rien

de commun avec leur contraction musculaire plus ou moins foible.

Un homme accoutumé à exercer des
mouvemens plus forts avec les muscles des
mains et des doigts, écrit moins ferme qu'un
autre. On ne voit pas comment le pouvoir
habituel de mettre en action de plus grandes
forces, affoiblit la faculté d'en employer de
moindres. Mais ce fait est au nombre des
preuves qui démontrent que la contraction
musculaire n'est point opérée par des agens
mécaniques, qui lorsqu'ils peuvent le plus,
peuvent aussi le moins.

Un exercice habituel donne souvent l'at-
titude qui rend chaque mouvement plus
ferme et plus facile ; en faisant préférer tel
concours des muscles auxiliaires, qui assure
des points plus fixes aux muscles qui doivent agir principalement.

Mais souvent aussi il arrive que les
situations accoutumées, quoiqu'elles soient
indifférentes, ou inutiles (comme certaines
positions qu'on peut affecter pendant qu'on
parle), ou même désavantageuses, deviennent enfin nécessaires pour chaque mouvement.

Q 2

Il n'est pas possible d'admettre que les dispositions à tels ou tels mouvemens combinés qui sont introduites par l'habitude; se contractent d'une manière mécanique. Cependant la Nature semble être assujettie à une sorte de nécessité, qui lui fait affecter spécialement la répétition des agitations vives, que les organes extérieurs ont souffertes pendant long-temps (4), même par des causes étrangères au corps.

CCLXXII.

IL n'est personne qui après un exercice vif et continu, n'ait éprouvé l'idée persévérante de semblables agitations. Cette idée peut être liée avec une répétition sourde et comme insensible des mêmes mouvemens: et cette répétition peut quelquefois être sensible, ainsi que le prouve une observation curieuse que M. De Lisle fit sur lui-même.

Ce Savant rapporte; que dans sa route depuis Moscou jusqu'à Tobolsk, il ne dormit que dans sa voiture, et toujours en chemin. Pendant les trois nuits qu'il coucha à Tobolsk entre deux draps, et déshabillé ; outre que son sommeil n'étoit pas profond , il éprouva continuellement un petit tremblement par tout le corps, sans nulle douleur. Il n'y fit pas d'abord beaucoup d'attention ; mais ce tremblement continua les deux nuits suivantes. Cherchant à en découvrir la cause, il reconnut que c'étoit un mouvement de toutes les parties de son corps ; et pensa que ce mouvement leur avoit été imprimé par les secousses continuelles qu'il avoit reçues dans la route (a).

De semblables effets ne peuvent être rapportés à aucune cause mécanique ; mais doivent être conçus comme relatifs aux lois Primordiales qui soumettent le Principe Vital à se redonner spontanément des mouvemens que déterminent d'abord des causes qui lui sont étrangères, dont l'action est plus ou moins long-temps répétée.

La loi primitive de l'influence de l'habitude est encore moins sensible , lorsque la Nature continue avec persévérance certaines agitations , dont la cause apparente

____

(a) Hist. des Voyages, T. LXXII, p. 101-2.

ne subsiste plus ; que lorsqu'elle s'accoutume à renouveler à de grands intervalles certaines suites de mouvemens, dans des périodes et avec un ordre de succession; qui ont quelquefois une précision singulière.

Tout le monde sait que l'habitude fait, revenir assez généralement divers besoins de la vie à des heures fixes de la journée ; et que souvent ces besoins sont oubliés , si on laisse passer l'heure de les satisfaire.

On doit rapporter à ce pouvoir de l'habitude, le penchant qu'a la Nature humaine à faire dégénérer en fièvres intermittentes (suivant plusieurs observations de Rivinus et d'autres Auteurs) les mouvemens fébriles, que des circonstances fortuites lui impriment deux ou trois fois de suite, dans des périodes de tierce et de quarte. Il est vraisemblable qu'un grand nombre de maladies périodiques s'établissent d'une manière analogue.

SECONDE SECTION.

De la Méthode indirecte de connoître le Tempérament.

CCLXXIII.

La Méthode indirecte de connoître le tempérament a pour objet de déterminer dans chaque homme, quels sont les degrés des forces radicales, et les modes des forces agissantes du Principe Vital ; d'après des observations tant sur les mœurs, que sur le physique des solides et des fluides ; qui en général ont des rapports harmoniques avec les affections permanentes du système des forces.

Je vais indiquer rapidement des analogies manifestes que les mœurs, et le physique du corps ont dans chaque homme, avec la manière d'être la plus constante de son Principe de Vie.

Stahl prétend que l'activité manifeste de l'Ame dans ses pensées et dans ses volontés, est en proportion avec celle des mouvemens vitaux : qu'ainsi, par exemple, l'inquiétude morale d'un sujet se retrouve dans l'exécution de ses mouvemens intérieurs.

Galien est le premier Auteur de ce dogme, comme on peut voir dans son Traité : *Quod animi mores sequantur temperamentum corporis.* Mais personne ne l'a plus développé que Stahl et ses sectateurs.

Cependant il ne faut pas donner trop d'étendue à cette doctrine de la correspondance des affections constantes de l'Ame et du Principe Vital. Car il est d'expérience, comme Piquer et d'autres l'ont observé ; que des hommes dont le corps présente les signes d'un tempérament mélancolique (*a*) n'ont point une Ame mélancolique ; et sont au contraire gais et paresseux.

Il est évident que les causes morales et physiques , agissant très-diversement sur l'esprit et sur le corps ; doivent modifier à l'infini, et peuvent même dénaturer la cor-

---

(*a*) *Hirti , subnigri , sicci , graciles.* Voyez Piquer , *Institut. Med. , p. 253.*

respondance primitive du Principe Vital et de l'Ame pensante. Mais en général on observe un accord singulier des actions morales avec les mouvemens vitaux, quant au temps, à l'ordre, et à la proportion ; dans les différens tempéramens, soit individuels, soit considérés et classés sous divers genres; ainsi que dans les deux sexes, et dans les divers âges de la vie.

CCLXXIV.

Le second des deux moyens généraux, qui servent à la détermination indirecte du tempérament ; est d'étudier dans chaque homme la constitution physique des solides et des fluides.

Des états fixes du physique des solides vivans correspondent assez généralement avec les dispositions particulières de la masse des fluides à la surabondance du sang, de la bile, de l'atrabile, et de la pituite; dispositions qu'on a cru être constitutives de quatre tempéramens universels. Ainsi les fibres sont communément spongieuses et flexibles dans les hommes sanguins; sèches et élastiques dans les bilieux; plus tenaces dans les mélancoliques ; lâches et molles dans les pituiteux.

Huxham a très-bien observé que la différence physique des fibres dans chaque sujet, étoit essentielle à considérer par rapport à la pratique de la Médecine. Il a vu que les bains froids qui sont si salutaires à ceux qui ont les fibres molles et lâches ; sont pernicieux aux gens d'un tempérament sec et maigre, etc.

Outre les deux constitutions générales qu'on a désignées par les états de la fibre sèche, et de la fibre molle ; Huxham rapporte à un troisième état des fibres cette constitution tendre et délicate, où l'on a plus d'esprit que de forces, où l'on est très-sujet aux hémorrhagies et aux maladies de consomption. Il croit que personne n'avoit distingué avant lui cette sorte de constitution.

Il me paroît que Stahl a bien décrit cette constitution sous le nom de *sensibilité* (vicieuse) : mais ses observations prouvent que cette sensibilité ne peut se reconnoître par un état manifeste du physique des solides.

Stahl a remarqué que cette sensibilité vicieuse n'a pas lieu seulement dans les sujets chez qui le tissu du corps est très-délicat : mais encore dans des hommes qui paroissent très-robustes, à ne considérer que leur constitution physique ; lorsque leur vigueur a été corrompue par un genre de vie trop éloigné de la Nature.

Stahl a observé aussi, que les sujets très-sensibles parviennent plus rarement à une longue vie : à moins que cette sensibilité ne leur soit pas naturelle, et qu'elle ne leur soit venue avec l'âge ; ou qu'elle ne détermine quelque mouvement habituel d'une excrétion qui soulage le corps. Cette assertion générale me paroît être le résultat d'un grand nombre d'observations bien vues.

Il faut pourtant remarquer que cette sensibilité peut être utile dans divers cas d'exposition à des causes violentes de maladie, auxquelles succombent des hommes d'une constitution vigoureuse. Des grands et soudains changemens font sur ces hommes robustes des impressions beaucoup plus fortes, que sur les personnes délicates ; qui résistent aux effets de ces révolutions par l'habitude même des fréquentes altérations de leur santé.

TROISIÈME SECTION.

Des rapports que le Tempérament a dans les divers lieux de la Terre, aux causes générales qui agissent sur le physique de l'Homme et sur ses mœurs.

CCLXXV.

LES forces du tempérament qui sont *endémiques*, ou propres aux habitans de chaque pays ; ont des rapports marqués avec les causes générales qui modifient diversement le physique de l'homme, et ses mœurs, dans les divers lieux de la Terre.

Ces causes générales sont de deux ordres différens ; d'un ordre naturel, ou d'un ordre politique.

Les causes naturelles sont : premièrement, le climat, qui, à proprement parler, n'est que la latitude de chaque lieu ou sa distance à l'Équateur ; mais dont le nom comprend aussi la température habituelle

de l'air (*a*) ; secondement, la nature du ter-
·rein : ce qui renferme son exposition et ses
inégalités, la hauteur des terres, leur distance de la mer, leur situation par rapport
aux vents ; les qualités sensibles du sol , et
même les exhalaisons qui s'élèvent de son
intérieur.

Les causes politiques sont les différentes
manières de vivre des peuples ; suivant
qu'ils sont chasseurs, pasteurs, cultiva-
teurs, ou commerçans : et les formes diverses des Gouvernemens, dont l'origine
et les variations dépendent beaucoup plus
qu'on ne croit de ce que l'on appelle Hazard ; c'est-à-dire d'un concours de circonstances qui échappent à l'observation.

Je vais traiter d'abord des différences
majeures du Tempérament, qui correspondent aux effets physiques et moraux qu'ont
les différentes causes naturelles qui agissent
dans les divers lieux de la Terre.

J'exposerai ensuite combien les causes

(*a*) Comme l'a très-bien dit M. Volney, dans son
Tableau des États-Unis d'Amérique.

politiques, soit seules, soit jointes aux causes naturelles, influent sur les mœurs et l'esprit des Peuples. D'où il sera facile de déduire, en considérant les effets réciproques que les mœurs de l'homme ont sur sa constitution ; quel doit être le pouvoir des causes politiques sur les tempéramens des Peuples.

CCLXXVI.

EN comprenant (comme je l'ai fait ici, conformément à la doctrine d'Hippocrate) l'ensemble des circonstances physiques de chaque local, qu'on désigne assez généralement par le nom de *Climat ;* l'influence des climats sur les hommes est attestée par une infinité de faits, et ne sauroit être révoquée en doute ; quoi qu'aient pu dire Helvétius et d'autres Auteurs.

Le Climat a une influence directe sur la taille des hommes. Cela est rendu très-sensible, si l'on compare les Peuples qui sont placés à des latitudes extrèmement différentes. On voit assez généralement que les hommes qui vivent dans les climats chauds, sont plus petits que ceux qui habitent vers les extrémités froides des zones tempérées.

La taille avantageuse de ces derniers devient gigantesque chez les Patagons, chez qui elle est régulière et bien proportionnée; si ce n'est aux piés et aux mains, qu'ils ont d'une petitesse remarquable, suivant que M. Wallis l'a observé. Il semble que dans les extrémités du corps, où l'égalité de la chaleur vitale est plus difficile à conserver, le développement des organes est plus gêné par les impressions d'un froid rigoureux, qui y combattent avec plus d'avantage l'activité du Principe de la Vie.

Le degré de froid qui est le plus favorable au développement du corps humain, existe dans les latitudes voisines de la zone glaciale du Nord. Mais j'observe que sous le rapport d'influence à cet égard, ces latitudes ont une limite très-remarquable. Une *médiocre augmentation du froid* dans des lieux plus septentrionaux, quoique très-voisins de cette limite ; produit une très-grande diminution de l'accroissement naturel du corps humain.

Je rapporte ici ce qu'on a observé : que de même que les Lapons, qui sont de la plus petite taille , sont voisins des Finnois, qui sont assez grands et assez bien faits : on trouve aussi auprès des Lapons de l'Amérique, qui habitent les terres voisines du détroit de Davis, une autre espèce d'hommes qui sont grands et bien faits (5).

CCLXXVII.

UN passage aussi brusque ne peut être conçu, que par des inégalités extrèmes de l'énergie que le Principe Vital a dans sa faculté de développement plastique des organes ; pour résister à des degrés de froid qui se suivent si prochainement.

La cause de cette différence de la taille ordinaire, entre des Peuples très-voisins ; peut être rapportée d'ailleurs à la Théorie que je donnerai (en traitant de la Génération) sur la succession des deux forces opposées *d'expansion et de condensation ;* qui agissent pour la détermination des mesures d'étendue et de solidité, suivant lesquelles est formé chaque organe du corps vivant.

On peut faire relativement à la vitalité des hommes dans divers pays du Nord, une remarque analogue à l'observation générale

générale que je viens d'indiquer ; sur ce que les pays septentrionaux où la taille de l'Homme est le plus développée , sont très-voisins de ceux où elle est le plus raccourcie.

Ainsi la Suède , la Norwège , le Danemarck et l'Angleterre , sont sans contredit les pays qui dans les derniers temps ont produit les hommes qui sont parvenus à la plus grande vieillesse ; à l'âge de cent trente, cent quarante , cent cinquante ans , et au-delà (6). Mais dans un climat plus au Nord , un degré de froid plus considérable est contraire à la vie ; puisqu'en Islande et en Sibérie , les hommes vivent tout au plus soixante ou soixante-dix ans (a).

CCLXXVIII.

M. Blumenbach (b) a donné de nombreux exemples, qui prouvent qu'une même espèce d'animaux (comme les chevaux, les

---

(a) Voyez M. Hufeland , dans l'Art de prolonger la Vie Humaine , T. I , p. 151.

(b) *De Generis Hum. Varietate Nativa* , rtoisième Édition ; p. 77-80.

chiens, etc.) reçoit suivant la différence des climats et des pays, des variétés singulières; dans la couleur, la texture des poils, la taille, la figure, et la proportion des extrémités, et sur-tout dans la forme des crânes.

Il pense (*a*) que le climat est la cause principale (*b*) de ces différences qui sont propres aux diverses variétés du Genre humain; dans la figure, la proportion, et la direction des parties de la face (ensemble caractéristique auquel il donne le nom de *facies gentilitia*).

Il le prouve, parce que les Chinois ont tous une face semblable; parce que la face qui étoit propre aux Indiens, et celle qu'avoient les Égyptiens (connues par les anciens Monumens) ont changé par degrés, de manière qu'elles ont pris les traits de la face de leurs conquérans; enfin parce que chez les Créoles nés de parens Anglais

---

(*a*) *Lib. cit. p. 184 et suiv.*

(*b*) C'est-à-dire la plus générale : car il n'exclut point l'influence de la race primitive, chez les hommes d'une Nation qui ne s'allie avec aucune autre; comme sont les Juifs.

dans la Jamaïque, le visage s'est altéré et rapproché de celui des indigènes de l'Amérique (7).

L'influence d'un climat semblable fait que les habitans des bords du Détroit de Magellan ressemblent aux Samojèdes, par la physionomie, les traits du visage, la couleur, les cheveux, et la barbe. (Voyez Linschoten.)

Camper prétend qu'on ne doit rapporter qu'aux effets des différences du climat, de l'air, et des alimens dans les divers pays; les formes particulières qui sont propres à divers Peuples, dans les orbites, les joues, le nez, et la mâchoire supérieure (a).

Il avoue cependant qu'il est impossible d'expliquer comment ces causes produisent ces effets; déterminent chez les Nègres, la saillie en avant de la mâchoire supérieure, et des os des joues; font que les orbites des yeux des Chinois, et des Insulaires des Moluques, se trouvent plus bas que les nôtres et placés obliquement; etc.

(a) Dissertation sur les variétés naturelles de la Physionomie, première Partie, Chap. II.

R 2

On peut sans doute rapporter à l'action de ces causes générales, du climat, de l'air, des alimens ; les faits qui prouvent les altérations de la taille, et autres qu'ont souffertes des races d'hommes et d'animaux, qu'on avoit transportés dans des lieux très-éloignés de celui de leur origine.

Mais il est invraisemblable que ces causes générales fassent, sinon uniquement, du moins principalement, sur certaines parties du visage, des impressions manifestement disproportionnées à celles qu'elles font sur d'autres organes ; de manière qu'elles changent dans ces parties, relativement au type primitif du Genre Humain, les affections des facultés génératrice et nutritive, et les tendances des directions des forces qu'exercent ces facultés.

L'opinion que je crois pouvoir proposer, comme le résultat le plus simple et le plus vraisemblable des faits, est que la Nature a été déterminée par des lois primordiales dont les causes nous sont inconnues, à créer ; soit dès l'origine du Genre Humain, soit dans la suite des temps, dans les lieux de la Terre soumis à quatre ou cinq principaux climats ; diverses races d'hommes, dont chacune répond à son climat, par telles ou telles formes caractéristiques des parties de la face.

CCLXXIX.

On a fort agité la question si le climat est la cause de la couleur des Nègres , ou si cette couleur est inhérente primitivement à leur race (a).

De même que la forme particulière de la face qui est propre aux Nègres, a pu être produite , ou puissamment modifiée par l'influence du climat ; la même cause a pu sans doute déterminer aussi la couleur des Nègres , que les faits montrent avoir un rapport constant avec le climat de leur pays.

Mais il ne faut pas affirmer comme une chose démontrée , l'opinion que la couleur des Nègres est produite par la chaleur , et la sécheresse de leur climat. M. de Buffon,

____

(a) Voyez Zimmerman , d'après Buffon, Robertson, Pauw , etc.

R 3

qui a suivi cette opinion, lui a donné plusieurs développemens; auxquels M. Forster a opposé des objections difficiles à résoudre (a).

On ne peut prouver que la *possibilité* de cette influence du climat sur la couleur des Nègres : mais des probabilités encore plus fortes semblent indiquer qu'indépendamment de l'action du climat, la race des Nègres a dans sa couleur, comme dans ses formes, les caractères d'une race primitivement formée par la Nature (8).

CCLXXX.

L'influence sensible que le climat a sur les organes extérieurs, est moins importante à considérer, que celle qu'il a sur les formes intérieures de la constitution (9).

Ces formes se démontrent par des affections très-différentes, que le Principe Vital

---

(a) Dans ses Remarques sur cet endroit de la Traduction en Allemand de l'Hist. Nat. de M. de Buffon.

a chez les peuples du Midi ou du Nord ;
dans la santé et dans les maladies.

On explique communément par des effets
physiques , les modifications générales de
la sensibilité et de l'irritabilité , que produit l'influence du climat. Mais quoique
M. de Montesquieu ait adopté de semblables explications ; il est facile de voir combien elles sont versatiles et peu fondées.

En effet, dans le Midi la chaleur peut
dessécher et rendre calleuses les houpes
nerveuses de la surface du corps , qu'on
dit qu'elle rend plus sensibles en les épa-
nouissant : et dans le Nord , le froid qui
condense les fibres, peut sans doute (comme
on dit) rendre leurs mouvemens plus forts
et plus libres ; mais il peut aussi leur ôter
ce degré de flexibilité qui est le plus favorable au jeu des organes ; etc.

Il faut regarder comme un fait général ,
et qui ne peut être démontré par des raisons physiques , mais qui l'est par l'observation ; que chez les habitans des pays
chauds comparés à ceux des pays froids,
les forces radicales du tempérament sont
constamment dans un état de langueur

relative; que l'exercice des forces motrices y est généralement plus foible, et que l'action des forces sensitives s'y développe avec plus de vivacité.

CCLXXXI.

SANS doute un plus grand relâchement des fibres causé par l'influence nécessaire d'un climat très-chaud, produit toujours chez les peuples qui vivent sous ce climat, une impuissance relative pour les fonctions de l'Économie Animale (10).

Mais en même temps ce relâchement *physique* des organes est constamment accompagné d'une plus grande disposition du Principe Vital aux mouvemens spasmodiques. L'excès de foiblesse physique y est à côté de l'excès d'irritabilité; et la sensibilité y est aussi vive que facilement épuisée.

Dans les climats ardens, les plus légères blessures causent facilement des convulsions : les fièvres sont en général beaucoup plus aiguës que dans les climats tempérés ; et elles s'allument aussi plus facilement. Galien avoit fait cette dernière remarque sur les Nègres : dont on observe que la peau est sensiblement échauffée, et que le pouls est presque toujours vif et accéléré.

C'est à raison de ce que la sensibilité est beaucoup plus vivement émue dans les pays chauds, que la Pratique des Médecins expérimentés y a établi un plus grand usage relatif des remèdes narcotiques, et des boissons tempérantes.

Une raison contraire autorise dans les pays froids l'usage des drastiques et des autres remèdes les plus actifs. C'est ainsi que, suivant M. Linnæus, les Lappons (qui sont placés aux derniers degrés de latitude pour la sensibilité) prennent avec succès dans les coliques spasmodiques, de l'huile de tabac, qui dans nos climats est un affreux poison.

Les observations de Lentilius dans la Courlande, et de Gmelin dans la Sibérie, prouvent la nécessité des remèdes violens pour émouvoir les hommes du Nord ; chez qui il semble qu'un voile de matière plus épais rende le Principe Vital moins accessible.

CCLXXXII.

Je remarque qu'il existe une analogie singulière de l'influence qu'un climat très-chaud a sur les forces radicales, et sur les forces agissantes de la constitution ; avec une autre influence qu'il a sur les mœurs, auxquelles il donne des caractères qui semblent opposés.

Je rapporte à cette analogie ce qu'on observe chez les Indiens ; de l'opposition qui est entre leur timidité naturelle, et le courage nécessaire pour certaines actions atroces dont ils sont capables, ou même qui ont passé en coutume dans les Indes ; comme quand les femmes s'y brûlent à la mort de leurs maris, etc.

Cette variation extrème de l'excès de la timidité à celui du courage, se retrouve aussi chez d'autres peuples qui sont brûlés par les ardeurs du soleil ; comme chez les Nègres et les Caraïbes.

M. de Montesquieu a cherché à expliquer cette contradiction apparente. Il dit (*a*) que

______

(*a*) Esprit des Lois, Liv. XIV, Chap. III.

chez les Indiens l'imagination est si vive,
que tout les frappe à l'excès ; et que la même
délicatesse d'organes qui leur fait craindre
la mort, sert aussi à leur faire redouter
mille choses plus que la mort, etc.

Mais il reste toujours à expliquer ; comment la foiblesse des organes ou le sentiment de l'impuissance qui en est la suite, et
la vivacité extrème de l'imagination, peuvent rendre presque toujours timides des
hommes qui vivent sous un ciel ardent ? et
comment ces mêmes causes, lorsque ces
hommes sont violemment affectés ; font
qu'ils prennent des résolutions désespérées,
et se dévouent à une mort certaine.

Il me semble qu'il suffit de reconnoître,
que dans les pays extrèmement chauds,
de même qu'une plus grande langueur des
fonctions des organes est jointe à une disposition beaucoup plus prochaine aux maladies convulsives et autres très-aigües, que
le Principe de vie produit sans passer par
des gradations intermédiaires ; de même
l'Ame y est à la fois habituellement plus
timide , et néanmoins plus capable de se
porter à des actions atroces ; qui sont au

vrai courage, ce que les convulsions sont à des efforts également libres et puissans (11).

On observe d'ailleurs communément chez les Sauvages, qui vivent sous des climats septentrionaux, de même que dans les Nègres et autres Sauvages qui vivent sous un ciel brûlant; des résolutions extrèmes et très-énergiques, qui semblent ne point exister chez eux avec un vrai courage (12).

Cette espèce de contradiction que présentent des affections morales des Sauvages, soit du Nord, soit du Midi; me paroît tenir à ce que l'état d'imperfection auquel ils sont réduits ne leur laisse point de moyens de graduer les comparaisons des biens et des maux qui leur arrivent; non plus que les déterminations auxquelles ces maux doivent les porter; de manière qu'ils ignorent quand ils doivent conserver ou *jetter* leur vie (13).

CCLXXXIII.

La nature du terrein est une cause générale et puissante, qui concourt manifestement avec le climat; pour modifier les formes extérieures ou la constitution physique, et les formes intérieures ou le tempérament, chez les divers Peuples de la Terre.

Ces variétés qui ont été vues avec génie par Hippocrate, se combinent avec celles qu'a dans chaque lieu l'intérieur de la terre. Celles-ci produisent en divers pays des exhalaisons diverses; qui (suivant la remarque de M. l'Abbé Du Bos) y teignent de couleurs qui leur sont propres, le vague de l'air et les nuages de l'horizon.

On observe une ressemblance frappante des formes extérieures du corps, entre les Peuples qui occupent des pays d'une très-grande étendue; mais où la chaleur du climat étant à-peu-près la même, la nature du terrein est en même temps d'une singulière uniformité (14).

Hippocrate avoit observé que les Scythes étoient, quant à la forme du corps, tous semblables entre eux; et très-différens des autres Peuples. L'on peut aujourd'hui faire la même observation chez les descendans des Scythes, ou les Tartares.

Hippocrate a dit que la Scythie forme

une plaine assez abondante en eaux, et cependant élevée : ce que les Commentateurs
n'ont point entendu ; et qui se rapporte à ce
qu'a dit M. de Montesquieu , que la Tartarie est une espèce de montagne plate.

Quelle que soit la différence de latitude
des Provinces de la Russie ; M. l'Abbé
Chappe a observé que tous les habitans de
ce vaste Empire ont entr'eux la plus grande
ressemblance. Il dit que tous les Russes ont
la même taille, des passions semblables , la
même tournure d'esprit , les mêmes mœurs:
qu'on n'observe point la plus petite différence dans leurs plaisirs, dans leurs exer-
cices, dans leur méthode pour cultiver la
terre, dans leur habillement, etc.

M. l'Abbé Chappe attribue avec beaucoup de vraisemblance cette uniformité
étonnante à la nature du sol de la Russie ;
qui présente presque par-tout des plaines
immenses, où les eaux ont peu de pente ;
de sorte que le pays est en général très-
aquatique, etc. (15).

CCLXXXIV.

IL me reste à considérer rapidement l'action que les causes politiques ont sur les mœurs et l'esprit des peuples, et par conséquent d'une manière indirecte sur leurs tempéramens ; soit lorsqu'elles agissent seules, soit lorsqu'elles se combinent avec les causes naturelles.

Pour déterminer l'influence que le climat a sur les mœurs, il faut la considérer dans les cas où ses effets peuvent être sensiblement séparés de ceux des causes politiques. Voilà pourquoi M. de Saint-Lambert a pu dire que l'influence du climat doit être observée chez l'Homme sauvage (16).

Lorsque dans un pays comparé à un autre, il n'y a point de grande différence d'exposition et de latitude (comme aussi dans un même lieu, où le climat ne change point pendant plusieurs siècles consécutifs); des différences relatives dans les mœurs sont généralement produites par l'influence du Gouvernement, qui peut changer et surmonter l'influence du climat.

Cette remarque générale qu'il est facile d'établir par les faits, auroit rectifié beaucoup d'erreurs où sont tombés le Grand Montesquieu, et d'autres Auteurs célèbres, qui ont trop déféré aux influences du climat.

Hippocrate a très-bien dit que c'est surtout à cause de leurs lois, que les Peuples de l'Asie sont plus timides, et ont des mœurs plus douces que les Européens. Cependant il a vu supérieurement, combien cette grande différence dépend de la diversité du climat dans ces deux parties de la Terre. Car il oppose l'uniformité du climat de l'Asie, qui laisse toujours les hommes dans le même état; aux grands changemens en froid et en chaud, que l'inégalité des saisons produit en Europe : qui altèrent fortement le corps, augmentent la chaleur vitale, frappent et éclairent les esprits, saisissent et remuent puissamment les ames.

La manière de vivre d'un Peuple, lorsqu'elle est nécessitée par la nature du terrein qu'il occupe; est la plus puissante des causes politiques. Elle peut même donner aux mœurs de ce peuple, une forme indépendante

pendante de l'espèce de Gouvernement auquel il se trouve soumis. C'est ainsi qu'une vie errante, pastorale et guerrière, donne des mœurs singulièrement ressemblantes aux Arabes et aux Tartares ; malgré la différence extrème du climat, et malgré celle de leurs Gouvernemens.

CCLXXXV.

M. DE MONTESQUIEU ayant observé la conformité surprenante de ces deux peuples, s'est demandé pourquoi les Arabes sont restés libres, tandis que les Tartares sont dans l'esclavage politique. Il en a donné diverses raisons qui ne semblent point suffisantes (*a*). Voici quelle me paroît être la vraie solution de ce Problème politique.

La liberté des peuples errans est défendue par leurs déserts, comme par leur courage, contre les Conquérans qui voudroient les assujettir : et elle ne peut être mise en danger que par l'autorité des Chefs que se donnent ces peuples.

______

(*a*) Esprit des Lois, L. XVII, Chap. V et L. XVIII, Chap. XIX.

Tome II.   S

Mais les Arabes, que leur petit nombre, les guerres continuelles entre leurs Tribus, et les forces des puissans Empires dont ils sont entourés, ont presque toujours empêchés de former des corps d'armée considérables et permanens; n'ont pu avoir que des chefs divisés et foibles. Au contraire, les Tartares en formant des armées immenses, se sont soumis à des Généraux ou à des Khans; dont la puissance s'est proportionnée au nombre d'hommes qu'ils commandoient, et n'a pu que dégénérer en despotisme.

Les causes politiques seules peuvent produire des changemens prodigieux dans les mœurs, comme on l'observe dans des pays où la nature du terrein n'a point souffert d'altération considérable. La terre n'a point changé dans la Grèce, ou dans l'Égypte; mais le courage et le génie des peuples y ont été flétris par la barbarie du Gouvernement.

CCLXXXVI.

LORSQUE des causes politiques et naturelles concourent pendant plusieurs siècles

consécutifs, à donner un caractère particulier aux formes et aux mœurs d'un Peuple ;
ce caractère constitue une Race d'hommes,
qui demeure manifestement la même (lorsqu'elle ne s'altère point d'ailleurs en s'al-
liant avec d'autres races) au milieu des plus
grandes variations du Climat et du Gouvernement des pays où ce peuple peut être
transplanté.

Il n'est point d'exemple plus manifeste
de cette vérité, que celui que fournit le
peuple Juif depuis sa dispersion.

On ne peut qu'attribuer à la supériorité
de l'influence des Races sur celle du climat, l'observation qu'a faite La Motraye. Ce
voyageur témoigne la plus grande surprise
d'avoir trouvé *presque sous le même climat
et dans le même air ;* les Circassiens, le plus
beau peuple du monde, au milieu des
Nogais et des Calmoucks qui sont de vrais
monstres en laideur (17).

On ne peut déterminer avec précision,
jusqu'où les causes politiques auxquelles un
peuple est soumis ; lorsqu'étant ou seules,
ou combinées avec les causes naturelles,
elles agissent constamment pendant une

longue suite de générations ; peuvent étendre ou borner chez ce peuple la perfectibilité de l'intelligence humaine.

Ce sont probablement les obstacles que les causes politiques ont mis au développement des facultés de l'esprit chez les Chinois ; qui arrêtent absolument depuis plusieurs siècles les progrès de ce peuple dans l'étude des Sciences.

Il paroît aussi qu'une cause principale qui rend depuis si long-temps les sciences stationnaires chez les Chinois ; est qu'on ne les y a considérées, et fait cultiver que proportionnellement à leur utilité manifeste et immédiate pour la chose publique.

CCLXXXVII.

C'est sans doute par une dégradation qu'ont amenée les causes politiques et naturelles, dont les influences se sont combinées pendant plusieurs Ages ; qu'il arrive aujourd'hui que la meilleure éducation ne peut presque jamais élever l'intelligence des Nègres à un degré de lumières dans les Sciences et les Lettres, qui approche de celui auquel parviennent les Européens.

M. Meiners a bien décrit la constitution physique des Nègres (18); mais il me paroît avoir exagéré les imperfections de leur intelligence.

Les facultés intellectuelles sont communément chez les Nègres qui n'ont point reçu d'éducation particulière, dans un état de développement très-imparfait : et cet état présente des considérations qui sont bien dignes d'être méditées (19).

Le Dr Moseley (a) a très-bien dit que le chaos sauvage de notions d'instinct, que les Nègres apportent de l'Afrique , peut rarement, à moins qu'ils ne viennent fort jeunes en Amérique ou en Europe ; être réglé de manière qu'ils soient en état de recevoir des impressions raisonnables et constantes.

Quoique M. Hume ait dit quelque part, qu'aucun Nègre , même après avoir été mis en liberté, ne s'est distingué dans les beaux Arts ou dans les Sciences ; on a plusieurs faits à opposer à cette assertion trop générale (20).

____

(a) Dans son Traité sur les Maladies et le Climat des Indes-Occidentales.

Il est divers autres Peuples chez lesquels on trouve communément la raison peut-être encore moins développée qu'elle ne l'est chez les Nègres en Afrique. M. l'Abbé Brenna a recueilli (a) les autorités de M. de la Condamine, et de beaucoup d'autres voyageurs instruits ; qui prouvent qu'un très-grand nombre de peuples sauvages de l'Amérique ont très-peu d'idées, et vieillissent sans sortir de l'enfance de la raison.

Robertson a remarqué (b) que chez les Tribus sauvages de l'Amérique, l'espèce humaine est dans une période d'enfance ; pendant laquelle les diverses facultés de l'Ame n'étant que foiblement excitées par les besoins et les desirs, restent très-défectueuses dans leurs opérations.

Les Nègres diffèrent sans doute de ces peuples sauvages, puisqu'ils vivent sous des Rois ; et sont un peu plus rapprochés de

______

(a) Dans le *Giornale dei Letterati di Pisa*, *T. LVIII*, *p. 208 et suiv.*

(b) Dans son Histoire d'Amérique.

l'état de la civilisation. Cependant ils sont toujours dans un état qui ne peut développer que très-imparfaitement les facultés de l'Ame, et prolonger cette enfance de l'Espèce humaine ; cet état subsistant avec une très-grande uniformité dans leur manière de vivre, et la simplicité extrème de leurs Gouvernemens.

CCLXXXVIII.

LES grands perfectionnemens de l'Esprit humain sont des effets essentiellement dépendans des causes Politiques et Morales, qui produisent les besoins factices de l'Homme multipliés à l'excès, les inégalités des conditions et des fortunes qui en résultent, les révolutions et les formes compliquées des divers Gouvernemens.

Quand on considère les variations perpétuelles, et souvent périodiques, que l'Histoire nous démontre exister dans le cours de ces causes Politiques et Morales ; comment pourroit - on adopter cette opinion, que quelques personnes ont voulu mettre à la mode dans ces derniers temps : que l'esprit de l'Homme est destiné par la

Nature des choses, à une perfectibilité in-
définie dans son progrès, et qui doit aller
toujours croissant avec les Ages du Genre
Humain ?

CHAPITRE XV.

Des Modifications générales que les divers Ages de la vie donnent au système des forces du Principe Vital : et de la fin de ce Principe dans la Mort de l'Homme.

CCLXXXIX.

Entre les affections constantes dont l'ensemble spécifie dans chaque homme le système des forces du Principe Vital ; sont les modifications générales qu'il reçoit dans les divers Ages de la vie, dont la succession seule doit amener enfin par une nécessité naturelle la destruction de ce système.

Les Ages et la fin de la vie sont les objets dont je traiterai dans ce Chapitre ; qui sera partagé en deux sections. Dans la première, je donnerai une nouvelle division des Ages de la vie humaine ; en les distinguant par des périodes où se font de grandes variations des mortalités respectives : et j'indiquerai les modifications générales que chaque Age imprime au système des forces vivantes.

Dans la Seconde Section, je traiterai des affections du Principe Vital relatives aux causes, aux phénomènes, et aux suites de la Mort.

PREMIÈRE SECTION.

De la division des Ages fondée sur les variations des mortalités respectives dans diverses périodes de la vie humaine.

CCXC.

JE commence par définir ce que j'appelle la *mortalité respective* dans deux périodes, c'est-à-dire dans deux années ou suites d'années de la vie humaine.

Si l'on compare deux périodes de la vie, en supposant au commencement de l'une et de l'autre période, un même nombre d'hommes dont l'âge y soit parvenu : les Tables ou les Ordres de mortalité du genre humain indiquent quel est sur ce nombre donné, le rapport de ceux qui meurent dans l'une de ces périodes à ceux qui meurent dans l'autre. Ce rapport est la *mortalité respective* dans les deux périodes supposées.

On n'a point assez comparé les mortalités respectives , ou la distribution des mortalités dans les différentes années de la vie humaine. C'est faute d'avoir considéré les résultats de ces comparaisons ; qu'on n'a pu résoudre la difficulté suivante, qu'a proposée l'illustre M. D'Alembert (*a*), sur la détermination de la probabilité de la vie.

Lorsqu'on fait les calculs des rentes viagères, on appelle *probabilité de la vie* pour chaque homme d'un âge donné , sa part *commune et moyenne* de la durée des vies qui sont encore destinées à la généralité des individus du même âge. Elle est égale à la somme des temps de toutes ces vies, (connus par les Tables de mortalité dressées pour un grand nombre d'hommes du même âge, et placés d'ailleurs dans des circonstances semblables), divisée par le nombre supposé de ces hommes.

(*a*) Dans ses Opuscules Mathématiques , T. II, p. 74-6.

Mais on appelle encore d'ailleurs *probabilité de la vie*, la durée de vie que peut espérer, à chances égales, chaque homme d'un âge donné. Le temps de cette vie probable (qui se trouve aussi, par les Tables de mortalité, dressées sur des multitudes d'hommes) est celui au bout duquel sera morte précisément la moitié d'un grand nombre d'hommes d'un même âge donné (et dont la vie est soumise aux mêmes circonstances). En effet on peut parier au pair, que chacun de ces hommes pris séparément sera encore vivant au bout de ce temps.

CCXCI.

M. D'Alembert a observé que ces deux manières d'estimer la probabilité de la vie donnent des résultats très-différens; excepté, comme il dit, dans un seul cas qui n'a pas lieu dans la Nature; celui où il mourroit chaque année un nombre égal de personnes (1). Cependant il a dit que ces deux manières paroissent toutes les deux également plausibles : et il n'a point donné d'explication de cette difficulté.

Mais il suffit pour résoudre cette difficulté de considérer ce que je viens de dire;

que l'on doit estimer différemment d'après les Tables de mortalité , la *probabilité de la vie ;* suivant que l'on donne à cette expression deux significations différentes (dont l'une et l'autre est usitée) : suivant qu'on lui fait signifier la vie *probable* que chaque homme a lieu d'espérer à chances égales entre les hommes de son âge ; ou bien la vie *moyenne et commune* à laquelle un homme d'un âge donné peut participer, en tant qu'il est compris dans une multitude d'hommes d'un âge égal au sien.

Le terme de la vie probable que chaque homme a lieu d'espérer, peut rester toujours le même ; quoique la Nature fasse varier extrèmement les mortalités respectives dans les différentes années de la vie, qui précèdent ou qui suivent ce terme ; et quoique ces variations donnent de très-grandes différences de la vie moyenne commune, pour chaque homme d'un âge donné.

On trouve en général dans presque toutes les Tables de mortalité, que (si on excepte les deux premières années de la vie) la vie probable est toujours plus longue que la vie moyenne commune ; jusqu'à un certain âge, au-delà duquel elle est toujours plus courte.

Cette limite attachée à un certain âge en deçà duquel la vie probable est plus longue, et après lequel elle est plus courte que la vie moyenne commune ; est vers l'âge de soixante ans dans l'Ordre de mortalité que M. De Parcieux a établi sur les listes des Tontines. Il est vers l'âge de cinquante ans, dans les Ordres de mortalité qu'ont fait connoître Kerseboom et Wargentin (2).

CCXCII.

APRÈS avoir montré comment la considération des mortalités respectives dans les différentes années de la vie humaine, sert à résoudre la principale difficulté qu'on ait faite sur l'estimation des probabilités de la vie : je vais faire voir qu'en comparant de grandes périodes, ou des suites d'années de la vie humaine, on y découvre des variations considérables et singulières de la mortalité (qu'on n'a point connues avant moi); et que ces variations donnent une division naturelle des âges de la vie.

On trouve généralement par les Tables de mortalité ; que la mortalité respective va en diminuant depuis la naissance jusqu'à la douzième année environ, ou jusques vers l'âge de puberté ; et qu'au-dessus de ce terme la mortalité respective va toujours en croissant (médiocrement) jusqu'à une nouvelle période d'années ; où la mortalité respective de chaque année reste moindre qu'elle n'avoit été pendant l'année qui avoit précédé immédiatement cette période (3).

La première période de la vie , où la mortalité respective diminue d'année en année ; est celle de l'enfance. La seconde période où la mortalité croît , est celle de la jeunesse. J'appelle la troisième où la mortalité est moindre qu'à la fin de la seconde, *l'âge consistant.*

Cet âge consistant dans l'Ordre de mortalité de Kerseboom , dure depuis trente-trois ans jusqu'à quarante-cinq ans inclusivement. Dans l'Ordre de M. De Parcieux , il dure depuis trente-sept ans jusqu'à quarante-six ans inclusivement (4).

J'observe qu'il est des Tables de mortalité où l'on peut reconnoître deux âges consistans : ce qui a lieu, lorsque le premier âge consistant finit de meilleure heure, ou vers quarante ans. Je me fonde moins pour l'observation de ces deux âges, sur la Table de Simpson où l'on peut les distinguer ; que sur celle de Wargentin, qui a été publiée par M. De Parcieux.

Dans cette dernière Table on peut voir facilement : 1°. Qu'il y a un premier âge consistant au-dessus de trente-cinq ans, qui comprend les années 36, 37, 38 et 39 : et qu'au-dessus de trente-neuf ans jusqu'à quarante-cinq ans, la mortalité est toujours croissante (5).

2°. Qu'il y a un second âge consistant au-dessus de quarante-cinq ans, qui comprend les années 46, 47 et 48 ; et qu'au-dessus de cette dernière année, la mortalité va ensuite toujours en croissant (6).

En général l'âge consistant finit au plus tard vers la cinquantième année. Alors commence un nouvel âge qui prend par degrés plus ou moins lents les formes de la vieillesse ; et où la mortalité respective va toujours en croissant, jusqu'à la fin de la vie.

La

La vie *probable* ne diminue pas uniformément, mais avec quelques variations d'accroissement et de décroissement dans les dernières années de la vie; depuis environ quatre-vingt-cinq ans (chez les femmes) jusques vers l'âge de quatre-vingt-dix ans. C'est ce qu'on peut démontrer d'après les Tables de mortalité de Kerseboom, de Wargentin, et de M. de Buffon. C'est une nouvelle preuve que la mortalité de l'espèce humaine n'est point réglée suivant des lois physiques et nécessaires (7).

ARTICLE SECOND.

De la division des Ages de la Vie, considérés par rapport aux modifications générales que chaque Age imprime au système des forces du Principe Vital.

CCXCIII.

Il est naturel de penser que dans les divers Ages de la Vie, les forces *radicales* du Principe Vital ont une intensité proportionnée à la *ténacité* de la vie ; et par conséquent qu'elles peuvent être mesurées, et comparées entr'elles, par les mortalités respectives de ces Ages.

L'état des forces radicales *dans une des périodes de la vie*, n'a point d'influence nécessaire sur la durée permanente de ces périodes, qui doivent s'étendre à tel ou tel cours de la vie probable. Ces forces ne subsistent qu'en se renouvelant par l'énergie et la succession des fonctions de l'économie animale dans chaque temps de la vie. Mais elles ne sont plus ou moins susceptibles de se reproduire que suivant des lois préétablies pour chaque Age.

Ces lois que l'observation sur les mortalités respectives des diverses périodes de la vie, peut seule faire reconnoître, déterminent d'âge en âge la vitalité, ou la durée possible de la reproduction du système des forces du Principe Vital.

D'après ce qui a été dit dans l'Article précédent, on voit comment les divers âges font changer l'intensité constitutionnelle des forces radicales du Principe Vital.

Je vais exposer dans cet Article, les

modifications générales que divers âges de la vie produisent dans les forces *agissantes* du Principe Vital, dont l'exercice est déterminé par la succession spontanée des fonctions, ou par l'application d'une cause étrangère au corps vivant. Ces forces sont sur-tout modifiées dans chaque âge ; et par les rapports divers de leur activité dans divers organes qui sont inégalement développés ; et par les différens modes suivant lesquels leur action est graduée.

Dans les divers âges de la Vie, les forces que le Principe Vital exerce dans les divers organes ont des rapports variables d'activité ; selon que ces organes se trouvent être développés dans des proportions différentes. C'est ce qu'indiquent particulièrement les hémorragies qui sont les plus familières aux divers âges.

CCXCIV.

LES premiers âges de la vie sont les plus exposés aux hémorragies des parties supérieures, comme du nez et du poumon : et l'âge avancé ne connoît presque point d'autres pertes de sang que les utérines ou les hémorroïdales. Or cette variété des tendances du sang (que les Anciens ont désignées par les noms d'*anarrhopie* et de *catarrhopie*) tient sensiblement à la différence de grandeur proportionnelle que la tête a dans l'enfance, et que la masse de la plupart des viscères du bas-ventre a dans un âge avancé.

Dans l'enfance, les forces agissantes ont un mode précipité, ou rapide et peu régulier. Dans la jeunesse, l'action des forces est accélérée (quoiqu'à un moindre degré que dans l'enfance); mais elle est beaucoup plus régulière. Dans l'âge mûr, le progrès de l'action des forces est lent et très-régulier. Dans la vieillesse, l'action des forces est moins régulière que dans l'âge consistant ; et elle est fort lente.

Ainsi le *maximum* de célérité des forces agissantes est dans l'enfance : et le *maximum* de la régularité de leur action est dans l'âge mûr.

Dans la première enfance, tandis que la vitalité s'accroît, les fonctions des organes vitaux et soumis à la volonté s'exécutent avec une grande vîtesse. Le mouvement

vif et continuel auquel les enfans sont portés, entraîne le besoin d'une nourriture
fréquente et d'un long sommeil.

Chez eux la Nature ébauche pour ainsi
dire la vie, par traits rapides et souvent
répétés. Elle en essaie foiblement et moins
parfaitement toutes les fonctions ; elle y
prodigue des forces dont les pertes exigent
une prompte réparation ; et elle semble
vouloir revenir d'autant plus souvent à son
ouvrage, qu'il a pris moins de consistance.

Dans tous les temps de l'enfance, les
causes d'irritation produisent des effets
très-vifs. On a remarqué qu'une piqûre de
puce ne fait pas chez les enfans une simple
tache, mais une tumeur. On sait combien
ils sont facilement déterminés à des affections spasmodiques et convulsives par des
causes qui semblent légères, etc.

CCXCV.

La jeunesse est l'été de la vie. Les maladies de cet âge affectent un caractère d'impétuosité et d'effervescence : les hémorragies y sont très-fréquentes ; les fièvres y prennent plus généralement la période en tierce, qui est la plus propre à une Nature active.

Les jeunes gens ont des desirs vifs, mais qui s'amortissent promptement, dès qu'ils ont joui de ce qu'ils desirent. Aristote dit que leurs volontés sont aiguës ; mais non grandes : et il les compare ingénieusement à la faim et à la soif des malades, qui les affectent fortement, mais qui ne s'étendent pas loin ; d'autant que pour les calmer, il suffit d'un peu d'alimens ou de boisson.

Dans l'âge mûr, les mouvemens de congestion irrégulière des humeurs étant moins précipités, déterminent plus souvent des flux séreux que des hémorragies. Les fièvres y affectent la période en quarte ; dont les retours sont tardifs, et dont la chaîne est longue.

Dans les Vieillards, les forces agissantes dépérissent, tandis que les forces radicales se détruisent graduellement (8). Toutes les parties molles perdent leur ton, se racornissent ou s'affaissent ; les sensations, les appétits et les passions n'ont plus qu'une foible activité.

Aristote dit avec raison que les vieillards vivent plus par la mémoire des longs temps qui se sont écoulés pour eux, que par l'espérance de ce qui peut arriver, dans le peu de vie qui leur reste (9), et que dans leurs derniers jours, leurs desirs se bornent à l'amour de la vie, d'autant qu'on desire surtout la chose dont on manque.

Enfin, la sensibilité qui s'éteint, et l'impuissance relative pour tout exercice, disposent l'homme à la mort; ou au sommeil qui doit terminer sa vie entière (10).

CCXCVI.

LE sexe féminin a en général des rapports singuliers avec le jeune âge. Chez les femmes, les organes ont plus de mobilité relative, et l'exercice des forces a plus de vivacité que chez les hommes d'un même âge. De là vient que la fréquence du pouls est beaucoup plus grande chez les femmes, comme l'a remarqué Gedeon Harvey, etc.

Les Tables de mortalité s'accordent généralement à faire voir que les femmes atteignent plus souvent que les hommes à un âge fort avancé; et que chez elles la ténacité de la vie est plus grande, sur-tout dans le premier âge et dans le dernier.

Ainsi, par exemple, les résultats de ces Tables sont en général conformes aux observations faites en Suède par Wargentin. Elles lui ont fait voir que, comme il naît plus de garçons que de filles, il meurt aussi dans les années de l'enfance, plus de garçons; de sorte que vers la 15e ou 16e année, les nombres des garçons et des filles sont à-peu-près égaux (11).

Wargentin a observé aussi que dans l'année 1763, le nombre des vivans dans tout le royaume de Suède, contenoit plus de vieilles femmes que de vieillards; à quatre-vingts ans passés, dans le rapport de trente-trois à dix-neuf; et à quatre-vingt-dix ans accomplis, dans le rapport de près de deux à un. (Detharding et Gohl ont recueilli des observations analogues) (12).

La Nature fait naître en beaucoup de pays (et peut-être universellement) un plus grand nombre d'hommes que de femmes; et cependant il est sans doute conforme à ses fins, que dans l'âge productif de la vie, le nombre des femmes soit fort rapproché de celui des hommes.

La Nature tend à ce rapprochement, lorsqu'elle fait mourir plus de mâles que de femelles dans la première enfance.

Elle a fait l'homme d'une constitution plus active et moins souple que la femme : et sous ce rapport il doit résister moins qu'elle, aux maladies aiguës et autres lésions vives des organes, qui sont fort multipliées dans les premières années de la vie (de même que les adultes d'un tempérament fort, succombent plus fréquemment à de semblables lésions, que ceux dont la vigueur est médiocre).

CCXCVII.

On a voulu expliquer ce qui fait que la vie moyenne des femmes est plus longue que celle des hommes ; parce que leur manière de vivre étant beaucoup plus tranquille, ne les expose point aux mêmes périls que courent les hommes dans leurs divers genres de vie. Mais ces dangers semblent être compensés par ceux de la grossesse, de l'accouchement, et de plusieurs maladies qui sont particulières aux femmes.

D'ailleurs, ces maladies sont d'autant plus rares, quand les femmes obéissent au vœu de la Nature en faisant des enfans, et en les allaitant; d'où il arrive que les femmes mariées vivent communément plus long-temps que celles qui vivent dans le célibat.

Mais la cause principale de la *longévité* des femmes par rapport aux hommes, me paroît dépendre de ce qu'elles ont leurs âges moyens ou *consistans* plus marqués et plus prolongés que ceux des hommes (ainsi que je l'ai observé ci-dessus).

Les femmes jouissent probablement de ce prolongement de leur âge moyen en général, par les suites de la mollesse et de la flexibilité du tissu de leurs fibres ; et particulièrement par l'effet de leur évacuation périodique, qui les rajeunit pour ainsi dire tous les mois, renouvelle leur sang, et rétablit leur fraîcheur habituelle (ou *morbidezza*), etc.

Une autre cause puissante de la plus longue durée de la vie des femmes par rapport aux hommes , est qu'ordinairement elles sont plus accoutumées à souffrir des états d'infirmité, ou à éprouver des difficultés et des peines de la vie (*a*). Cette accoutumance, donnant plus de modération constante à la sensibilité vitale des femmes, ne peut que les rendre moins susceptibles des impressions des causes de différentes maladies.

En même temps, à raison même de ce que leur sensibilité intérieure est plus exercée, les femmes sont disposées à ressentir plus souvent, et d'une manière plus marquée, les effets nuisibles que peuvent avoir sur leur constitution foible et délicate, diverses fautes de régime; dont elles sont ainsi engagées fréquemment à se défendre.

Enfin on peut remarquer encore que les plaisirs les plus vifs, qui abrègent si souvent la vie des hommes qui s'y livrent, surtout dans un âge avancé; sont sans comparaison moins ruineux chez les femmes qui en abusent.

(*a*) C'est ce que Gohl, entre autres, a fort bien remarqué (dans les *Acta Berolinensia*, Vol. X, p. 59).

SECONDE SECTION.

ARTICLE PREMIER.

Des causes de la Mort.

CCXCVIII.

Je vais exposer d'abord ce qu'on doit penser sur la cause de la mort naturelle, ou de la mort qu'amène nécessairement la succession des âges de la vie.

Après avoir indiqué ensuite les causes prochaines de la mort la plus commune, qui sont de fortes lésions des organes principaux; je ferai voir par l'exemple des différences de la mortalité dans les divers temps de l'année; combien les causes extérieures au corps vivant peuvent avoir d'influence pour aggraver les lésions des organes, et les porter à ce degré qui les rend mortelles.

Il me paroît que l'observation des différences que présentent dans les divers âges, les mortalités respectives, et les probabilités de vie; peut servir particulièrement à démontrer la fausseté de toutes les Théories dans lesquelles on veut expliquer par des lois physiques la nécessité d'action des causes de la mort naturelle de l'homme (13).

Galien semble être le premier qui ait remarqué (dans son Livre sur le Marasme) que ce dogme que tout le monde reçoit comme très-vrai , savoir que tout ce qui a été engendré doit se corrompre ; n'est connu que par l'expérience , et ne peut être démontré *à priori* d'une manière scientifique.

Stahl a dit aussi qu'on ne peut expliquer solidement par aucune raison physique , pourquoi l'homme meurt d'une mort naturelle , et lorsqu'il n'est point frappé par des causes externes , ou par des maladies violentes : ou plutôt pourquoi l'homme ne pourroit-il pas vivre toujours , puisqu'il peut vivre pendant long-temps.

CCXCIX.

L'ASSERTION de Galien et de Stahl peut sembler n'être pas bien fondée sur les raisons dont ils l'ont appuyée. Mais il me paroît évident qu'on ne peut donner d'explication mécanique ou autre manifeste de ces variations de la mortalité, que j'ai montré avoir lieu dans les différens âges.

On dit communément que la mort naturelle doit avoir lieu à ce terme, où la cessation des fonctions vitales devient inévitable par l'extrème rigidité des organes du corps humain; qu'amène leur dessèchement graduellement augmenté pendant tout le cours de la vie.

On dit aussi que le corps vivant doit dépérir peu après la naissance ; parce que les sucs nourriciers qui servent à sa réparation , sont transmués d'une manière toujours plus imparfaite durant le cours de la vie (du moins après l'enfance) : ce qui doit altérer de plus en plus les forces vitales ; rendre les humeurs de plus en plus âcres ; et faire que les petits vaisseaux s'obstruent et s'oblitèrent toujours en plus grand nombre.

Toutes ces explications et autres semblables qu'on peut alléguer, ont un même vice radical ; celui de donner comme des faits nécessairement dépendans des lois de la physique ; les dégradations de la nutrition et des autres fonctions, qui sont amenées

par l'âge, et dont la mort est l'accomplisse-
ment. Or il est aussi difficile d'expliquer
solidement par des raisons physiques la
nécessité de ces dégradations, que celle de
la mort même.

CCC.

MAIS quand on pourroit, en multipliant
les hypothèses, rapporter avec plus de
vraisemblance à des causes physiques la nécessité de la mort naturelle : il est évident
que de telles causes ne peuvent rendre raison des variations de la vitalité qu'on observe dans les divers âges.

Dans chaque âge, la vitalité ou la puissance de reproduction durable du système
entier des forces du Principe Vital, doit
être estimée ; et par la probabilité de vie,
et par la mortalité respective qui sont propres à cet âge. Or les lois de la vitalité à ces
deux égards, ne peuvent se concilier avec
le progrès nécessaire des causes physiques,
dont on fait dépendre la mort naturelle.

On ne voit pas comment ces causes peuvent faire que la probabilité de la vie, quoiqu'elle diminue à mesure qu'on avance en

âge, décroît dans une moindre proportion que les années de la vie ne s'écoulent (*a*).

On voit peut-être moins encore ; pourquoi la probabilité de la vie, loin de diminuer dès la naissance, va en augmentant jusqu'à l'âge de cinq à six ans et même un peu au-delà (*b*) : et pourquoi la probabilité de la vie diminue rapidement dans la vieillesse (où son décroissement est suspendu pendant quelque temps entre 85 et 90 ans).

Il paroît impossible d'expliquer par des lois physiques et nécessaires, l'ordre des mortalités respectives dans les divers âges, tel que je l'ai exposé ci-dessus ; ordre qui est entièrement différent de celui que suivent les probabilités de la vie.

(*a*) C'est ce qu'a observé M. de Buffon dans son Supplément à l'Histoire Naturelle, T. IV, p. 163-4.

(*b*) Si l'on considère ces premières années de l'enfance, on voit que Sénèque a dit trop généralement ; *Nunc quoque cum crescimus, vita decrescit : Epist.* 24.

CCCI.

CCCI.

LE résultat général de mes observations sur les vitalités des divers âges, fait connoître que non-seulement les hommes n'approchent pas de la mort à pas égaux : mais même que dans ce mouvement constant qui entraîne avec rapidité tous les hommes vers la mort, il se fait dans les divers âges de la vie comme des flux et des reflux ; tantôt dans le sens du mouvement commun, qui le rendent plus précipité, et tantôt dans un sens contraire, qui font que ce mouvement commun est fort ralenti.

Les lois primordiales de la constitution du corps vivant produisent seules ces variations de la mortalité dans les divers âges. La première cause de la mort naturelle est la nécessité de ces lois, qui règlent la durée et la fin, comme l'origine et les développemens de la vie. Elles amènent, suivant une progression variable, mais fortement croissante dans presque tous les derniers temps de la vie ; le dessèchement des solides et des fluides, et l'affoiblissement de l'exercice des forces du Principe Vital.

Tome II.   V

Ces effets simultanés sont toujours gra-
dués dans chaque homme, *dépendamment*
de ces lois primitives : et cependant il n'est
pas douteux qu'ils n'exercent entre eux une
action réciproque ; qui les transforme en
causes secondaires, dont l'influence peut
accélérer ou retarder la mort.

Ainsi le degré de la mobilité des solides et
des fluides vivans, rend plus ou moins facile
l'exercice des forces agissantes du Principe
Vital ; et favorise ou empêche la reproduction complète des forces radicales. Réciproquement, le degré de la conservation des
forces vitales modifie diversement la mobilité de toutes les parties du corps ; il hâte ou
éloigne ce dessèchement des organes, qui
fait qu'ils cessent d'être des instrumens convenables pour les fonctions du Principe
Vital.

C'est ainsi que l'esprit de vie a des lois
qui lui sont propres, par lesquelles il soutient et détruit le corps organisé qu'il anime;
et néanmoins que les conditions physiques
qu'il peut donner à la matière, l'y retiennent
plus ou moins lié.

CCCII.

Les causes prochaines de la mort la plus commune sont de fortes lésions des organes principaux; produites par une violence externe, ou par les effets des maladies. Ces lésions sont de deux sortes; sensibles et physiques, ou insensibles et dépendantes d'altérations radicales des forces de la vie.

Celles-ci peuvent suspendre mortellement les fonctions vitales; lorsque les organes principaux qu'elles affectent ne souffrent point de lésion manifeste, et sont comme frappés de paralysie ou de convulsion soudaines. Ces états nerveux peuvent être déterminés par les poisons les plus actifs, par des excès de passions vives, etc.

L'harmonie vitale peut être rompue tout-à-coup, par un degré extrème de semblables lésions nerveuses dans un organe essentiel à la vie; et elle peut l'être aussi par un concours de ces lésions dans plusieurs organes, dont chacune eût pu n'être pas mortelle.

Lancisi a vu une mort subite, causée par un coup de poing donné dans le creux de l'estomac. Il a expliqué cette mort soudaine par la convulsion qui fut excitée à la fois dans toutes les parties unies en cet endroit par un lien tendineux ; savoir de l'orifice gauche de l'estomac , du centre du diaphragme , de l'aorte , de la veine cave , et du péricarde (14).

Non-seulement une mort soudaine peut être causée, lorsque les organes principaux viennent à être frappés d'une affection convulsive ou paralytique ; mais la mort peut encore survenir très-promptement , lorsqu'il se produit dans ces organes un passage immédiat d'un très-haut degré d'excitation à une grande détente.

Cette dernière cause me paroît avoir lieu dans les faits suivans , que rapporte Sparmann (a). Des esclaves que dès maîtres barbares font déchirer, et dont ils prolongent les tourmens , en faisant jetter sur leurs blessures du poivre et du sel ; implorent avec la plus grande instance un verre d'eau : mais on le leur refuse tant que leur sang

______

(a) Dans son Voyage du Cap de Bonne-Espérance , T. III , p. 261.

est enflammé par les souffrances ; l'expérience ayant montré qu'alors un verre d'eau ou toute autre boisson leur donnoit la mort dans l'espace de quelques heures, et quelquefois d'abord après avoir bu.

Sparmann ajoute qu'une chose analogue arrive à quelques hommes qui sont empalés. C'est qu'ils vivent encore l'espace de plusieurs jours dans cette horrible position, lorsque le temps est sec ; mais que s'il devient pluvieux, leurs plaies se gangrènent, et leurs tourmens finissent en quelques heures avec leur vie.

CCCIII.

Les *corruptions* des organes, qui sont les causes les plus ordinaires de la mort, sont plus souvent déterminées ou aggravées à un degré funeste, dans certains temps de l'année que dans d'autres. Il paroît constant que dans notre zone tempérée, les temps de la plus grande mortalité, sont des temps voisins des solstices et des équinoxes.

Je vais établir et modifier cette proposition générale par un grand nombre de faits rapprochés ; dont j'indiquerai en même temps les causes sensibles.

Les Médecins observateurs ont remarqué en général une influence funeste des temps même des solstices et des équinoxes.

Hippocrate (*a*) a dit le premier, que ces temps sont les plus dangereux de l'année. Lancisi (*b*) a observé à Rome, que c'est dans ces quatre temps de l'année, que les morts subites (ainsi que les apoplexies promptement mortelles) sont les plus fré-quentes ; et M. Piquer assure qu'on observe la même chose en Espagne (15).

Dans les temps qui précèdent prochaine-ment le solstice d'hiver, et dans ceux qui suivent de près le solstice d'été, on voit se produire d'une manière fort marquée, des grands changemens en froid ou en chaud dans la température de l'atmosphère.

Les variations successives de l'air qui

(*a*) Dans son Livre *De Aeribus, Aquis, et Locis.*

(*b*) *De subitaneis Mortibus, Lib. I, C. XVIII et XX.*

suivent les équinoxes, sont sans doute moins fortes, quoique bien marquées, pour le chaud et le froid ; mais elles se répètent fréquemment en sens contraires (16).

Il est facile de voir que les grandes et les fréquentes variations de l'air, doivent être extrèmement nuisibles aux personnes attaquées de maladies chroniques, ou qui portent depuis long-temps un germe de destruction ; soit par un vice particulier de quelque organe, soit parce que leur constitution est ruinée.

C'est pourquoi les morts de ces personnes tombent plus souvent dans des temps voisins des équinoxes, ou des solstices ; ce qui dans le cours ordinaire des saisons, rend la mortalité plus grande dans ces temps de l'année, que dans les autres.

Je dis, *dans le cours ordinaire des saisons ;* car en général le nombre des morts n'est sensiblement plus grand relativement à l'influence des solstices et des équinoxes, qu'autant que les saisons sont réglées ; et que leurs grandes intempéries de froid, de chaleur, de sécheresse et d'humidité, répondent, comme dans l'ordre qui est le plus

V 4

commun pour chaque climat donné, aux points principaux du cours annuel du soleil (17).

CCCIV.

IL est essentiel de remarquer, par rapport aux différences de la mortalité respective que causent les influences de chaque solstice et de chaque équinoxe ; qu'en général ces différences sont en sens contraires dans les Pays secs et chauds, et dans les Pays froids et humides.

On voit en général, par rapport à ces diversités d'influence mortelle de ces points cardinaux de l'année, dans les différens pays ; que l'intempérie qui est extrème dans chaque climat, y est aussi la plus à redouter pour le Principe Vital affecté de maladies graves ; par rapport aux efforts qu'il doit faire alors pour entretenir constamment le degré moyen de la chaleur propre à l'espèce humaine.

M. Daignan (a) a prouvé, d'après les extraits des Registres Mortuaires de la Pa-

----

(a) Dans son Tableau des Variétés de la Vie Humaine, IIe Partie, p. 299.

roisse de Notre-Dame de Montpellier, depuis 1744 jusqu'en 1751 ; et d'après des extraits de Registres Mortuaires, tenus de même pendant sept ans, dans les Paroisses de Paris et de Boulogne-sur-Mer : que dans les Pays Méridionaux, la mortalité est plus grande dans les saisons chaudes que dans les saisons froides ; et que dans les Pays Septentrionaux, elle est plus grande dans les saisons froides que dans les saisons chaudes (18).

Hoffmann a observé en Allemagne, que les temps voisins des équinoxes, ou les mois de Mars et d'Octobre étoient les plus meurtriers de l'année.

Dans les pays froids, les temps qui touchent à l'équinoxe du printemps, sont beaucoup plus funestes que ceux qui touchent à l'équinoxe d'automne. Ainsi la mortalité est singulièrement plus grande en Angleterre aux mois de Mars et d'Avril, que dans ceux de Septembre et d'Octobre (en général et faisant abstraction des maladies épidémiques); comme l'a observé M. Short (a).

____

(a) *New Observations on Bills of Mortality*,

On remarque la même chose dans l'état qu'a donné M. de Buffon, des mortuaires de la ville de Paris (19).

Grant assure, qu'ayant examiné en Angleterre, pendant plusieurs années, les Registres des différens Hôpitaux, etc. : il a trouvé que le nombre des morts, *proportionnément à celui des malades,* depuis le milieu de Janvier jusqu'à la fin de Mai, surpassoit celui des autres huit mois de l'année.

M. de Messance (*a*) a donné les résultats des nombres des morts qui ont eu lieu à Paris, chaque mois, pendant quarante ans. Ces résultats prouvent,

1°. Que le trimestre de l'année qui est sans comparaison le plus mortel à Paris, est celui de Mars, Avril et Mai.

2°. Que les mortalités de ce trimestre, et de chacun des trois autres, suivant l'ordre

---

London, 1750. Voyez les Tables X, XI, XV (p. 166).

(*a*) Dans ses Recherches sur la Population, 1766. 4°.

dans lequel ils se succèdent ; sont à Paris,
environ comme 227 : 168 : 165 : 197.

ARTICLE SECOND.

Des Phénomènes et des suites de la Mort.

CCCV.

La mort est la cessation irrévocable de
la sensibilité et des mouvemens vitaux.

On ne peut observer des phénomènes produits par les forces vitales, que dans la mort
apparente, et dans la mort réelle, lorsqu'elle
est encore imparfaite.

Je vais donc considérer successivement
l'état de la mort apparente, et les états de
gradation par lesquels commence et s'achève
la mort réelle.

Dans la mort qui peut n'être qu'apparente
des hommes noyés, suffoqués par des vapeurs méphitiques, saisis par des affections
nerveuses poussées au dernier degré ; lorsque la sensibilité manifeste a cessé avec
les mouvemens du pouls, de la respiration,

et avec tous les autres mouvemens vitaux qui peuvent être apperçus par les sens; il peut survivre généralement une sensibilité très-lente et très-foible, et des mouvemens toniques ou vitaux imperceptibles.

Des états de sentiment et de mouvement extrèmement foibles, subsistent de même dans toute partie qui est simplement gangrénée à la suite d'une stase imflammatoire; et ces restes d'affections vitales ne sont détruits dans cette partie, que lorsqu'elle est complètement sphacelée (20).

CCCVI.

La conservation des mouvemens toniques, quoique extrèmement foibles, a pu être le seul moyen qui ait empêché la putréfaction dans certains cas de mort apparente : tels que ceux qu'a recueillis Bruhier, des personnes qu'on a rendues à la vie, après qu'elles avoient perdu pendant plusieurs heures, et même pendant plusieurs jours; le pouls, la respiration, et la chaleur naturelle.

On pourroit ajouter plusieurs exemples semblables; tels que celui qu'ont vu Camerarius et Mauchart, d'une femme très-sujette à des accidens hystériques, qui resta six jours entiers avec toutes les apparences d'une personne morte ; si ce n'est qu'elle conservoit une légère chaleur au creux de l'estomac ; et qui fut ensuite rendue à l'état de vie ordinaire.

Entre les faits de ce genre, il n'en est point qui ait produit une situation plus affreuse, que celui-ci (a).

Une femme qui avoit eu une diminution de ses règles aux dernières périodes précédentes, et qui se portoit bien d'ailleurs à la suite d'un accès de catalepsie, devint sans pouls et sans respiration. On ne put lui tirer du sang en ouvrant la veine : on la jugea morte, et on fit les apprêts de son enterrement. Elle fut rappelée à la vie par des stimulans ; et lorsqu'elle eut été complètement rétablie, elle déclara qu'elle avoit eu connoissance de ce que faisoient les personnes qui étoient autour d'elle, pendant qu'on préparoit tout pour l'ense-

____

(a) Il a été publié dans le Dixième Tome des *Medical Commentaries* de Duncan, p. 242 et suiv.

velir : mais qu'elle n'avoit pas eu dans le moindre degré, la faculté de mouvoir aucune articulation de son corps, de dire un seul mot; d'ouvrir ses yeux, ni quand ils étoient ouverts accidentellement, de les porter sur les objets.

Je n'ai point formé de doute sur la vérité de cette histoire épouvantable; d'autant que j'ai eu une connoissance très-particulière d'un fait exactement pareil, qui arriva à une Dame de Montpellier (Mme Margouet). Elle me l'a raconté, il y a plus de cinquante ans ; et les circonstances m'en ont été confirmées par plusieurs personnes dignes de foi. Elle passa plusieurs heures dans l'état le plus complet d'une mort apparente ; et elle vit alors faire les apprêts de ses funérailles, sans pouvoir malgré tous ses efforts, donner aucun signe de vie ; jusqu'à ce qu'un homme que j'ai connu, lui eût versé dans la bouche quelques gouttes d'une liqueur spiritueuse dont l'effet la ranima.

M. Hufeland a fort bien remarqué (*a*)

(*a*) Dans son Art de prolonger la Vie Humaine.

que les exemples les plus nombreux et les plus frappans de cas analogues d'asphyxie, surviennent à des femmes extrèmement affoiblies par des affections morales ou nerveuses ; chez qui un des accidens de spasme ou de défaillance auxquels elles sont sujettes, peut intercepter les fonctions de la vie, seulement pour un temps ; au bout duquel la force vitale retourne en activité : et que c'est sur-tout chez ces femmes, que la vie habituée à des pauses moins longues, peut s'y conserver pendant un temps considérable et reprendre ensuite vigueur à la moindre occasion.

CCCVII.

D'APRÈS ce que divers Auteurs ont écrit sur l'incertitude des signes de la mort, il est reconnu que lorsqu'il n'y a point de lésions physiques manifestes des principaux organes, qui doivent empêcher tout renouvellement des fonctions de la vie ; on ne peut être assuré que la mort est absolue ou irrévocable, qu'autant qu'il existe dans le corps un degré sensible de putréfaction générale.

Il faut (comme l'a dit M. Hufeland) que cette putréfaction soit générale (car la vie peut subsister avec une corruption putride de quelques parties du corps); et qu'elle se fasse reconnoître non par des indices trompeurs, tels que l'odeur cadavéreuse; mais par des signes multipliés et décisifs; tels que l'odeur véritablement putride du corps, qui peut être marbré de brun et de bleuâtre; et sa consistance pâteuse et un peu bouffie.

Quoique ce commencement de putréfaction soit peut-être le seul indice non équivoque de la mort réelle; entre les autres signes de la mort qu'on a donnés comme infaillibles, il en est qu'on doit remarquer comme étant les moins incertains. Ce sont ceux de l'extinction des mouvemens toniques qui finissent les derniers entre les mouvemens de la vie (21).

On a dit que la dilatation ou la contraction constantes de la prunelle, sont des signes de la mort réelle. Mais ils sont peut-être beaucoup moins assurés que celui que M. Louis a cru en donner la plus grande certitude. Ce signe est tiré de l'état des yeux, qui ont leurs cornées flétries; et

qui

qui deviennent flasques et mous en fort peu d'heures après la mort, qu'on pourroit croire n'être qu'apparente.

Je rapporte ce dernier signe à la cessation totale des mouvemens toniques. La mort complète les fait finir aussi dans les muscles : et c'est ce qui me paroît produire deux autres signes de la mort, qu'on a jugé être des plus certains. L'un est que l'ouverture du fondement est paralysée, et non fermée (suivant la remarque de M. Blumenbach). L'autre est que les yeux restent entr'ouverts.

Sans doute les forces toniques du sphincter de l'anus, et de l'orbiculaire des paupières n'existant plus ; ces muscles perdent la supériorité qu'ils avoient sur leurs antagonistes dans l'état vivant (22).

CCCVIII.

Il est possible que les mouvemens vitaux ayent entièrement fini dans un sujet qui a paru mort ; et qu'ils se reproduisent, lorsqu'il est rendu à la vie.

Cela est rendu probable par les observations de MM. Caldani et Fontana : qui ont vu des cœurs de grenouille récemment extirpés, reprendre le mouvement alternatif de systole et de diastole, quelque temps après qu'il avoit cessé ; lorsqu'on avoit tâché inutilement de ranimer ce mouvement par diverses irritations, et lorsqu'on ne s'attendoit plus à le voir reparoître.

Les remèdes qu'on peut employer avec succès dans l'asphyxie, ou dans la mort apparente ; peuvent ne faire qu'exciter les forces sensitives et motrices qui sont extrèmement foibles. Mais ils peuvent aussi faire renaître ces forces, après qu'elles ont été absolument détruites : et opérer en ce sens une véritable *résurrection* (23).

Ainsi une chaleur médiocre appliquée avec continuité, qui est au nombre de ces remèdes, peut sans doute déterminer la reproduction des forces vitales qui n'existent plus ; etc.

Tous les moyens de rappeler à la vie dans une mort apparente, sont de deux sortes. Ils sollicitent les forces sensitives, de manière à exciter, ou des affections vives dont l'utilité ne peut être assez déterminée, ou des fonctions particulières des forces motrices.

Du premier genre sont diverses sensations douloureuses ; ou bien très - pénétrantes, comme celle de la vapeur de l'alkali volatil fluor reçue dans le nez, et des cordiaux spiritueux les plus actifs portés dans la bouche, etc. (24).

Du second genre sont des sensations vives, qui portent *l'impression* de telles ou *telles suites* de mouvemens ; dont une loi primordiale a donné au Principe Vital une habitude d'affecter l'exécution.

Telle est dans la mort apparente, la cause de l'utilité que l'air soufflé dans les poumons, ou appliqué aux surfaces de leurs vaisseaux aëriens, a pour rappeler la respiration (25) ; que les agitations du corps en divers sens, ont pour exciter dans les solides des traînées de mouvemens, qui ont été souvent produits durant la vie par des oscillations toniques (mouvemens qu'on facilite en relâchant toutes les ligatures, qui pourroient être en diverses parties du corps), etc.

C C C I X.

Les seuls mouvemens toniques étant re-produits, ou renforcés et étendus par ces moyens d'excitation; introduisent une disposition prochaine au retour de tous les mouvemens vitaux et sensibles.

Enfin pour rétablir toutes les fonctions principales, s'il n'y a point d'altération majeure des organes qui s'y oppose; il suffit d'en renouveler une seule; comme la respiration, ou la circulation du sang.

La facilité avec laquelle on peut souvent obtenir le rétablissement parfait de ces fonctions, montre assez combien sont vaines les idées vulgaires, sur la péripneumonie, ou l'apoplexie formelles, qu'on dit avoir lieu (lors même qu'il n'y a point de lésion externe) dans la mort apparente des hommes suffoqués ou noyés, etc.

Je crois pouvoir rapporter ici une observation curieuse qu'a faite Samuel Naucler (a) sur un homme naufragé, et qu'on

______

(a) Dans les Mém. de l'Acad. de Suède pour l'année 1756.

trouva le lendemain mort de froid. Cet homme ayant été traité par des moyens convenables, les fonctions des organes vitaux et de ceux des sens, se renouvellèrent par des successions fort lentes; il délira dès qu'on put l'entendre, et sentit de la douleur aux piés dès qu'ils se rechauffèrent; de sorte qu'il revint à la vie par le délire et la douleur.

CCCX.

Tous les phénomènes par lesquels commence et s'achève la mort réelle, lorsqu'elle n'est pas soudaine; sont relatifs aux altérations graduées des forces du Principe Vital, et aux diverses affections de l'Ame.

Dans l'agonie graduée, les sens de la vue et de l'ouïe s'émoussent et périssent peu à peu; les yeux deviennent *noyés* (26).

Il est difficile dans le dernier moment de tenir les yeux bien fixes, à cause de l'état de langueur paralytique de leurs muscles (27) Enfin les images de tous les objets s'effacent. (quelquefois successivement), et se perdent dans la nuit la plus profonde.

X 3

L'ouïe s'éteint aussi par degrés dans cette agonie ; et ne répond plus que lorsqu'elle est sollicitée par les noms des objets qui ont été très-familiers aux mourans , ou par la voix des personnes qui lui étoient les plus chères.

Les gradations de la mort sont très-différentes , suivant que l'état convulsif ou celui d'atonie dominent dans les dernières affections , qui précèdent l'extinction totale des forces vivantes.

Lorsque l'atonie est plus constante et plus universelle dans les dernières heures de la vie ; les mouvemens du cœur et des organes de la respiration (28) deviennent de plus en plus rares et difficiles , avant que de finir tout-à-fait ; l'homme dont la voix s'est altérée par degrés , perd jusqu'à la faculté d'articuler un adieu éternel ; il sent que son corps l'abandonne , il éprouve la plus grande difficulté d'être, et il succombe enfin à une défaillance générale.

Lorsque l'état convulsif domine aux derniers instans de la vie ; des agitations ou des contractions fixes des divers organes semblent être les derniers efforts automati-

ques du Principe Vital pour résister à la
dissolution instante de la machine.

Les organes vitaux et ceux qui sont voisins de l'origine commune des nerfs n'ont
plus alors que des mouvemens violens et
irréguliers : les traits du visage en se décom-
posant prennent une forme hideuse, les
lèvres se renversent, les yeux se fixent, tout
le corps frémit ; et c'est dans cette secousse
foible et funeste que l'Ame achève de rompre sa chaîne.

C'est sans doute par un effet d'agitations
extraordinaires que le Principe Vital imprime aux solides, et même aux fluides ;
qu'il arrive quelquefois (ainsi que l'a observé M. de Haën) que la chaleur du corps
monte au plus haut degré dans le moment
où l'homme finit de vivre, et s'y soutient
pendant quelque temps après sa mort.

CCCXI.

Dans la mort qui n'est pas soudaine, il
arrive presque toujours que les extrémités
meurent sensiblement avant le tronc ; et
que la circulation du sang finit dans les

parties éloignées du cœur , avant les dernières palpitations de cet organe.

La succession des gradations de la mort est singulièrement prolongée chez certains malades. M. Rouppe (a) a vu des scorbutiques, chez qui les extrémités étoient déjà froides et sans pouls , un ou deux jours avant qu'ils ne fussent morts. Il a observé tels de ces malades, chez qui les doigts qui avoient pu être fléchis tant que la vie avoit subsisté dans l'articulation du coude; perdoient la faculté de leurs mouvemens volontaires, lorsque la mort occupoit le coude, dont l'articulation pouvoit encore néanmoins être fléchie et étendue (b).

Il peut arriver aussi que la mort soit plus tardive dans les artères que dans le cœur. Seb. Nasius rapporte un exemple remarquable d'un homme qui mourut d'une péripneumonie compliquée avec une fièvre double tierce (et dans une syncope), à l'entrée

---

(a) *De Morbis Navigantium*, p. *134*.

(b) J'ai connu un homme qui , étant près de mourir , fit faire sur lui une pareille observation.

d'un redoublement : avec cette circonstance singulière, que les mouvemens du cœur ayant entièrement cessé, en même temps que ceux de la respiration ; le pouls quoique très-foible, subsista encore pendant un quart-d'heure dans les artères.

CCCXII.

L'ame aux approches de la mort, peut être diversement affectée ; et dans son intelligence, et dans ses passions : ce qui produit une grande variété de phénomènes intéressans.

Dans les approches de la mort, comme dans celles du sommeil ; on observe le plus souvent un état de délire, ou d'affoiblissement de l'intelligence. Les lois de l'union de l'Ame avec le Principe Vital, font naître le délire dans ces cas ; où il se fait un grand désaccord des forces sensitives, relativement à l'état de la veille ou de la santé.

Ce désordre est produit dans diverses maladies, par la concentration pernicieuse des forces sur les viscères, ou autres organes qui sont frappés mortellement.

Cependant il arrive aussi que cette con-centration cessant , lorsque la gangrène survient à l'organe le plus affecté ; les forces sensitives d'autres parties du corps , déga-gées des liens de la sympathie de cet organe, reprennent plus d'activité dans leur distri-bution à ces parties (29) ; et l'état naturel des organes de l'intelligence peut être alors ainsi rétabli.

C'est par l'effet de cette cause, qu'on a vu souvent chez des mourans, se dissiper le délire qu'avoit causé leur maladie aiguë (comme Hoffman l'a observé dans plusieurs maladies des femmes en couche) ; et même la folie chronique dont ils étoient attaqués depuis long-temps (*a*).

CCCXIII.

Si les dispositions particulières d'un ma-lade qui est près de mourir, font succéder à la cause de mort qui éteint les forces

---

(*a*) On en trouve des exemples dans divers Au-teurs, comme dans ceux qu'a cités Haller (Physiol., T. V, p. 568), etc.

dans l'organe le plus affecté, une augmentation extraordinaire des forces dans un autre organe ; celui-ci exerce sa fonction propre avec une énergie singulière.

C'est d'une manière semblable, que dans les maladies aiguës, et quelquefois dans les maladies chroniques ; lorsque les forces de l'estomac deviennent tout-à-coup très-actives, il survient un grand appétit, qui, s'il n'est précédé ou accompagné d'aucun autre signe avantageux, annonce une mort prochaine (a).

Si par une semblable conversion, les forces viennent à se porter alors avec plus d'intensité sur le cerveau : en se concentrant vers les origines communes des nerfs, elles peuvent augmenter l'activité de ces parties, à laquelle·correspond celle de l'Ame pensante, suivant les lois de la connexion de cette Ame avec le Principe Vital.

Ainsi lorsque l'organe du *sensorium com-*

(a) Prosper Alpin, Sennert, et d'autres, ont fait cette observation, dont j'ai vu aussi des exemples.

mune ne meurt qu'au bout d'un certain temps, après que la mort a pénétré dans d'autres parties du corps ; n'étant point alors frappé aussi directement par la dissolution générale, ou y participant plus tard ; l'action de cet organe accrue même par son isolement, peut faire que les forces intellectuelles de l'Ame, par une correspondance harmonique, soient singulièrement excitées, et s'élèvent au plus haut degré (30).

Telle est la cause qui fait que certains hommes ont aux approches de la mort, une élévation d'idées, et une éloquence qu'ils n'avoient jamais eues auparavant (31).

Kloeckhof a remarqué que ces hommes se sentent même obligés d'arrêter ce torrent qui les entraîne, d'idées et d'expressions heureuses ; par la crainte trop fondée qu'ils ont de tomber dans le délire (que pourroit causer l'excès de concentration des forces sensitives vers l'origine commune des nerfs).

Sans doute c'est alors que des mourans peuvent prédire l'avenir, autant qu'il peut l'être par les lumières naturelles ; et non pas (comme ont dit Arétée et d'autres

Anciens) en tant que l'Ame s'approche de la Divinité ; ni parce qu'étant alors ramassée en elle-même, elle a par la force de son essence, quelque prénotion des choses futures ; ainsi que dans les songes et les extases (*a*).

L'Ame qui possède son intelligence naturelle, peut quelquefois, quoique très-rarement, être affectée de fortes passions dans les derniers temps de la vie : et l'on a des exemples singuliers de l'influence que ces passions peuvent avoir pour retarder la mort (32).

CCCXIV.

M. De Buffon a rapporté et rejetté avec raison l'opinion de quelques personnes, qui ont cru que la douleur qui doit accompagner la sensation du *mourir*, peut en prolonger extrèmement la durée.

(*a*) Comme l'a pensé Bacon lui-même, qui croit à une faculté de divination naturelle dans l'Ame. *Tract. de Augm. Scientiarum, T. III, p. 87, Édit. de 1753.*

Quand même on supposeroit que cette sensation est douloureuse (ce qui n'est pas probable); elle ne peut occuper qu'un instant comme indivisible, si l'extinction de la sensibilité est soudaine ; et si cette extinction est graduée, cette douleur doit, comme toutes les autres, s'affoiblir à mesure qu'on avance dans la mort (33).

Lorsque l'Ame conserve jusqu'à la fin ses forces dans un assez haut degré ; elle peut sans doute quelquefois éprouver dans l'agonie, des sentimens de douleur et d'angoisse, que la cause de la mort peut produire ; ou bien se livrer elle-même à des affections tristes et inquiètes. Mais cette sorte d'agonie est la plus rare : et elle est toujours séparée de la mort absolue par quelques instans qui peuvent être heureux.

Il me paroît très-vraisemblable qu'en général dans les momens qui précèdent immédiatement la mort (lorsqu'elle n'est pas subite) l'homme goûte un certain plaisir à mourir.

J'appuie cette conjecture, sur ce qu'on ressent une manière d'être agréable aux approches du sommeil, auquel on se livre par degrés ; et même lorsqu'on se laisse aller à une défaillance (ce que Sénèque dit qu'il a éprouvé sur lui-même). Le Principe de la Vie goûte alors avec une certaine douceur, le repos qui le délivre des efforts qu'il devroit faire pour continuer des sensations qui sont devenues trop actives, et les mouvemens qui lui sont propres durant la veille, et dans l'état de santé (34).

CCCXV.

L'IDÉE de la mort n'affecte point ceux qui en approchent, autant que le croit le commun des hommes ; pour qui elle est *la terreur des terreurs* (35).

L'attention de l'Ame étant nécessairement bornée ; cette idée effrayante, lorsqu'elle persévère un certain temps, perd beaucoup de sa force ; même chez les hommes qui sont en pleine santé : comme ils l'éprouvent dans l'attente prochaine d'un combat qui peut être funeste, etc.

L'attention nécessaire pour soutenir cette idée avec une grande énergie, doit tomber beaucoup plus vîte dans l'état de foiblesse générale, qui précède la mort.

La même cause énerve alors toutes les autres idées qui pourroient tourmenter l'Ame. C'est pour cette raison qu'on observe généralement (ainsi que Valesius l'a remarqué), mais non toujours, que les mourans ne peuvent pleurer.

La mort seroit toujours heureuse, si les hommes ne voyoient dans cet état qui doit terminer la vie, qu'un tribut qu'ils doivent à la Nature, suivant l'ordre établi par son Auteur. Mais ils sont détournés trop souvent de cette vue simple et courageuse, par divers usages qui excitent vicieusement l'imagination et la sensibilité des mourans : de sorte qu'on peut dire que les institutions humaines ont corrompu pour les hommes jusqu'au bien de mourir.

CCCXVI.

LES suites de la mort de l'homme sont relatives à la dissolution du corps, à l'extinction des forces du Principe Vital, et à la séparation de l'Ame.

Lorsque

Lorsque le corps animal se dissout, ses parties se dispersent ; mais pour obéir à d'autres Principes de mouvement et de vie, qui sont répandus dans tout l'Univers. L'homme ne voit presque autour de lui que du repos et des cadavres. Mais aux yeux de l'Être Suprème, tout est vivant ou destiné à vivre ; et la mort n'est qu'un changement dans les modes de la Matière, nécessaire à la vie, et à l'harmonie perpétuelle du Grand Tout.

Les élémens des choses mortelles ne sont point altérés, lorsqu'ils subissent toutes les vicissitudes apparentes de génération et de corruption (36). Les formes des corps organisés et vivans, dans lesquelles ils sont combinés, se résolvent et se reproduisent sans cesse (37) : et l'on voit toujours régner ce bel ordre où les naissances s'opposent aux progrès de la destruction, comme les morts limitent l'extrème fécondité de la Nature (38).

CCCXVII.

AUTANT qu'est sensible cette métamorphose de la partie terrestre de l'homme ; autant est douteux le sort du Principe Vital.

après la mort. Si ce Principe n'est qu'une faculté unie au corps vivant, il est certain qu'à la destruction de ce corps, il rentre dans le système des forces de la Nature universelle.

S'il est un Être distinct du Corps et de l'Ame, il peut périr lors de l'extinction de ses forces dans le corps qu'il anime : mais il peut aussi passer dans d'autres corps humains, et les vivifier par une sorte de métempsycose.

Il est possible que la fin du Principe Vital soit relative à son origine. Ainsi, en supposant qu'il soit émané d'un Principe que Dieu a créé pour animer les Mondes, il peut à la mort se rejoindre à ce Principe Universel (39).

Mais dans cette supposition même, il peut périr, sans que la puissance dont il est dérivé en soit affoiblie ; de même que les rayons du Soleil se réfléchissent, et se perdent dans l'ombre des corps opaques, sans que cette source de lumière puisse jamais être épuisée.

Lorsque l'homme meurt, son corps est

rendu aux Élémens; son Principe de Vie
se réunit à celui de l'Univers; et son Ame
retourne à Dieu qui l'a donnée, et qui lui
assure une durée immortelle (40).

La parole du Tout-Puissant en créant
les Esprits, les a affranchis de la loi générale qui condamne à finir tout ce qui a commencé. Ils doivent l'immutabilité de leur
existence à la volonté de Dieu, qui leur en
renouvellera la sanction dans le moment
terrible : où ils verront les Corps célestes
se dissoudre et s'anéantir; le spectacle ma-
gnifique de la Nature s'évanouir comme
une ombre; et le Temps, qui avoit fait
naître et périr toutes les choses mortelles,
être absorbé dans l'abîme de l'Éternité.

NOTES.

NOTES

SUR LE NEUVIÈME CHAPITRE.

----

(1) Cette réciprocité de sympathie n'a lieu que dans quelques cas rares. Ainsi la strangurie (sans affection néphrétique) détermine des vomissemens (*a*); et réciproquement, Hippocrate a observé (*b*) que la strangurie survient à la passion iliaque, et fait périr au septième jour, si les urines ne coulent abondamment.

(2) Divers Médecins ont pu se servir du mot de *Synergie* (qui en grec signifie coopération) dans des cas quelconques où il y a concours d'action de plusieurs organes. Mais lorsque j'ai employé ce mot *Synergie*,

----

(*a*) Coopmans, dans les Notes de sa version de Monro sur les Nerfs.

(*b*) Dans les Coaques, N° 475.

pour l'opposer à la *Sympathie* proprement dite ; il est évident que j'ai donné à ce mot *Synergie* une signification plus déterminée.

Il est clair qu'un concours d'action de plusieurs organes peut avoir lieu dans le cours d'une fonction ou d'une maladie ; 1°. par une *sympathie* proprement dite de deux organes, qui fait qu'une affection de l'un occasionne ou fait naître dans l'autre une affection correspondante : 2°. par une *synergie* proprement dite de ces organes, qui fait qu'ils doivent concourir pour constituer la forme essentielle d'une fonction ou d'une maladie ; suivant les lois primitives du Principe Vital, qui produisent cette fonction ou cette maladie.

Un Nouveau Physiologiste qui a rapporté imparfaitement ce que je dis ici, n'a pas entendu, ou a dissimulé cette distinction fondamentale que j'avois faite si manifestement. Il est parti de là pour mêler ma doctrine sur ce point avec celle de divers Auteurs Modernes auxquels il m'a associé : et il n'a pas reconnu ; comme il eût pu le faire, que personne n'a donné avant moi ce prin-

cipe essentiel de la doctrine des sympathies.

(3) Cette observation est importante pour
la pratique. En effet, le vomissement qui
survient à la néphrétique, ne peut procurer
qu'un soulagement accidentel et foible; et
n'est point dans l'ordre des mouvemens qui
peuvent opérer la guérison naturelle de
cette inflammation. C'est une fausse vue
(suivie par Pitcarn et par d'autres) de donner un vomitif dans cette maladie, pour
aider ou pour imiter un mouvement salutaire.

Je regarde comme essentiel dans l'Histoire des Maladies, de bien distinguer les
symptomes qui sont produits par la sympathie spéciale de divers organes; et ceux qui
le sont par la synergie constitutive de chaque maladie.

Ainsi dans mon Traité des Maladies Goutteuses j'ai distingué, suivant qu'on doit les
rapporter à la sympathie, ou à la synergie;
les diverses affections qui précèdent ou qui
accompagnent la formation des attaques
régulières de la goutte. J'y ai indiqué comme
les effets de la sympathie spéciale qu'ont

entre elles toutes les articulations, les lésions successives ou combinées des différentes articulations ; qui ont lieu dans les
attaques de la goutte, lorsqu'elle a fait des
progrès considérables.

(4) C'est pourquoi il faut exclure du nombre des faits relatifs aux véritables sympathies, un grand nombre de ceux qui y ont
été rapportés par Whytt et par d'autres.

Ainsi Whytt rapporte mal les efforts
qu'on fait dans l'expulsion des selles, ou
dans le ténesme, à une sympathie du diaphragme avec le rectum.

Hunter (a) attribue mal à propos à la
sympathie, des affections qui sont intimement liées à la constitution d'une maladie
principale, ou qui en dérivent ; telles qu'est
la fièvre hectique qui survient à un ulcère.

(5) Cullen a dit que si un chien lui léchoit
un peu rudement la main, il sentoit un
chatouillement désagréable aux plantes des
piés.

(6) Dans la seconde Eglogue de Némésien

(a) Dans son Traité des Maladies Vénériennes.

v. 11. et suiv. il est dit que les parens de la Bergère Donacé la renfermèrent étroitement, lorsqu'il se déclara chez elle divers symptomes de la puberté, qu'il indique ainsi :

Quod non tam tenui filo de voce sonaret ,
Sollicitusque foret linguæ sonus , improba cervix,
Suffususque rubor crebro , venæque tumentes.

Mairault rapporte les opinions de divers Commentateurs sur ces mots *improba cervix;* entre autres celle de Marcelli qu'il adopte. Mais toutes ces opinions sont plus ou moins mal fondées. Leurs explications me paroissent toutes défectueuses , et je ne trouve pas mieux fondée celle que donne Mairault.

Le vrai sens de cet *improba cervix ,* me paroît être que le col d'une fille grossit par le développement de l'orgasme vénérien , qui a lieu au temps de la puberté; même avant que son desir soit satisfait (*a*).

______

(*a*) On sait qu'un des sens du mot *improbus* est *magnus ,* comme Servius l'a dit sur ces mots de Virgile , *Labor omnia vincit improbus.* Je crois qu'il faut entendre dans ce sens ce qu'a dit Horace, *improbæ crescunt divitiæ* (Od. III , 24 , 62).

J'ai dit seulement ici, que les Anciens croyoient avoir généralement observé ce fait ; mais je n'ai point dit que ce signe de défloration fût général et certain.

Stahl pense que cette assertion qui a été transmise n'est point sans quelque fondement. *Nec omni plane de nihilo est traditio* (a).

Ch. Musitanus (b) dit qu'il a vérifié mille fois, qu'une épreuve semblable servoit à distinguer sûrement si une fille étoit encore vierge, ou si elle avoit été déflorée.

Prenez, dit-il, un fil doublé, entourez-en le col de la fille, notez où finit dans le fil cette mesure du col ; faites serrer fortement avec les dents de devant la partie du fil ainsi terminée, déployez le fil doublé ; et s'il passe au-dessus (au-delà) de la tête sans obstacle (amplement par-dessus les cheveux), la fille n'est plus vierge : mais elle l'est encore, si ce fil dédoublé ne peut passer ainsi sur la tête, même forcément, et

---

(a) *Theoria Medica Vera*, p. 273.

(b) *Oper.*, *T. II*, p. 272.

ne parvient que jusques sur le front. Il sui-
vroit de cette expérience, si elle étoit assez
constante; que le col est plus grand à proportion des autres parties du corps, dans les
femmes que dans les vierges.

Mais on peut négliger cette observation
de Musitanus, qui sans doute a été jusqu'ici
mal faite. Car Winckelmann (qui peut avoir
cependant suivi une fausse information)
assure (a) qu'on faisoit de son temps, en
Italie, une pareille expérience; et qu'on
en tiroit des conclusions absolument contraires. Il dit qu'on prétendoit que si le
fil (ou le ruban) pouvoit faire sans obstacle
le tour de la bouche par-dessus la tête,
c'étoit un signe que la personne avoit encore sa virginité.

(7) Je remarque que lorsque la truie est
en rut, le temps le plus favorable pour
qu'elle soit fécondée, est celui où elle abaisse
les oreilles; ce qui indique qu'il s'établit
alors une sympathie singulière entre ses
oreilles et ses organes de la génération.

(a) Hist. de l'Art, L. IV, C. III.

Aristote a observé (*a*) que si la truie étant en rut est couverte, avant qu'elle ne tienne les oreilles baissées; elle rentre ensuite de nouveau en chaleur. Pline dit (*b*) que la truie avorte, si on lui donne le mâle sans observer cette circonstance.

(8) Il est impossible d'expliquer, ou pour mieux dire, de rapporter aux genres connus de sympathies des organes, ce phénomène des abcès au foie qui surviennent fréquemment après les plaies de tête. Tout ce qu'on a dit là-dessus ne se lie à rien d'analogue, qui rende plus apparent pourquoi la lésion du cerveau dans les plaies de tête affecte le foie de préférence aux autres viscères.

J'ai vu un exemple remarquable de cette succession dans un homme, qui ayant reçu à la tête un coup de feu, qui ne parut point avoir de suite grave; fut attaqué peu après d'une affection du foie qui dura environ

---

(*a*) *De Histor. Animal., L. V, C. XIII, et L. VI, C. XVIII.*

(*b*) Hist. Nat. , L. VIII, C. LI.

deux ans ; au bout desquels il vint me consulter peu de jours avant sa mort.

(9) Cette sympathie est essentielle à considérer pour bien voir les effets des médicamens internes, qui s'étendent sur les parties les plus éloignées : quoique ces médicamens n'agissent que sur l'estomac, ou sur les intestins.

Fr. Hoffmann le prouve par les faits, pour les anodins, les calmans, les lavemens adoucissans, le quinquina, les martiaux, etc. (a).

(10) Un Marchand se plaignit à M. Camper, d'une immobilité dans le carpe, qui le gênoit extrèmement en écrivant ; et l'obligeoit à pousser sa main droite avec l'index de la gauche. On avoit employé inutilement différens remèdes. M. Camper ayant jugé que le mal dépendoit d'une âcreté dans les premières voies, entretenue par les mauvaises digestions, le traita en conséquence, et le guérit (b).

(a) *De Consensu partium præcipuo Pathologiæ et Praxeos fundamento. Halæ, 1717, §. 36.*
(b) *Demonstrat. An. Path., T. I, Cap. II.*

Strack (*a*) et d'autres ont guéri la danse de Saint-Gui par des purgatifs, qui faisoient rendre des vers, et autres matières qui avoient été retenues dans les intestins.

(11) En rapprochant les textes de Van Swieten sur la paralysie qui succède à la colique de Poitou (*b*); on voit qu'il a pensé que cette paralysie est dépendante de la sympathie que les nerfs des extrémités ont avec les nerfs distribués dans les viscères du bas-ventre.

Il assure que d'après cette idée, il a guéri plusieurs cas semblables de paralysies, sans employer aucun remède appliqué aux extrémités paralysées ; mais par le seul usage combiné des frictions et d'applications d'onguens et d'emplâtres aromatiques sur le bas-ventre, et de remèdes internes fortifians, tels que sont les gommes-résines des plantes férulacées.

Or ma manière de penser est opposée à

(*a*) *Act. Ac. Mogunt.*

(*b*) *In Aphor. Boerh., T. II, p. 225, et T. III, p. 358 et 390.*

celle

celle de Van Swieten , quant à la théorie et à la pratique ; quoique dans certains cas de cette paralysie, les remèdes qu'a employés Van Swieten aient dû se trouver convenables. Car je regarde comme entièrement arbitraire, l'opinion qui rapporte à une sympathie spéciale des nerfs , la production de cette paralysie : et je crois que cette opinion doit en plusieurs cas influer vicieusement sur la pratique ; quand on en déduit généralement , comme a fait Van Swieten, que l'objet principal du traitement de cette paralysie est de fortifier les nerfs des viscères du bas-ventre.

(12) M. Richter (*a*) a recueilli plusieurs exemples de la sympathie singulière entre les deux yeux , qui est souvent la cause que les maladies de l'un passent à l'autre. Il a vu une amaurose d'un œil, qui jusques alors avoit été parfaitement sain , succéder à celle de l'autre œil qui avoit été blessé. Je trouve dans Saint-Yves un exemple semblable , qui est très-digne de remarque.

(13) Tissot cite divers Observateurs, qui

(*a*) *Observ. Chirurg.*, *Fascic. Sec.*, *p. 77-8.*
Tome II.   Z

ont vu l'inflammation, le calcul, l'obstruction d'un rein, rendre l'autre tout-à-fait inutile. Il rapporte l'observation de Baglivi, sur une femme qui avoit souffert des douleurs très-vives dans un rein, qu'on trouva en bon état dans le cadavre ; tandis que l'autre rein étoit occupé par un calcul qui étoit le seul vice remarquable.

(14) Theden (a) rapporte le fait suivant qui est analogue.

Une malade ayant le bras droit paralytique, on y appliqua un vésicatoire. Cet emplâtre n'opéra point sur l'endroit où il fut mis, mais bien sur le bras gauche au lieu correspondant ; où il excita de la rougeur et de vives douleurs pendant tout le temps qu'il resta au bras opposé. Cependant la paralysie de ce membre se dissipa, et se jetta sur le bras gauche. On appliqua également sur celui-ci un vésicatoire dont l'action se porta semblablement au bras droit, et y causa de la rougeur et de la douleur. La

---

(a) *Neue Bemerkungen und Erfahrungen*, à Berlin, 1782, N° XXII.

paralysie des deux bras étant guérie, les vésicatoires n'eurent plus rien de particulier dans leurs effets.

(15) Winslow a tenté d'expliquer en partie ces faits, en les rapportant à des croisemens de filets nerveux de la moëlle épinière. Mais il suffit de lire cette explication, qu'il ne propose même que comme imparfaite ; pour sentir qu'elle n'est pas soutenable.

Mais ici, comme dans tout le reste de mon Ouvrage, je ne m'arrête point à réfuter les explications mécaniques, ou autres, que les Physiologistes qui m'ont précédé, ont données des phénomènes du corps vivant. Il ne m'importe que ces explications soient vicieuses ou insuffisantes.

Je ne saurois trop répéter que je ne me propose point d'*expliquer* les phénomènes de la vie, comme sont, par exemple, ceux que je rapporte aux sympathies. Mais mon objet est de bien voir et de bien combiner les faits particuliers qui appartiennent à la Science de l'Homme, de manière à les tourner et traduire en faits généraux, ou faits-principes. C'est aux hommes éclairés et impartiaux à juger si ces versions que j'établis sont exactes et utiles.

(16) La force de la *tendance sympathique* que l'habitude établit par rapport aux mouvemens des organes symmétriques, doit avoir été élevée à un degré singulier dans les cas que M. Frank le Fils assure avoir vu (*a*). Il dit qu'une personne attaquée d'hémiplégie s'avisa de mouvoir le bras sain, dans le même temps qu'elle faisoit des efforts pour remuer le bras malade, qu'elle ne pouvoit mouvoir seul, quelques efforts qu'elle fît ; et qu'elle recouvra par ce moyen le mouvement du membre paralysé. M. Frank ajoute, qu'il a fait la même expérience sur d'autres paralytiques, et qu'il a quelquefois réussi.

(17) Simson (*b*) a remarqué que si nous voulons voir à la fois de chaque œil un objet placé de son côté, nous trouvons que

---

(*a*) Notes sur le Brown de Weikard, T. II, p. 97 de la Traduction de M. Bertin.

(*b*) *An Inquiry on the Vital and Animal Actions, etc. p.* 60-1.

cela nous est fort difficile ; quoique des muscles semblables dans l'un et l'autre œil , qu'on veut employer pour cette fin (en même temps), s'y meuvent (d'ailleurs séparément) avec une égale facilité.

La cause de cette difficulté est sensiblement le défaut d'habitude que j'indique ici.

Simson croit que cette cause est dans la trop grande attention qu'exige la diversité d'action de la pensée, qui doit embrasser les mouvemens nécessaires pour voir également, et en même temps deux objets situés de côté et d'autre. Mais rien ne prouve qu'à la facilité plus ou moins grande de concevoir la combinaison de deux mouvemens divers , doive répondre proportionnellement le degré de facilité d'exécuter ces mouvemens combinés.

(18) De Haën dit qu'une femme à qui on avoit appliqué sur la région de l'estomac, un emplâtre de ladanum, eut le lendemain des pustules sur tout le corps , et particulièrement à la face; que toute sa peau devint très-rouge et très-enflée ; de sorte que cette inflammation universelle, accompagnée de beaucoup de soif et de fièvre, ne

put être guérie qu'au bout de plusieurs jours.

(19) Je ne rapporterai point ici l'obser-vation que Van Helmont a faite sur lui-même, et qu'il a employée, pour attribuer une activité particulière à son Archée dans l'estomac. Cette observation est que s'étant foulé le pié, il perdit de suite l'appétit qu'il avoit très-vif immédiatement auparavant. Mais il est clair qu'une douleur violente suffit pour éteindre un sentiment plus foible.

(20) Bohn, Winslow, et d'autres Ana-tomistes ont reconnu cette continuation de la membrane interne de l'estomac avec celle des intestins. M. Chaussier (a) est d'un sen-timent contraire, d'après une observation qu'il a faite sur l'estomac du cheval. Il a observé que la membrane interne de cet estomac, qui d'abord étant lisse et com-pacte, est évidemment une continuation de celle de l'œsophage; se termine par un re-bord saillant et inégal; où commence la por-

---

(a) Dans le Journal de la Société de Médecine de Paris, T. XV, p. 35.

tion villeuse de cette membrane, qui se prolonge par le pylore dans l'intestin grêle.

Cependant il semble que la tunique interne de l'estomac, qui venant de l'œsophage prend une nature villeuse seulement au-dessous de ce rebord (dans le cheval) ne s'implante point dans ce rebord ; mais y reçoit un développement qui ne lui donne pas une structure essentiellement différente (comme est celle des tendons , par rapport aux os dans lesquels ils s'implantent).

D'ailleurs M. Chaussier dit fort bien (*a*) « qu'on a fait dans ces derniers temps, sur » ces continuations des membranes, des » considérations hypothétiques ; qu'on a » cherché à appuyer par des applications » spécieuses, et des expériences *imaginaires;* » et qui conduisent à des distinctions pué- » riles , à des applications vicieuses dans » l'étude et dans l'exercice de l'art ».

(21) Les personnes sujettes aux dégénérations aigres ou autres des alimens ; et qui

____

(*a*) Dans le Journal de la Société de Médecine de Paris, T. XV, p. 33.

ont le genre nerveux très-mobile; si elles ont mangé des graisses qui se rancissent, ou pris quelque boisson flatueuse, éprouvent souvent un spasme qui les empêche d'avaler; jusqu'à ce qu'elles ayent rendu quelques gorgées de ces matières irritantes, ou seulement quelques vents. Tissot rapporte d'après Ferrein, un exemple frappant de cette sympathie (*a*).

(22) On peut rapporter à une cause analogue; à la correspondance des affections différentes de deux organes non - sympathiques, que l'habitude établit par un effet des successions répétées de ces affections; le fait suivant qui a été vu par Simson (*b*).

Une jeune femme étoit fort sujette à la cardialgie, et avoit des douleurs de rhumatisme à l'épaule droite. Son estomac étoit affecté à tel point, qu'elle ne pouvoit avaler

---

(*a*) Hist. de l'Acad. des Sciences, 1768.

(*b*) *An Inquiry how far the Vital and Animal Actions of the more perfect animals, can be accounted for independant of the Brain, Essay I, of Muscular Motion, p. 53-4.*

la moindre goutte de liquide, sans danger de suffocation. Au moment où une goutte de boisson touchoit l'orifice cardiaque de son estomac, elle crioit qu'on assujettît son épaule droite, où elle sentoit alors la douleur la plus aigüe : mais quand on y tenoit l'omoplate fixe, elle avaloit avec plus de facilité. Si elle resserroit les épaules en les portant vers en haut, lorsqu'elle sentoit la douleur du *cardia* (comme on fait dans beaucoup de cas de douleurs vives); elle souffroit extrêmement de l'épaule droite, si on n'empêchoit cette épaule de se mouvoir.

(23) Le D^r. Swediaur (a) a revendiqué mon droit à cette théorie (qu'il appelle ingénieuse); que j'ai donnée ici antérieurement à Hunter, à qui on l'a attribuée.

Hunter a trop étendu cette théorie, lorsqu'il a dit qu'une action morbifique semblable à celle que le virus a excitée sur les parties génitales, est reproduite dans les autres parties du corps, *simplement par*

(a) Traité des Maladies Vénériennes, T. II, Introd., p. xxvii, Note.

sympathie, sans que le virus agisse immé-
diatement après avoir été absorbé. — C'est
contre l'extension vicieuse que Hunter a
donnée à ma théorie, que sont fondés seulement les doutes qu'expose le D^r. Swediaur (*a*).

(24) L'ascaride vermiculaire qui occupe
le rectum, cause souvent des grincemens
de dents (*b*).

(25) Van Swieten ayant vu un jeune
homme épileptique, à qui la lèvre inférieure
trembloit avant l'accès, et dont l'accès finis-
soit au moment où il avoit vomi ; en con-
clut que le siége du mal étoit dans l'estomac : et il le guérit, en lui donnant tous les
mois, pendant six mois, un vomitif doux ;
le même soir un anodin ; et dans les intervalles de ces remèdes, des fortifians (*c*).

De Haën dit qu'il est assez difficile d'expliquer pourquoi la lèvre supérieure ne

---

(*a*) A l'endroit cité, p. XXVIII et XXIX.

(*b*) Voyez Brera.

(*c*) *Ad Aphor.* 1080, *T. III*, *p. 429.*

tremble point aussi, lorsque l'estomac est disposé à vomir.

(26) M. Cotugno avoit voulu expliquer ce fait d'une manière qui me paroît moins probable ; par l'effet d'une sympathie attachée à des unions des derniers filets du rameau ophthalmique, ou premier de la cinquième paire ; avec les dernières ramifications du nerf du nez , que forme la réunion des nerfs de la troisième paire, et du plexus sousorbitaire. Il avoit décrit les jonctions des extrémités de ces nerfs, et les avoit représentées dans une Table Anatomique , qu'il communiqua à M. Adolphe Murray (a).

(27) D'autres affections vives , sur-tout de colère , peuvent produire un effet analogue. Fallope a vu une femme, qui toutes les fois qu'elle se mettoit en colère, étoit prise au nez d'un erysipèle qui d'ailleurs se résolvoit facilement. Des faits semblables ont pu donner occasion aux proverbes latins : *Ira cadat naso. Fames et mora bilem in nasum concient.*

(a) Voyez une Thèse de Sidren *de Sternutatione.*

(28) Je trouve dans ces observations de Sanctorius, l'explication du fait analogue suivant; que rapporte de Haën, et qu'il n'a pu expliquer.

Un homme de vingt ans, sans avoir été lésé par aucune cause externe manifeste; souffrit pendant deux mois des douleurs cruelles dans l'aine, et dans toute l'extrémité inférieure gauche. Au bout de ce temps, il ressentit une douleur aiguë sur le bord de la crête de l'os des îles gauche, et rendit des urines sanguinolentes. On jugea alors qu'il y avoit un calcul dans l'uretère gauche, qui pressoit le muscle psoas, dont l'irritation affectoit les membranes et les nerfs dans l'aine. On donna des remèdes convenables, qui firent rendre des urines fort chargées de sang, et plusieurs calculs qui étoient terminés en pointe : tous les symptomes furent calmés, et la convalescence fut parfaite.

De Haën dit que c'est une chose très-singulière, qu'un malade ait souffert pendant deux mois des douleurs extrèmes dans l'aine et dans la jambe; sans qu'aucune douleur se fît sentir dans les organes même de l'urine.

J'ai indiqué ci-dessus une observation analogue de Baglivi, sur une malade qui ne
souffroit point dans l'un de ses reins qui
étoit gravement affecté ; mais ressentoit de
fortes douleurs dans l'autre rein, qu'on
trouva en bon état.

De Haën croit avec toute vraisemblance,
que les calculs que ce jeune homme rendit
avoient resté long-temps immobiles dans
l'uretère ; et qu'ensuite par l'effet de leur
pression, le psoas souffrit une douleur
aiguë, non dans sa partie placée immédiatement sous ces calculs ; mais à l'endroit de
son insertion voisine de l'aine. Il demande
là dessus qui est ce qui peut comprendre et
expliquer, pourquoi cette douleur du psoas
fut causée en cet endroit, et non plus haut,
ou dans toute l'étendue de ce muscle ?

Je pense que le psoas fut comprimé et
irrité ; lorsque ces calculs, qui étoient
fixés dans l'uretère, vinrent à s'y dépla-
cer, et laissèrent couler des urines sanguinolentes : mais que cette pression et cette irritation ayant porté sur la partie charnue de
ce muscle, il ne ressentit la douleur qu'à
l'endroit de l'insertion de son tendon : ce qui

est parfaitement analogue aux observations précédentes de Sanctorius sur la sympathie des différentes parties des fibres dans un même muscle.

(29) J'ai été consulté pour de semblables mouvemens convulsifs du testicule, qui se continuoient assez fortement et assez long-temps ; au point qu'on voyoit le scrotum se tourner en spirale, en se rapprochant du bas-ventre.

NOTES

SUR LE DIXIÈME CHAPITRE.

(1) Camper tire de la distribution du *nerf* dorsal, l'explication de ce phénomène qui s'offre tous les jours; que dans les maux du sein les glandes axillaires et pectorales se gonflent, et contractent un endurcissement qui gagne le bras.

Il est plus naturel de rapporter tous ces effets à la sympathie du système absorbant, des vaisseaux lymphatiques, des glandes conglobées, et du tissu cellulaire dans la même moitié du corps où est le sein affecté.

(2) Si ces successions d'inflammations se font par des transports de l'humeur morbifique (comme on le pense communément); elles sont analogues aux métastases de l'espèce de celles que j'ai dit ci-

dessus , indiquer une sympathie spéciale entre des parties éloignées dans le tissu cellulaire.

(3) Au vi^e Volume des Observations des Médecins de Londres ; M. Hall, Chirurgien, rapporte dans la description qu'il donne d'un anévrisme de l'aorte ; que dans le même sujet on trouva plusieurs artères dilatées, et dans un état d'extension contre nature.

(4) Bianchi a observé que dans les hépatitis (soit avec, soit sans suppuration), il se fait une extension *(epigenesis)* d'affection au poumon voisin ; à raison de laquelle le poumon rejette des crachats de diverse sorte, pituiteux, jaunes, sanguins, puriformes.

(5) J'y ai vu, outre les symptomes ordinaires de l'hémoptysie, d'autres analogues à ceux du vomissement du sang venant du foie ; des palpitations de la cæliaque ; de la douleur, de la tension et de la chaleur dans l'hypocondre droit ; la jaunisse, etc. Les astringens y sont d'autant moins convenables, à proportion que l'obstruction du foie est plus forte.

Il

Il faut distinguer cette hémoptysie hépatique de l'hémoptysie bilieuse, dont a parlé Stoll (a); qui peut aussi être sans fièvre, mais qui est toujours accompagnée de turgescence de bile dans la région précordiale, et qu'on guérit par l'émétique.

(6) Haller assure (dans l'endroit cité) que le sentiment qui cause une sympathie d'une affection convulsive; doit nécessairement passer du nerf qui a été primitivement affecté, à un autre nerf déterminé (sympathisant), sans se communiquer jamais à d'autres nerfs. Il semble au contraire que les sympathies dans le système des nerfs , aussi bien que dans tous les systèmes , où sont liés des organes d'un même genre , peuvent s'étendre avec des variations indéfinies dans les divers individus.

De même qu'il existe quelquefois entre des parties très-éloignées dans l'organe extérieur, des sympathies rares et comme bizarres, qu'on ne peut rapporter qu'à une

____

(a) *Ratio Med.*, *T. II*, *p. 115-6.*

Tome II.   A a

idiosyncrasie très-singulière (comme je l'ai dit ci-dessus) : il en existe quelquefois de pareilles entre les nerfs. Ainsi on a vu une hernie causer la convulsion du doigt moyen et de l'annulaire (*a*). Voyez d'autres faits analogues recueillis par Haller (*b*).

(7) J'ai dit ici dans la première édition de ces Nouveaux Élémens, qu'on peut regarder les ganglions comme des petits cerveaux, ou des glèbes de nerfs.

M. Monro a dit aussi depuis (*c*) que les ganglions sont de petits cerveaux imparfaits. Il a ajouté qu'ils sont condensés, comme il convient pour qu'ils puissent résister à l'action des muscles ; que leur substance corticale a beaucoup de vaisseaux, et est brune comme celle du cerveau, etc.

M. Scarpa dit que les ganglions ne sont que des plexus conglobés par le tissu cellu-

----

(*a*) Vater.

(*b*) Physiol., T. IV, p. 334-6.

(*c*) En 1785, dans ses Observations sur le Système Nerveux.

laire qui les lie (*a*). Il pense que les ganglions et les plexus de nerfs ont un parfait
rapport quant à leur structure intime et à
leurs fonctions.

(8) M. Scarpa a adopté, et très-bien éclairci
par divers exemples, l'observation de Meckel et de Zinn, sur l'usage des ganglions
composés ; qu'il distingue des ganglions
simples , où des filets de nerfs venant de la
moëlle épinière, ne se confondent point,
et sont réunis en des faisceaux plus fermes.
(M. Sabatier dit aussi que dans les ganglions, qui sont formés par les nerfs ver-
tébraux ; les fibres nerveuses de chaque
corde qui produit ces ganglions , ne sont
point mêlées ; mais qu'on peut les suivre et
les trouver distinctes.)

Suivant ces Anatomistes célèbres, dans
les ganglions *composés ,* plusieurs petits
filets de nerfs se divisent et se réunissent
ensuite en formant des troncs ; de sorte que
des nerfs distincts dans leurs origines au

(*a*) *Anatom. Annotat. , L. I. De Nervorum
Gangliis et Plexubus.*

cerveau ou à la moëlle épinière, lorsqu'ils se portent à un même ganglion composé, y sont mêlés par leurs filets qui y ont été divisés, et s'y sont ensuite unis; tellement que chaque rameau qui sort enfin de ce ganglion, est composé de filets de plusieurs paires distinctes de nerfs.

M. Monro ayant examiné le plexus du bras, a trouvé que chaque nerf au-dessous de ce plexus, est un composé des fibres de tous les nerfs qui s'étoient portés à ce plexus, et qui s'y sont réunis.

M. Wrisberg (*a*) dit qu'il n'y a nulle part un plus grand nombre d'effets de la sympathie des nerfs, que dans les nerfs qui sont entremêlés de ganglions; comme est le grand sympathique; et sur-tout dans le système des viscères abdominaux.

(9) C'est un sujet de recherches nouvelles qui paroît curieux : de déterminer quels sont dans la physionomie les traits primitifs de la colère, et des autres passions;

(*a*) Dans les Mém. de l'Acad. de Gottingen pour l'année 1779.

auxquels se joignent ensuite par une habitude répétée d'effets de la sympathie nerveuse, les traits accessoires qui sont aussi dans la physionomie caractéristiques des diverses passions (*a*).

(10) Tissot a connu un homme fort sourd, qui ne pouvoit pas se toucher le canal de l'oreille gauche; sans éprouver une douleur assez marquée à la langue.

La sensation de grincement de dents, lorsqu'on racle une lime, ne dépend-elle point de la sympathie du nerf maxillaire inférieur avec la corde du tympan ; qui (suivant la remarque de Valsalva) est placée entre le marteau et l'enclume, de manière à devoir être toujours ébranlée par le mouvement de ces osselets?

(11) Un effet de sympathie analogue à celle qui produit la boule hystérique, avoit lieu dans des sujets, chez qui M. Cullen rapporte que la violence des desirs vénériens avoit causé dans les intestins des spasmes ; qui étoient rendus sensibles par l'anxiété et la douleur.

(*a*) Voyez Parsons.

J'ajoute qu'on peut conjecturer que l'effet aphrodisiaque, qui suit l'usage de certains alimens venteux (comme des panais, des fèves, et des pois chiches, suivant la remarque de Galien); tient probablement en partie à une espèce d'orgasme ou de raréfaction sourde, qui se communique sympathiquement des intestins aux parties de la génération.

Saint Jérôme, dans une Épître à des Religieuses, leur interdit l'usage des légumes (comme les fèves), qu'il croit être âcres et irritans; parce qu'ils causent, dit-il, des titillations dans les parties sexuelles (*in partibus genitalibus titillationem producunt*).

Plutarque (*a*) dit : Pourquoi est-ce que la loi défend à ceux qui doivent vivre chastement, de manger des légumes ? Et il finit ses réponses à cette question, en disant : Est-ce parce qu'ils invitent et provoquent à la luxure, d'autant qu'ils sont flatueux ?

(*a*) Dans ses Questions sur les Choses Romaines.

Athénée dit que les poulpes, les sèches, et autres semblables mollusques sont difficiles à digérer, et flatueux ; et que par-là ils aiguillonnent l'amour.

Ainsi le fait même, que les alimens venteux sont aphrodisiaques, paroît avoir été depuis long-temps constaté par l'expérience. On pourroit cependant conjecturer que cet effet tient *en partie* aux compressions et aux sollicitations alternatives ; que les vents, produits en abondance par ces alimens, exercent par le rectum qu'ils distendent, sur les vésicules séminales dans l'homme, ou sur le vagin et le cou de la matrice.

(12) Quelqu'un qui a eu ou suivi des idées semblables à celle de Whytt, que j'ai réfutées ici ; a dit que la théorie des affections sympathiques de différens organes, fondée sur la correspondance des nerfs que ces organes reçoivent, est bien peu satisfaisante ; puisqu'un nerf étant un composé d'une infinité de nerfs isolés, indépendans les uns des autres, les parties auxquelles un nerf se distribue, ne devroient avoir entr'elles aucune relation.

J'observe que cet Écrivain ignore sans

doute que l'opinion vulgaire qui fait regarder chaque nerf comme composé de filets
nerveux isolés, n'est rien moins que prouvée. M. Alex. Monro (*a*) a combattu cette
opinion ; et a soutenu qu'aucun filet nerveux ne peut être suivi jusqu'à son origine, comme s'il étoit isolé et simple ; mais
que les filets nerveux les plus déliés forment aussi bien des plexus, que les nerfs
les plus considérables : de sorte que chaque
rameau d'un nerf étant considéré à son
extrémité, peut avoir reçu des fibres de
toutes les autres ramifications de ce nerf,
qui sont placées au-dessus.

Ainsi M. Monro a vu la portion molle
du nerf auditif former un beau plexus
entre les deux feuilles osseuses très-fines
qui composent la lame spirale du limaçon.
M. Fontana a observé aussi un vrai plexus
dans la rétine de l'œil d'un lapin.

(13) Malouin a parlé de paralysies ; où
les parties qui en étoient affectées reve-

____

(*a*) Dans ses Observations sur le Système Nerveux.

noient quelquefois dans leur état naturel ; lorsqu'en même temps une autre partie tomboit paralytique (*a*).

(14) Ainsi Monro a observé qu'il se produit quelquefois des mouvemens spasmodiques, qui font une espèce de pincement dans différentes parties des muscles du bas-ventre, et que cause une irritation des rameaux des nerfs dorsaux inférieurs : et que ces mouvemens peuvent faire commettre des fautes au Praticien, en lui présentant le soupçon de colique, d'inflammation aux reins, etc.

(15) Sur les symptomes qui se produisent dans les maladies καΤ᾽ ιξιν (suivant la rectitude du trajet d'une partie à l'autre, dans l'une des moitiés verticales et latérales du corps); on peut voir ce qu'ont dit Duret (*b*), et le célèbre Bordeu dans les endroits de ses ouvrages, où il a parlé des départemens des organes.

(*a*) Mém. de l'Acad. des Sciences de Paris, 1747, p. 553.

(*b*) *In Coac. I , Cap. XVI, N°* 31.

(16) Les faits de ce genre les plus connus ont été recueillis dans la Dissertation de M. Dupui (*a*). Je vais y joindre plusieurs autres observations analogues : et il seroit facile d'en augmenter le nombre.

L'observation que j'ai rapportée de Behrens est analogue à celle d'Etmuller (*b*) sur un vieillard goutteux qui n'avoit qu'une moitié du nez affectée par la goutte.

Dans les *Ephem. Nat. Cur. Cent. V. Observat. 41, p. 61,* Lanzoni décrit un ictère qui avoit teint en verd toute la tête jusqu'à la gorge ; le côté droit du corps en noir, et le côté gauche en jaune, etc.

Pechlin (*c*) rapporte des exemples de froid extrême, de stupeur, d'éruptions diverses ; qui affectoient une moitié du corps, ou droite, ou gauche, exclusivement à l'autre moitié. — Plater et Th. Bar

---

(*a*) *De Homine Dextro et Sinistro. Lugd. Batav., 1780.*

(*b*) *Colleg. Pract., Oper., T. II, p. 844.*

(*c*) *Observ. LIV, Lib. II.*

tholin ont publié aussi des exemples semblables.

Dans les Mém. de l'Acad. des Sc. 1740, il
est parlé d'un homme chez qui tout un
côté des joues suoit à grosses gouttes, lorsqu'il mettoit un peu de sel sur une portion de la langue de ce côté, qui étoit comme
excoriée.

Sigwart (*a*) rapporte avoir vu quelquefois chez un enfant, le phénomène suivant.
Cet enfant, lorsqu'il avoit couru en Été ;
avoit un côté du corps rouge, chaud et
suant ; tandis que l'autre côté étoit pâle,
froid et sec : de sorte qu'on voyoit suivant une ligne tirée exactement par le
milieu du visage ; qu'il n'y avoit de rougeur, de chaleur et de sueur ; que dans
une joue, et dans une moitié du front, du
nez, des lèvres et du menton.

Schmid (Jacob) (*b*) rapporte qu'une
femme, par l'effet d'un fort exercice ou

(*a*) *Epistola*, *Homo in Singulari Dualis.*
(*b*) *Miscell. N. C., Dec. II, Ann. 11, Obs. 126,*
p. 287.

d'un sudorifique, suoit très-abondamment de toute la moitié gauche du corps ; et n'avoit jamais ni sueur ni moiteur dans la moitié droite : excepté seulement lors-qu'elle étoit grosse, temps où elle avoit la faculté de suer de toutes les parties du corps.

(17) Le plus grand nombre des Anato-mistes s'accorde à présent à n'admettre aucune communication de l'intercostal avec l'ophtalmique (ou avec la première branche de la cinquième paire) ; mais seulement avec le nerf de la sixième paire ou moteur externe des yeux ; à la sympathie duquel on ne peut rapporter assez probablement toutes les affections des yeux que produit l'affection de l'intercostal.

(18) Les expériences de Molinelli ren-trent peut-être dans celles de Du Petit ; qui a remarqué qu'on ne peut lier dans le cou d'un chien le nerf intercostal, qu'on n'y lie aussi le nerf de la huitième paire qui est contenu dans la même gaîne (et quelquefois mêlé intimement).

(19) Monro a voulu expliquer les expé-riences de Du Petit , parce que le nerf

intercostal et le nerf ophthalmique de la cinquième paire, sont fortement liés par une substance cellulaire ou par un lacis de vaisseaux. Cette sympathie relative à la connexion par un tissu intermédiaire, peut sans doute avoir lieu entre les nerfs, comme entre d'autres organes. Mais elle paroît être encore trop foible, pour produire les phénomènes qu'on observe dans les expériences de Du Petit.

(20) Bordeu dit (a) que des chiens et des chats auxquels on a coupé la queue, deviennent quelquefois après cette opération, sujets à des convulsions, des vomissemens, des attaques d'épilepsie, etc ; qu'on en a trouvé qui perdent la vue, et d'autres dans lesquels la couleur des yeux change.

(21) Il me paroît qu'on doit rapporter de même à une sympathie ressentie dans la moëlle épinière, des exemples qu'on a de gens qui ayant été blessés au-dessus du sourcil, ont été bientôt après attaqués de paralysie des parties voisines ou inférieures. Le

____

(a) Ancien Journal de Médecine, T. XVI, p. 489.

Dran a donné un de ces exemples (*a*). Schenckius (*b*) a vu aussi une paralysie presque générale qui dura plusieurs mois, produite par la même cause.

(22) Dans le Livre *de Locis in Homine* (que les Anciens et les Modernes ont attribué généralement à Hippocrate, quoiqu'il paroisse avoir souffert des interpolations, ou d'autres altérations considérables), il est dit au commencement : *Minima corporis pars omnia habet quæcumque et maxima. Quidquid verò bonum aut malum, minima pars pertulerit ; refert ad partes ejusdem generis, unaquæque ad suum genus. Et propterea corpus et dolet et lætatur ob cognationem quam habet cum vel minima parte : quia in minima omni genæ insunt particula, et hæ singulæ referunt et transmittunt omnes affectus ad cognatas sibi ipsis.*

Prosper Martianus a trsè-bien vu qu'Hippocrate a voulu parler des veines, des artères, et des nerfs qui se distribuent dans chaque partie. Mais il a cru que les genres

____

(*a*) Dans ses Consult., p. 83.

(*b*) *Lib. I , de Paral.*

auxquels Hippocrate a rapporté les diverses
parties du corps , doivent être distingués ;
suivant que ces parties ont dans leur tissu
à proportion plus de nerfs , ou de veines ,
ou d'artères.

Cette explication me semble beaucoup
moins naturelle , que celle qu'on peut
donner à ce passage d'après ma manière de
voir ; en faisant dire à Hippocrate : que
les parties similaires simples , qui se distribuent dans un organe composé quelconque ;
transmettent leurs affections aux systèmes
respectifs auxquels elles appartiennent.

(23) On pourroit rapporter ici un grand
nombre de faits analogues ; comme l'observation de Schwencke, qui vit une fille de
vingt ans à qui une passion violente avoit
fait perdre la voix depuis trois semaines ; et
qu'il guérit sur - le - champ, en frottant à
l'endroit des nerfs , le long de la trachée
artère , etc. (a).

Schelhammer rapporte (b) qu'un épilep-

(a) Voyez Limbourg, *De Corpore consentiente,*
§. 106.

(b) *Ephem. Nat. Cur. , Dec. II, An VII,
Observ. 197.*

tique avoit avant l'attaque de son mal , la sensation de quelque chose qui descendoit de son cerveau à son bras, et que son bras étoit de suite agité de mouvemens convulsifs , qui peu après s'étendoient à tout le corps.

(24) M. Fontana (*a*) rapporte, qu'il résulte de ses expériences ; que dans un animal vivant un nerf peut être comprimé, jusqu'à être écrasé et rompu en morceaux ; sans que le muscle auquel il se distribue se contracte ; pourvu qu'on observe de faire croître cette compression par degrés insensibles. Il s'est assuré encore par l'expérience, que le muscle ne se meut point du tout ; si l'on coupe son nerf d'un coup fort avec un bon couteau , ou si on l'écrase d'un coup de marteau très-rapide.

M. Fontana explique ces faits en disant, que dans le premier cas , le fluide nerveux ne reçoit point un mouvement suffisant pour contracter le muscle ; et que dans le

____

(*a*) Dans ses Recherches Philosophiques sur la Physique Animale.

second

second , la grande vîtesse du coup que reçoit le nerf , ne laisse point le temps nécessaire pour que le mouvement soit communiqué au fluide nerveux.

On peut également concevoir comment le muscle n'est point affecté d'un sentiment d'irritation qui le détermine à se contracter, dans l'un et l'autre cas de ces lésions de son nerf; soit (*a*) parce que le fluide nerveux (qu'il faut toujours voir comme différent de ce qu'on appelle les esprits animaux) ne reçoit point une impulsion suffisante , pour agiter les fibres musculeuses ; soit parce qu'il ne se produit pas une traction suffisante des derniers filets de ce nerf, pour agiter les fibres de ce muscle où ils sont répandus.

(25) On pourroit même supposer qu'il existe un véritable antagonisme des forces toniques dans les nerfs , analogue à celui qui a lieu dans les muscles. Cet antagonisme me semble pouvoir être rendu probable d'après différentes observations; comme, par

---

(*a*) Comme le dit Fontana.

Tome II. B b

exemple, d'après celle-ci qui est rapportée dans les Ephémérides des Curieux de ,la Nature (a). Un homme qui étoit sourd d'une oreille, y recouvra l'ouïe ; en devenant d'ailleurs entièrement paralysé du côté du corps où étoit cette oreille.

(26) Cependant Albinus (b) observe, qu'à l'irritation des nerfs la convulsion survient parfois ; même dans des muscles auxquels ces nerfs ne se portent point. Il pense que la Nature excitée par cette irritation inaccoutumée s'exalte et produit ces mouvemens convulsifs. Il rapporte à ce sujet, plusieurs exemples de convulsions de tout le corps produites par une irritation manifeste dans une seule partie.

(27) Cette origine commune des nerfs a plus ou moins d'extension dans les divers âges. M. Lorry, cet illustre Médecin dont la mémoire me sera toujours chère, et respectable à tous égards ; établissoit cette première origine de la vie dans la moëlle épinière ,

---

(a) *Dec. III, An VII, Observ. 337.*

(b) *Acad. Annot., L. III, C. XVI.*

entre la première et la troisième vertèbre
cervicales, chez les adultes ; entre la seconde
et la quatrième chez les animaux plus jeunes.
Cependant je crois que le scalpel plongé entre
la première et la seconde vertèbre, cause
encore à ceux-ci la mort la plus prompte.
D'où il suit que l'organe principal de la vie
a plus d'étendue dans ces jeunes animaux.

(28) Les Anciens ont connu la mort soudaine que causent ces blessures. C'est celle
dont Homère fait périr dans l'instant Archiloque, blessé d'un javelot lancé par Ajax.
Il dit qu'Archiloque fut ainsi frappé dans
la jointure de la tête et du col, à l'endroit
de la *première* vertèbre (car c'est ce que
signifie νειατον ασραγαλον; et non pas comme
on a traduit *extremam ad vertebram* (*a*).)

Valerius Flaccus (*b*) indique cette sorte
de blessure, et la mortalité dont elle est
suivie, quand il dit :

. . . . . *Vitalia donec*
Vincula, qua primo cervix committitur artu (*c*)
 Solvit dextra gravis . . . .

(*a*) *Homeri Iliad.*, *L. XIV*, *v. 465-6.*
(*b*) *Argonautic.*, *L. IV. v. 409-11.*
(*c*) *Articulo* (*cum capite*).

Ce siége principal de la sensibilité nerveuse n'est pas le même dans toutes les classes d'animaux. Il est différent par exemple dans les poissons, de ce qu'il est dans les quadrupèdes.

Pline (*a*) dit : *Murœnas animam in cauda habere certum est, eaque icta celerrime exanimari, at capitis ictu difficulter.* — Sur quoi **J. M. Gesner** dit (*b*) qu'on observe aussi la même chose dans son pays sur les carpes, les truites, etc. qu'on fait mourir le plus promptement possible; quand on leur frappe avec violence la queue, ou qu'on l'écorche (*gestreiffet*).

(29) Je ne m'arrêterai point ici à discuter les assertions du célèbre **M. Soemmering**, sur la comparaison de la grandeur du cerveau dans l'homme et dans plusieurs espèces d'animaux.

M. Soemmering a le premier trouvé, dit-on, que l'Homme est entre les animaux, celui qui a le plus grand cerveau, par rap-

---

(*a*) Hist. Nat., L. XXXII, Sect. 5.
(*b*) *Chrestomath. Plin.*, *p. 805.*

port à la petitesse des nerfs qui en partent. D'où il a conclu que l'homme a dans cet organe la base la plus avantageuse pour les forces de l'intelligence.

M. Soemmering a pensé aussi, d'après plusieurs observations d'Anatomie comparée ; qu'il existe, dans chaque espèce d'animaux, un très-grand rapport entre le degré d'intelligence qui lui est propre ; et la proportion de grandeur qu'y ont les nerfs qui partent du cerveau, comparés avec la partie de ce viscère, qui est distincte des origines même de ces nerfs.

Mais on peut objecter contre ces assertions trop générales de M. Soemmering, plusieurs faits très-remarquables.

1°. La connexion qu'il établit entre le degré d'intelligence qui est propre à l'animal de chaque espèce ; et la grandeur de la portion du cerveau distincte de celle dont naissent les nerfs dans cet animal, relativement à la masse de ces nerfs ; est contraire à toutes les observations qu'on a des développemens singuliers que l'intelligence peut recevoir de l'éducation, dans des animaux qui ont le cerveau très-petit. Ainsi la petitesse du cerveau du crocodile, n'empêche pas que cet animal si féroce ne puisse être merveilleusement apprivoisé (suivant les rapports d'Hérodote et de Greaves). Brown (*a*) parle aussi de lézards américains, qui ont très-peu de cerveau, et qu'on peut dresser jusqu'à un certain point.

2°. Quelle supériorité d'intelligence peut-on accorder dans le genre des araignées, à la tarentule ; qui a le cerveau fort grand (et qui a huit yeux), suivant que l'a observé M. Serao ?

3°. L'éléphant qui est après l'homme le plus intelligent des animaux, a un cerveau extrèmement petit. Sans doute sa grande intelligence ne dépend point du grand rapport de masse qu'a son cerveau comparé aux nerfs qui en partent : mais probablement elle tient à une autre cause que j'indiquerai dans la suite.

(*a*) Dans son Histoire de la Jamaïque.

NOTES

SUR LE ONZIÈME CHAPITRE.

(1) **M.** CIGNA (*a*) dit : En général la paralysie suit de trop près la ligature de la veine, pour qu'on puisse l'attribuer à une gangrène, ou à un défaut d'humidité ; car elle suit immédiatement dans l'espace de deux minutes (*b*). Il ajoute que la ligature de la veine cave ne cause point de dérangement dans la moëlle épinière ; comme pourroit être celui auquel Haller a attribué la paralysie qu'on produit quand on lie l'aorte.

(2) Voici les termes du passage de Baglivi que je cite : *Quod si per acum trajecto filo musculum (unum de musculis coxendicis*

(*a*) Dissertation sur l'Irritabilité, Sect. III, Art. 4.

(*b*) Kaaw Boerhaave, §. 291.

B b 4

anatis) *adeo comprehenderis , ut musculi ventrem valeas colligare ; tunc videbis , vel astricto nodo , contractiones toto in musculo cessare , atque languescere ; vel paulisper relaxato , ad pristinum rursus motum redire.*

Baglivi ne dit point qu'il faisoit cette ligature du ventre du muscle d'un animal vivant, de manière à ne pas *comprimer fortement* les nerfs , ni les vaisseaux (c'est-à-dire les troncs des nerfs et des vaisseaux propres à ce muscle ; car il ne peut s'agir ici des derniers nerfs ou vaisseaux disséminés dans son tissu).

Mais Baglivi a donné cette expérience en preuve de son opinion ; que la force de contraction du muscle réside principalement dans ses fibres charnues et membraneuses.

Or il n'a jamais pu croire que cette opinion fût prouvée par ce fait ; que la contraction cessoit dans un muscle vivant, lorsqu'on en avoit lié le ventre avec un fil ; si cette ligature avoit embrassé, ou si on avoit d'ailleurs fortement comprimé les troncs des nerfs ou des vaisseaux de ce muscle.

Mais c'est trop s'arrêter sur cet endroit; qui a occasionné une critique mal fondée, et peu importante.

(3) Albinus s'est refusé avec toute raison à admettre les théories généralement reçues concernant l'influence des nerfs sur les mouvemens-des muscles auxquels ils se distribuent : et il a très-nettement développé son incrédulité sur ces théories.

Il avoit d'abord (*a*) montré comme douteux, si les expériences, où l'on voit que le muscle ne peut se mouvoir, quand on a lié ou comprimé son nerf; prouvent que la puissance nerveuse meut ce muscle : ou si elles indiquent seulement que cette ligature ou cette compression du nerf y fait naître tel empêchement, ou y cause tel détriment, que le muscle ne puisse se mouvoir ; quoiqu'étant excité par un principe de son mouvement autre que la puissance nerveuse (principe que font présumer les mouvemens des parties retranchées du corps d'un animal vivant).

(*a*) *Acad. Annotat. , L. I, Cap. XII.*

Ce grand Anatomiste a insisté depuis sur le même point de doctrine. Il a dit (*a*) : « Les » expériences indiquent que pour que le » muscle soit propre à se mouvoir suivant » son état naturel, l'intégrité de son nerf » est une chose requise : elles montrent que » lorsque le nerf d'un muscle est irrité, ce » muscle entre en convulsion : mais font- » elles voir que ce muscle se meuve par la » puissance des nerfs ? je ne le crois pas, et » je desire qu'on m'excuse ; je n'aime point » à être induit en erreur (*non amo falli*) ».

Caldani reconnoît (*b*) que si les Médecins pouvoient oublier qu'on eût jamais feint l'existence d'un fluide passant par les nerfs, qui fût le ministre du sentiment et du mouvement ; ils ne trouveroient pas qu'il fallût conclure autre chose des expériences faites sur les ligatures ou les sections des nerfs ou du cerveau, si ce n'est que ces ligatures ou ces sections ôtent l'intégrité de ces parties ; et font seulement cesser par ce moyen une

(*a*) *L. c.*, *Lib. III*, *Cap. XVI.*

(*b*) Institut. Physiol., N° 199.

des conditions sans lesquelles le mouvement et le sentiment ne peuvent s'exercer.

(4) Newton dit (*a*) qu'un *esprit très-subtil* pénètre les corps les plus denses, et y reste caché : que son action produit non-seulement les attractions réciproques des particules des corps, et les phénomènes de l'électricité ; mais même les sensations et les mouvemens volontaires des animaux. Il dit (*b*) que toute sensation est excitée, et que les membres des animaux se meuvent à volonté ; par des vibrations de cet esprit subtil ; qui sont produites dans les filets solides des nerfs depuis les organes des sens externes d'où elles se portent au cerveau ; et qui sont semblablement propagées du cerveau aux muscles.

Mais le grand nom de Newton ne change rien à la nullité de ces hypothèses.

(5) On connoît que le nerf cutané a été blessé dans la saignée ; par la douleur et

---

(*a*) Dans la Question 24, à la fin de son Optique.

(*b*) *Ibid.*

l'engourdissement qu'on sent se propager tout le long de l'avant-bras, jusqu'aux deux derniers doigts de la main.

(6) MM. Wrisberg et Odier (*a*) ont bien remarqué les variétés de refroidissement, et de bouffées de chaleur, que les accès des maladies nerveuses causent en diverses parties.

M. Portal a bien observé que les différences de l'irritation nerveuse produisent dans divers enragés, ou un·froid glacial, ou une chaleur brûlante ; comme aussi en diverses parties du corps du même hydrophobe.

Plater raconte qu'un homme comparoit, aux sensations de douleur et de fourmillement que cause dans les deux doigts extrèmes de la main, la contusion du nerf qui passe sur l'articulation du coude ; le sentiment d'ardeur insupportable qu'il éprouvoit, tantôt dans les extrémités des doigts des mains, et des piés ; tantôt dans les lèvres, ou la pointe du nez ; et qui passoit d'une de

____

(*a*) Bibliot. Britann., T. X, p. 349.

ces parties à l'autre, et changeoit tôt ou tard de place.

(7) Il faut rapporter ici les expériences, où l'on a vu des symptomes paralytiques produits du côté opposé à l'hémisphère du cerveau qu'on avoit seul blessé, suivant Petit, Saucerotte, Molinelli, Zinn, et autres.

(8) On a étendu une semblable assertion à la moëlle épinière. Mais M. Sabatier nie qu'il y ait aucunes fibres médullaires transverses, ni aucune communication nerveuse entre les différens côtés de la moëlle épinière (a).

M. Soemmering a particulièrement vérifié le croisement des nerfs optiques. Il l'a mis presque hors de doute par ses observations sur des animaux qui avoient perdu un œil par accident, ou par consomption : ce qui fait un nouvel exemple intéressant *pathologiæ physiologiam informantis.*

(a) Mém. de l'Acad. 1786 , et septième Volume des Mémoires des Savans Étrangers.

M. Blumenbach rapporte (*a*) une observation analogue de Billmann sur le croisement des nerfs optiques.

- M. Soemmering a parlé aussi de la décus-
sation vraisemblable d'autres paires de nerfs
du cerveau et de la moëlle épinière.

(9) M. Tissot soupçonne avec beaucoup
d'apparence, que Galien dans certaines expériences qu'il dit avoir faites sur les nerfs;
a décrit une opération idéale, telle qu'il
l'imaginoit ; mais qu'il n'a jamais exécutée.
Telle est, dit - il, l'expérience dont parle
Galien sur la section de la moëlle épinière,
qu'on peut faire longitudinalement, sans
qu'il suive aucune affection paralytique; si
l'une des moitiés de cette moëlle n'est coupée
transversalement.

(10) M. Blumenbach a présenté la même
idée que j'avois indiquée ici. Il a dit qu'une
moindre influence d'une classe de fonctions
sur une autre classe dans les amphibies,
est prouvée par les expériences de Redi,

____

(*a*) Dans le second Tome de sa Bibliot. Médic.,
p. 391.

et autres semblables qu'on a faites sur la tortue.

M. Blumenbach a dit aussi, que par l'exemple des grenouilles, qui sautent après qu'on leur a arraché le cœur, et détruit les poumons ; on voit combien dans ces animaux, les mouvemens du cœur, et la circulation du sang influent peu sur l'action du système nerveux ; tandis que dans les animaux à sang chaud, la sympathie de ces systèmes est si intime et si puissante.

(11) Entre les faits de ce genre, un des plus singuliers est celui qu'indique une pièce osseuse, qui est décrite dans le Troisième Volume de l'Histoire Naturelle de MM. de Buffon et Daubenton.

Dans cette pièce, la première vertèbre est soudée avec l'occipital ; et l'ouverture de cette vertèbre ne répond pas au trou de l'occipital, de sorte que la moëlle de l'épine a dû être fort comprimée à sa partie la plus supérieure. Mais cette compression n'a pu s'accroître à ce point que peu à peu : car on sait que des lésions aussi fortes survenant tout-à-coup au haut de la moëlle de l'épine, font périr sur le champ ; et qu'étant

moins considérables, elles causent une paralysie mortelle, de tout le corps qui est
au-dessous de la tête et du cou.

(12) Schneider dit que plusieurs enfans,
qui ayant péri d'hydrocéphale, présen-
toient cette corruption du cerveau par l'eau
surabondante ; ont conservé assez bien jusqu'à leur dernier moment, le degré d'intelligence qui convenoit à leur âge.

(13) Cette observation de Valsalva est
rapportée par Morgagni dans les Mémoires
de l'Académie de Bologne.

On lit aussi dans ces Mémoires les histoires données par Molinelli, de deux malades ; qui, ayant eu dans l'opération de
l'anévrisme au bras, le nerf lié avec l'artère ;
recouvrèrent au bout de trois mois l'usage
entier de ce bras : quoique la ligature faite
à ce nerf eût causé sur le champ une perte
totale de mouvement et de sensation dans
les parties inférieures.

Whytt dit que ce mouvement a été re-
couvré d'une manière qui nous est inconnue ; et que le nerf lié que Molinelli trouva
plusieurs années après, dans un cas semblable,

blable, être devenu plus épais ; devint par-là au bout de quelques mois propre à faire ses fonctions (conjecture qui n'explique rien).

(14) Il n'y a pas d'apparence que personne adopte l'idée de Morgagni (a); qui a cru que dans des cas semblables, les passages de l'intérieur des petits nerfs qui se portent à l'organe dont les principaux nerfs ont été coupés, ne peuvent s'ouvrir aux esprits animaux, qu'après que ces esprits ont fait assez long-temps effort pour y pénétrer.

(15) M. Michaelis assure avoir reconnu cette régénération des nerfs, dans des chiens et d'autres animaux, chez qui il avoit coupé ces nerfs à dessein de la vérifier. Il dit qu'elle a lieu souvent, lorsqu'on a détruit un ou deux pouces de la substance du nerf: que le nerf produit alors les mêmes effets que s'il n'avoit pas été coupé, lorsqu'on irrite la partie régénérée, comme celle qui est au-dessus ou au-dessous : que cette partie

____

(a) *De Sedibus et Caus. Morb. Epist. LII,* N° *56.*

Tome II. C c

régénérée se continue insensiblement avec les autres, et est seulement plus mince, etc.

Des expériences qui paroissent confirmer cette régénération des nerfs ont été faites par M. Nannoni, et par M. Arnemann. Celui-ci a vu que le mouvement étoit revenu dans le membre auquel se distribuoit le nerf qui avoit été coupé ; aussitôt que les extrémités de ce nerf avoient été rejointes parfaitement ; quoique un bout inférieur de ce nerf restât flétri, et n'eût point de sensibilité.

Cependant M. Fontana a proposé quelques doutes sur des cas où l'on a cru voir une véritable reproduction des nerfs (a). M. Soemmering nie aussi qu'il se fasse une véritable reproduction du nerf coupé, dont les bords sont seulement réunis.

(16) J'explique d'une manière analogue, l'observation suivante d'Acrell, qui est rapportée dans le trente-huitième Volume des Mémoires de l'Académie de Suède.

Un tronc de l'artère fémorale gauche

––––––––––––––

(a) Voyez son Traité sur les Poisons, T. II, p. 177.

ayant été blessé, on y fit des ligatures au-
dessus et au-dessous de l'anévrisme : le
malade fut guéri, et son extrémité inférieure gauche resta en bon état.

M. Martin dit (*ibid.*) que la nutrition
de cette extrémité put se faire par d'autres
vaisseaux ; d'autant que des rameaux de
l'artère fémorale superficielle s'anastomosent avec des rameaux de l'artère fémorale
profonde. Cependant il ajoute que ce moyen
de nutrition est peu considérable, si on le
compare avec la grandeur de l'extrémité
inférieure.

Mais cette difficulté est levée, si l'on suit
une manière de voir analogue à celle que
j'indique en cet endroit; pour expliquer le
retour du pouls dans un bras, où il avoit été
arrêté pendant quelques jours, après qu'un
anévrisme de l'artère brachiale avoit été
opéré par la ligature.

Sans doute il est arrivé de même dans le
cas précédent; que de petits rameaux communiquant des artères fémorales superficielle et profonde, avoient porté le sang dans
la partie inférieure du tronc de l'artère
fémorale, qui avoit été liée (comme la

supérieure) dans l'opération de l'anévrisme : que la sympathie de cette partie inférieure avec le système général des artères s'étoit alors renouvelée par degrés : et qu'au bout de quelque temps, cette sympathie étant rétablie, le Principe Vital avoit conservé entièrement la faculté de nourrir l'extrémité blessée.

NOTES

SUR LE DOUZIÈME CHAPITRE.

(1) Il est facile de voir que ma doctrine sur ce point est diamétralement opposée (comme elle l'est dans tous les autres points essentiels) à celle des partisans de M. La Case, qui l'a exposée dans son *Specimen Novi Medicinæ conspectus*. Paris, 1751.

Je remarque comme une chose assez curieuse ; que dans le même temps où M. La Case donna à Paris ce livre singulier ; M. Rodriguez de Payva parloit d'une manière semblable de l'influence des forces épigastriques, dans un ouvrage publié à Rome, intitulé *Epicrisis de Affectu atrabilari mirachiali*, etc. *Romæ*, 1751, *in-4°*.

(2) L'altération sympathique a quelquefois singulièrement la forme de l'affection primitive. C'est ainsi qu'un pouls mol est en

général propre aux affections soporeuses, aux empâtemens des viscères, à l'anasarque, et autres maux analogues. Lommius l'a remarqué, et nous l'observons tous les jours.

(3) Cet affoiblissement des sympathies produit le sentiment d'une sorte de résolution des liens qui assujettissent les membres entre eux. Cette résolution à été connue non-seulement des Médecins, comme de Paul d'Egine (a); mais encore des Poëtes Grecs, comme d'Homère, d'Orphée, et d'Apollonius; qui ont donné au sommeil l'épithète de λυσιμελης.

(4) La pléthore relative que je dis que le sommeil produit dans les derniers vaisseaux, est sans doute plus considérable dans les veines que dans les artères : celles-ci qui ont plus de forces toniques, souffrant moins à proportion par l'affoiblissement général que cause le sommeil.

L'effet d'un sommeil profond est général pour renouveler les hémorragies chez les

---

(a) L. I, C. 97.

personnes qui y sont disposées ; parce qu'il est accompagné d'une plus grande plénitude relative dans les petits vaisseaux sanguins. Mais cet effet peut être encore plus marqué dans les hémoptysies ; parce que ce sommeil, en rendant la respiration plus rare et moins étendue, fait que le sang circule dans les vaisseaux du poumon avec d'autant moins de facilité.

C'est principalement à cette cause que je rapporte le fait suivant que le D^r. Darwin a publié (a) ; et dont il n'a expliqué que les circonstances accessoires.

Un homme d'environ cinquante ans, sujet à des hémorrhoïdes aveugles, ayant été guéri d'une paralysie, étoit resté seulement plus foible du côté droit que du côté gauche. Cet homme eut une hémoptysie, dont les attaques revinrent trois nuits de suite (malgré les remèdes les plus appropriés) ; vers les deux heures du matin, où il s'éveilloit d'un profond sommeil, qui

(a) Dans les Transactions Philosophiques, Vol. LI.

duroit depuis les dix heures du soir. On con-
seilla à ce malade de se faire éveiller, et de
sortir de son lit vers une heure du matin :
ce qu'il fit , et prit ensuite en habitude. Par
ce seul moyen , il fut non-seulement garanti
des retours de l'hémoptysie ; mais presque
délivré des maux de tête violens, auxquels
il étoit sujet depuis plusieurs années.

(5) C'est par le défaut de cette excitation
que les mouvemens des muscles moteurs
des yeux, qui sont habituellement combinés durent la veille ; ne l'a sont point dans
la disposition à s'endormir ; ou dans le
sommeil. Ainsi les globes des yeux ne sont
point alors arrêtés ou fixés dans une situation moyenne horizontale ; comme ils le
sont ordinairement pendant la veille , par
l'action combinée de leurs muscles moteurs.

Ce fait très-simple n'a pas été observé,
quoique les Poëtes l'ayent noté. Properce (*a*)
dit :

Cum poscentes somnum DECLINAT *ocellos ;*

(*a*) *Eleg. I, L. II, v. 11.*

Et Virgile (*a*) dit de la renommée :

Nec dulci DECLINAT *lumina somno.*

(6) L'agitation convulsive, qui accompagne le réveil en sursaut, est marquée douloureusement chez les goutteux. Lorsqu'ils sont réveillés tout-à-coup par la douleur, ils souffrent alors comme des soubresauts dans les articulations (ainsi que l'a observé Cælius Aurelianus).

Au moment du réveil, les pulsations des artères sont grandes, fortes, vîtes, et fréquentes ; mais elles reprennent bientôt leur symétrie naturelle (*b*).

(7) Homère a vu qu'une personne dont le sommeil doux et assez profond (μαλακος υπνος) est interrompu tout-à-coup, est portée automatiquement à se frotter le visage avec la main. C'est ce que fait Pénélope (*c*) en sortant du sommeil. Ernesti (*d*) ajoute

---

(*a*) *Æneïd.* , *L. IV* , *v. 185.*

(*b*) Galien , *De Causis pulsuum* , *L. III* , *C. X.*

(*c*) Dans l'Odyss. , L. XVIII, v. 198.

(*d*) Dans sa Note sur ce vers.

sans fondement que ce geste est celui *evi-gilantium non sponte , et nondum satiato-rum somno.*

Une raison analogue fait aussi qu'on est disposé à étendre les extrémités du corps, dans les premiers momens du réveil. Ces moyens d'extension ou de frottement affoiblissent la cohésion, que le long repos du sommeil a produite dans les molécules des fibres musculaires (outre l'utilité qu'ont les pandiculations ou les extensions des bras, pour aider les retours d'une respiration qui doit devenir plus libre et plus fréquente).

(8) Verduc a bien dit (*a*) : En dormant, la moindre chose qui nous touche , nous fait une impression incomparablement plus forte et plus vive que celle que nous aurions dans la veille. Par exemple, si nous sommes piqués d'une mouche , nous songeons qu'on nous donne un coup d'épée : si nous ne sommes pas assez couverts, nous nous imaginons être tout nus ; et si nous le sommes

____

(*a*) De l'Usage des Parties, T. II, p. 374-5.

trop , nous pensons être accablés d'une montagne.

Je remarque à cette occasion, que l'incube ou le cochemar, qui est un sentiment d'anxiété, d'oppression, et de travail dans la région précordiale ; n'excite point un réveil parfait ; et cependant ce sentiment est d'autant plus fort qu'il est isolé par l'état de sommeil , qui subsiste, quoique imparfaitement.

Homère a connu aussi qu'une sensation qui cause un réveil soudain , en acquiert une force et une permanence singulières. La raison en est que cette sensation agit alors d'autant plus fortement dans son organe propre, que le sommeil a suspendu ou affoibli les communications des forces sensitives entre les divers organes. Il me paroît qu'Homère a exprimé en poëte cette observation ; lorsqu'il dit (*a*) que la voix divine du songe envoyé par Jupiter, étoit répandue tout autour d'Agamemnon ; et dans le moment où ce songe l'éveilla

_____

(*a*) Iliad., L. II, v. 41.

retentissoit encore à ses oreilles (comme traduit fort bien Madame Dacier).

(9) L'affoiblissement des forces vitales qui a lieu dans le sommeil, peut être aggravé pernicieusement, lorsqu'on se livre au sommeil à la suite d'une longue abstinence : et l'on a vu quelquefois dans ce cas, la langueur produite par la succession de ces deux causes aller jusqu'à la défaillance.

(10) C'est un phénomène trop peu médité, que le besoin général que l'homme et les animaux ont de perdre périodiquement une partie de leurs forces vitales, pour assurer la prolongation de leur vie. Cependant les retours périodiques de ce degré de mort ne sont pas d'une nécessité rigoureuse ; puisqu'on a des exemples d'hommes qui ont vécu plusieurs mois dans un état d'insomnie totale.

Le phénomène du besoin d'un long sommeil alternatif avec la veille, lors des retours des saisons froides, est singulièrement remarquable dans les animaux hibernans.

Dans les pays froids, beaucoup d'ani-

maux, à l'approche de l'hiver entrent dans
des habitations souterraines, ou s'enseve-
lissent sous les neiges. En Islande, les bre-
bis qui ne sont pas soignées, vivent pendant l'hiver ensevelies sous la neige, et
parmi les broussailles.

Durant cette hibernation, les animaux
restent jusqu'à cinq et six mois entiers, sans
nourriture et sans mouvement ; la transpiration et les autres excrétions sont presque nulles ; il n'y a point de chylification,
dit M. Bertrand (a), plus de mouvement
péristaltique ; et les intestins s'affaissent.

Dans ces animaux qui s'engourdissent
en hiver, les muscles sont tendus et roidis;
et leurs fibres ne se contractent que peu
ou point par l'application des stimulans.
Les plus forts stimulans, et même l'étin-
celle électrique, ne réveilloient point l'irritabilité dans les chauve-souris engourdies
par le froid (b).

(a) Traités sur l'Histoire Naturelle de la Terre,
p. 148.

(b) Spallanzani.

Pendant ce sommeil très-profond, en même temps que les actions animales sont suspendues, les actions vitales sont très-affoiblies. La respiration est comme arrêtée, et presqu'insensible : la circulation du sang est très-languissante (même dans les gros vaisseaux); et le pouls se réduit jusqu'à dix pulsations par minute : et cependant (comme l'ont observé Lister, Maclurg, Hewson, et d'autres) le sang reste dans un état de ténuité et de liquidité, qu'on a dit avec raison être entretenu par la chaleur propre à l'animal, qui est toujours persistante.

Si on coupe la tête ou le cœur à une grenouille, ou à une salamandre saisies par le froid de l'hiver ; elles vivent beaucoup plus long-temps, que si on les traite de même en été (*a*).

Sans doute dans l'hibernation, leur sommeil profond intercepte habituellement les communications des affections des forces vitales ; et les liens de la vie existent plus indépendamment les uns des autres.

(*a*) Spallanzani.

Il paroît suivre de ces faits, 1°. que la
nature des animaux qui hibernent, leur
rend difficile la production du degré de
leur chaleur vitale; qui doit rendre cette
chaleur supérieure au froid extérieur porté
au point de la congélation et au-dessous :
2°. que cette production étant néanmoins la
fonction, dont la nécessité est la plus urgente
pour ces animaux exposés au froid de l'hiver; leur Principe de vie concentre ses forces
motrices pour remplir cette fonction ; de
sorte qu'il suspend ou diminue à proportion la dépense qu'il devroit faire de ses
forces pour exercer, comme dans l'état de
veille, les autres fonctions de l'économie
animale.

Un raisonnement analogue s'applique facilement à la fonction génératrice du froid,
qui doit prédominer dans le Tanrec de
Madagascar; chez qui l'excès de la chaleur
de l'atmosphère détermine l'engourdissement.

J'observe comme une chose qui me paroît
très-digne de remarque : que cette suspension ou diminution d'activité des forces
motrices employées à différentes fonctions,

que le Principe Vital détermine (toujours suivant ses lois primitives) pour pouvoir concentrer ses forces dans la fonction génératrice de la chaleur chez les animaux hibernans ; doit être aidée dans certains de ces animaux, par un empêchement direct de la respiration , lequel est nécessaire pour que leur hibernation ait lieu.

C'est ainsi que suivant les expériences de M. de Monbeillard , les grenouilles (qui dans leur état ordinaire ne peuvent être privées d'air, sans perdre la vie) sont privées d'air, lorsqu'en hiver , elles restent plongées sous l'eau et dans la vase.

L'engourdissement du Hamster (*mus cricetus*), qui est très-profond ; ne peut avoir lieu , lors même que le froid de l'hiver est assez fort pour faire glacer l'eau ; à moins que l'air extérieur n'ait aucun accès dans l'endroit où cet animal s'est alors retiré (comme lorsqu'il est enfoui dans une caisse, à quatre ou cinq piés sous terre, de sorte que l'air extérieur ne peut y pénétrer). Si lorsqu'il est ainsi engourdi au fort de l'hiver, on l'expose à l'air libre ;

il

il se réveille immanquablement au bout de quelques heures (*a*).

M. Allamand (*b*) ayant fait des observations pareilles, en a conclu que dans un semblable animal, la torpeur ne doit pas être seulement attribuée au froid; mais encore à *un changement*, de l'air qui a été respiré. Mais il n'a point défini en quoi consiste ce *changement*; lorsque d'ailleurs il est apparent que toute respiration a cessé.

M. Cleghorn remarque à ce sujet (ce qui est très-vrai), que ceux qui forment une grande assemblée dans une chambre étroite, sont plus disposés au sommeil, qu'ils ne le seroient par le seul effet de la chaleur extérieure ; et il dit que *l'air vicié* est la cause de ce phénomène.

Mais ce n'est point parce que l'air respiré par plusieurs personnes, dans un lieu étroit, est vicié, qu'il faut expliquer ce fait qu'indique M. Cleghorn.

(*a*) Daubenton, Encyclopédie Méthodique.

(*b*) Cité par M. Cleghorn, *De Somno*. Edimb. 1783.

L'air respiré dans ce cas ne dispose point au sommeil en tant qu'il est vicié ; mais en tant qu'il est comme *stagnant* à un certain point, dans un espace étroit et fermé qui contient trop de monde ; de sorte qu'il ne peut prendre alors par le jeu des organes de la respiration, un courant assez rapide pour balayer et irriter convenablement les surfaces internes des vaisseaux aëriens du poumon (ce dont j'expliquerai la nécessité en traitant de la Respiration).

Le défaut de ce dernier stimulus doit compléter dans le hamster, l'affoiblissement de toutes les autres excitations ; qui détermine son engourdissement. Ce défaut est plus nécessaire au hamster qu'à d'autres animaux hibernans ; quoique ceux-ci dans leur léthargie, n'ayent aussi qu'une respiration très-imparfaite. Mais dès que le stimulus de l'air inspiré peut se renouveler dans l'air libre, il ranime assez promptement le hamster.

(11) Sennert, Simon Paulli, et d'autres ont observé que l'insomnie des vieillards cède moins aux narcotiques, qu'à des parfums suaves (αναθυμιασεσι), et à l'usage des *species diambræ, diamoschi.*

(12) J'ai considéré ici le sommeil produit par la succession de la chute à l'excitation des forces sensitives du Principe Vital. J'observe qu'une semblable succession dans les degrés de la sensibilité du Principe vital, peut aussi être une cause de sommeil.

Ainsi les passions tristes peuvent amener le sommeil, à la suite de leurs accès les plus forts. Claudien a dit :

Ille diu curis animum stimulantibus æger
Labitur in somnum.

Voyez les Auteurs cités par Pricæus dans la Note sur la Métamorphose d'Apulée, p. 661 : et les Commentateurs sur l'Évangile de S. Luc, xxii. 45.

Lorsqu'une grande affliction a fait répandre beaucoup de larmes, et qu'elle vient d'être sensiblement soulagée et affoiblie par cette effusion ; le sommeil survient facilement.

C'est ce qu'indique Stace, quand il dit (a):

Noxque addita curas
Obruit, et facilis lacrymis irrepere Somnus.

(a) *Thebaïd., Lib. VIII, v. 216-7.*

Il me paroît probable que la fatigue de l'organe qui est plus immédiatement affecté par l'exercice de l'Ame pensante; lorsque cet exercice a été pénible, amène le sommeil, d'une manière analogue à celle dont il est produit par la fatigue des autres organes.

(13) Schneider (*a*) dit : Il arrive dans les tourmens de la question, que la faculté animale vient à manquer subitement, et que le malheureux patient est opprimé d'une affection léthargique (*cataphora*). Vidus Vidius dit mal-à-propos que cet homme s'endort dans les tourmens. Il ne peut avoir, dit Schneider, de sommeil ni naturel, ni hors du naturel (*præternaturalem*) ; mais il souffre alors une abolition commencée de la faculté animale (dans les organes extérieurs), qui se communique à celle de tout le corps.

Schneider observe qu'une semblable affection peut être produite par la douleur d'un membre quelconque; comme par celle que causent les vers qui percent les intes-

---

(*a*) *De Morbis Capitis*, *p.* 244.

tins. Ainsi il rapporte (*a*) qu'un homme, par l'effet d'une douleur dans l'extrémité du pié, fut attaqué d'une apoplexie, que le vulgaire des Médecins appelle *sans matière:* et qu'après que cette attaque eut duré trois heures, il commença à parler, et à remuer les membres.

Schneider (*b*) dit aussi, qu'un homme qui voyageoit en voiture, ayant la tête et la poitrine bien couvertes; ressentit aux piés un froid qu'il ne pouvoit chasser. Cet homme étoit pris par intervalles d'une affection léthargique, qu'on appeloit sommeil; et qu'on dissipoit avec peine, quoiqu'on employât divers moyens.

(14) Il faut rapporter à l'exaltation de la sensibilité dans l'organe extérieur, qui doit être affoiblie pour procurer le sommeil; ce qu'a très-bien observé M. Cabanis (*c*), que les personnes qui viennent d'éprouver de

---

(*a*) L. c., p. 82.

(*b*) *Ibid.*, p. 246.

(*c*) Rapports du Physique et du Moral de l'Homme, T. II, p. 528.

D d 3

grandes fatigues , ont besoin , avant de pouvoir s'endormir, de prendre des bains tièdes, des boissons et des alimens sédatifs ; ou du moins de se reposer quelque temps dans le silence et l'obscurité.

(15) Il est plusieurs hommes qu'endort le mouvement uniforme de leur transport en voiture, et même de l'équitation (*a*).

Le chatouillement des plantes des piés peut être employé de manière à procurer le sommeil ; comme l'a vu Alexandre d'Aphrodisée.

(16) Je crois qu'on doit expliquer par une raison analogue, ce qu'a observé M. Gretry sur lui-même, et qu'il raconte ainsi (*b*) : J'ai remarqué constamment que ma pendule ne m'éveille la nuit, que lorsqu'elle sonne un seul coup. J'entends souvent la demi-heure, et rarement plusieurs coups de suite : c'est-à-dire que le premier coup m'éveille assez pour que je l'entende distinctement ; mais

---

(*a*) Pechlin.

(*b*) Essais sur la Musique, T. II, p. 121, dans la Note.

le second coup m'assoupit, et au troisième
coup j'ai perdu la présence d'esprit. Les sens
endormis n'ont pas la force d'ajouter un à
un, un à deux, un à trois, etc.

Je remarque qu'on se rendort dans ce
cas; non parce qu'on ne peut faire l'addition des coups qui marquent l'heure (car
on ne s'occuperoit à compter ces coups, et
à connoître l'heure, qu'autant qu'on seroit
déjà réveillé); mais parce qu'on ne peut
séparer comme distincts des sons qui semblent ne faire qu'un.

NOTES

SUR LE TREIZIÈME CHAPITRE.

(1) J'ai donné le premier (dans la première édition de ces Nouveaux Élémens) cette distinction des forces Vitales, *radicales* et *agissantes*; et elle a été depuis répétée, ou imitée par Hunter, lorsqu'il a distingué la *force et l'action*, dans les parties qui sont attaquées par la gangrène.

Hunter a donné cette distinction (qu'un Journaliste de Berlin a dit être aussi vraie qu'ingénieuse) dans sa théorie de la gangrène (théorie que je trouve d'ailleurs fort vague et fort incomplète), que renferme l'Introduction de son Traité des Maladies Vénériennes; qu'il a publié en 1786, et par conséquent huit ans après l'édition de mes Nouveaux Élémens.

Quelqu'un a bien voulu appeler *lumineuse* cette distinction des forces *en puis-*

sance, et des forces *agissantes* ; qu'il a prise de moi ici, et sans me citer.

(2) C'est par ce motif que les Médecins, et particulièrement Celse d'après Hippocrate, ont donné comme un conseil très-utile pour la santé; de mettre assez fréquemment de grandes variations dans son régime de vie ordinaire.

On doit rapporter ici ce que Plutarque a très-bien dit (dans la Vie de Philopœmen), sur les effets des régimes opposés que doivent suivre les gens de guerre et les Athlètes Lutteurs. Ceux-là, dit-il, doivent être faits et accoutumés à toute diversité de vie, à supporter facilement la disette de toutes choses nécessaires à la vie, et à endurer aisément de passer les nuits sans dormir. Mais les Athlètes donnoient les plus grands soins à entretenir et à renforcer *l'habitude de leur corps* (την εξιν, mot qu'ont mal rendu Amyot et Dacier) « par beaucoup dormir, » boire et manger continuellement, se tra- » vailler, et reposer à certaines heures, » sans y faillir une minute ; et étoient tou- » jours en danger de perdre la force et roi- » deur du corps qu'ils en acquéroient, s'ils

» faisoient le moindre excès, ou s'ils pas-
» soient leur ordinaire d'un seul point »).

(3) Si le travail de la digestion solli-
cite des efforts prompts et considérables,
qui exigent une grande dépense de forces
agissantes dans l'estomac ; et si un concours assez puissant des forces des autres
organes ne peut soutenir cette dépense
sans danger , dans des sujets chez qui
le système des forces est très - affoibli ;
comme dans les enfans, les vieillards, les
hommes épuisés par les fatigues du corps
ou de l'esprit, ou par des chaleurs excessives , etc. ; il est évidemment utile
d'enrayer alors les communications sympathiques de l'estomac avec les autres organes.

Or l'affoiblissement général des sympathies des forces est un des effets du sommeil, comme je l'ai dit ci-dessus. C'est pourquoi dans les sujets affoiblis dont je viens de
parler, le sommeil pris d'abord après le
dîner, est communément avantageux : il
isole ou concentre les forces de l'estomac,
de manière que la digestion des alimens y
est parfaite , et cependant n'occasionne

point une attraction trop pénible des forces du reste du corps.

Chez les adultes et en général chez les sujets vigoureux ; les forces de l'estomac exercent la fonction de la digestion avec d'autant plus d'énergie et de célérité , et contribuent d'autant plus par les effets de la digestion à augmenter les forces radicales du système ; que cette fonction est plus aidée par le concours sympathique des forces des autres organes. C'est pourquoi le sommeil de l'après-dîner, qui affoiblit ce concours, est inutile, et peut même être nuisible à ces sujets.

Je crois pouvoir rappeler à cette considération générale les assertions vagues, et en partie contradictoires, qu'on a données jusqu'ici sur l'utilité du sommeil pris après le dîner, et dans le milieu du jour (a).

(4) Il est encore essentiel de reconnoître et de bien distinguer d'autres causes qui concourent souvent à produire l'état cons-

---

(a) Voyez la Dissertation de Boecler, *De Somni meridiani salubritate. Argentorati, 1741.*

titutif des maladies nerveuses ou vaporeuses. Entre ces causes, les plus ordinaires sont ; un vice des humeurs de nature goutteuse, ou autre âcre et irritante, qui se portent sur les nerfs ; et une affection générale des solides qui rend la fibre roide ou lâche (et fait le *strictum* ou *laxum*).

(5) Les maladies nerveuses ou vaporeuses ont (comme il a été dit) deux causes élémentaires ; l'altération des forces sensitives en excès ou en défaut, et leur influence vicieuse sur les forces motrices.

Le régime tempérant, les bains tièdes, les boissons adoucissantes, les sédatifs, et les calmans (entre lesquels l'opium ne doit être donné qu'avec beaucoup de réserve), sont indiqués dans les cas où les forces sensitives sont altérées en excès : le régime analeptique et les corroborans le sont dans les cas où ces forces souffrent un défaut d'activité.

L'influence vicieuse des forces sensitives sur les motrices ; que l'on reconnoît aux mouvemens irréguliers qu'elle produit, particulièrement dans les cas où les forces sensitives ne sont point gravement altérées en excès ou en défaut; indique deux sortes de remèdes ; les vrais toniques , et les nervins que l'expérience a fait connoître comme spécialement appropriés dans ces cas.

Je donne le nom de vrais toniques , aux remèdes (tels que le quinquina , et les martiaux) dont l'action spécifique établit dans tout le système des forces, ce que j'appelle la *stabilité d'énergie ;* c'est-à-dire l'état constant de l'influence des forces sensitives sur les motrices, qui est naturelle à chaque individu.

Entre les remèdes nervins , il en est que l'expérience a fait connoître comme spécialement efficaces contre le mode inconnu d'influence vicieuse que les forces sensitives exercent sur les forces motrices. Tels sont la racine de valériane sauvage , l'assafœtida , les fleurs de zinc, etc. On est souvent réduit (comme M. Herz l'a reconnu) à chercher empiriquement , et par voie d'essais successifs , celui de ces derniers remèdes qui peut produire le plus avantageusement dans chaque malade l'effet qu'on s'en propose.

Ainsi la cure radicale des maladies dites nerveuses ou vaporeuses, demande essentiellement qu'on y combine ou alterne ces remèdes toniques, et nervins comme spécifiques, avec les excitans ou les sédatifs de la sensibilité altérée; selon les degrés différens de dominance respective, suivant lesquels sont combinées dans chaque malade, les indications que peuvent remplir ces divers remèdes.

Mais il est communément nécessaire, pour assurer cette cure radicale; de la modifier par des moyens relatifs, et au traitement des symptomes de la maladie nerveuse; et à celui des maladies d'un autre genre; ou des affections de la constitution, qui peuvent s'y compliquer dans les divers malades, et contribuer plus ou moins à perpétuer la maladie nerveuse.

Les causes les plus ordinaires de ces complications de la maladie nerveuse, sont une affection goutteuse qui agit sur les nerfs; une matière morbifique qui s'y est portée, qu'il faut corriger, rendre mobile, et expulser; la congestion habituelle du sang dans les rameaux de la veine-porte; des

lésions antérieures et essentielles de la matrice, ou des organes digestifs ; etc.

On doit aussi modifier constamment le
régime qui est indiqué par la nature de
cette maladie nerveuse ; de manière qu'il
soit approprié contre les vices sensibles de
la constitution, lorsque ces vices y dominent. Ainsi dans l'état de la constitution,
où la fibre est sensiblement *roide* et sèche,
on doit faire à proportion plus d'usage
des boissons délayantes, et des longues
humectations par les bains tièdes : et dans
l'état contraire, où la *fibre* est *lâche*, on
doit insister davantage sur l'exercice à cheval ou en voiture; sur les frictions sèches,
ou avec des linges imprégnés de fumées
aromatiques, etc.

Il ne faut point négliger de combattre
par des remèdes appropriés, les symptomes principaux de la maladie nerveuse;
comme sont les douleurs en différentes
parties, les palpitations de cœur, les irritations ou les langueurs d'estomac, etc. Il
est important pour la cure, de combiner
assidûment avec le traitement radical qui
convient à cette maladie, le traitement de

ses symptomes, qui paroissent accidentels. On doit toujours s'attacher à détruire, à mesure qu'elles se forment, les grandes aberrations en excès ou en défaut, que souffrent les forces agissantes dans divers organes, et qui se communiquent à tout le système des forces.

(6) Dans mon Traité des Maladies Goutteuses (*a*), j'ai rapporté à une cause semblable à celle que j'indique ici ; la mort très-prompte que peut produire la goutte qui se porte des articulations sur les viscères.

M. Bischoff (qui a traduit ce Traité en Allemand ; ce dont je serois plus reconnoissant s'il n'avoit joint à sa traduction des Notes critiques, qui sont toutes trop faciles à réfuter) donne comme plus naturelle une autre explication de ce phénomène (*b*). Mais son explication, qui a des rapports manifestes avec la mienne, n'est plus simple que parce qu'elle est limitée vicieusement ; et

---

(*a*) Livre III , Art. VII.

(*b*) Page 397 de sa Traduction.

qu'elle

qu'elle n'embrasse point les cas les plus promptemen! et les plus sûrement funestes; où la goutte interne est portée non sur l'estomac seul , mais à-la-fois sur plusieurs organes principaux qui sont nécessaires à la vie.

(7) Il faut encore concevoir d'une manière analogue, la production de plusieurs maladies graves, qu'on désigne souvent par le nom d'*indigestions*. Ces maladies surviennent en effet dans un travail de digestion forcé, qu'ont précédé, ou que suivent immédiatement d'autres grandes erreurs de régime, qui causent des distractions pernicieuses des forces vitales. Souvent ces indigestions dégénèrent, ou directement, ou sur-tout lorsqu'elles sont mal traitées, en affections paralytiques ou apoplectiques, et autres qui peuvent être mortelles.

De semblables indigestions étoient plus communes chez les Romains, dont l'extrème intempérance faisoit, qu'ayant encore les organes de la digestion chargés d'alimens indigestes, ils entroient dans le bain ; au sortir duquel ils se remettoient de suite à faire bonne chère : ce qui causoit des morts soudaines, ou très-promptes, comme l'attestent Juvénal (a) et Perse (b).

Ce dernier parle de l'effet mortel qu'eut cette imprudence, dans un homme qui venoit d'avoir une fièvre gastrique, et peut-être rémittente, dont il n'étoit pas entièrement convalescent (c).

L'empereur Titus a été du nombre de ceux qu'a fait mourir un semblable abus du bain pris immédiatement avant le repas. Du moins il paroît qu'il faut entendre ainsi ce qu'en dit Plutarque (d).

Je trouve encore l'exemple le plus mémorable des effets pernicieux d'une semblable intempérance, dans la maladie dernière d'Alexandre-le-Grand. Il me paroît d'après les extraits que Plutarque et Arrien

---

(a) Satyr. I, v. 143-4.

(b) Satyr. III, v. 98 et suiv.

(c) Casaubon et les autres Commentateurs de Perse, n'ont point entendu ce passage, où ils ont cru qu'il s'agit d'une hydropisie.

(d) Dans son Livre des Règles et Préceptes de Santé.

ont donnés sur l'historique de cette maladie;
qu'elle fut produite et continuée jusqu'à sa
fin, parce qu'il se livra à des alternatives
constamment répétées, de bains et de fes-
tins : et qu'il périt d'une fièvre gastrique (à
crapula, par indigestion), qui fut d'abord
périodique rémittente, et ensuite continue
sans périodes marquées.

(8) C'est dans des maladies éminemment
malignes que les Anciens admettoient le
divinum quid (τὸ θεῖον), qu'Hippocrate dit
avoir lieu dans certaines maladies, et sur
lequel on a tant disputé.

Il me paroît qu'Hippocrate a désigné sous
ce nom une cause inconnue, qui rend ces
maladies très-graves, et même promptement mortelles ; et dont on ne peut rapporter les effets à des causes sensibles, que
l'on reconnoisse pouvoir surmonter les
forces du corps vivant.

L'opposition qui est entre ces deux sortes
de causes me paroît bien indiquée dans ce
qu'Hippocrate a dit (dans la Première Section du *Prognosticum*, N° 4); que j'explique
ainsi, contre les diverses opinions qu'a rap-

portées M. Bosquillon dans sa Note sur ce passage.

Ainsi ce *Divinum quid* n'existe pas , suivant Hippocrate , dans une inflammation particulière , dont on reconnoît que le progrès suffit pour donner la mort en détruisant l'organe enflammé : mais il a lieu dans des fièvres véritablement malignes ; dans des angines pernicieuses , où il ne paroît point de signes d'inflammation ni de gangrène ; et dans plusieurs autres affections spasmodiques d'une nature funeste.

La rareté relative (hors des épidémies pestilentielles) des maladies éminemment malignes, et l'ignorance totale de la manière d'agir de leur cause ; font que leurs effets promptement mortels ont toujours produit de l'étonnement ; et qu'ils ont pu être rapportés par les Anciens à quelque Puissance Divine.

(9) Le quinquina est généralement bien placé dans les fièvres malignes ; comme un fortifiant qui a une vertu spéciale pour augmenter directement (lorsqu'il est bien administré), les forces radicales du Principe Vital , et particulièrement à raison de ce

que ces fièvres ont d'ordinaire des redoublemens dont le caractère rémittent est très-
marqué, lors même qu'ils ne sont pas périodiques.

La vertu tonique du quinquina est singulièrement appropriée pour prévenir ces
redoublemens; parce qu'ils sont déterminés,
lorsque le sentiment des causes d'irritations
présentes dans les organes particuliers, devient tout à coup beaucoup plus puissant
qu'il n'est dans l'état naturel, par rapport
aux forces motrices de ces organes; et parce
que ce sentiment est beaucoup plus foible
que dans l'état naturel, pendant les intervalles des redoublemens.

Pour assurer les effets salutaires du quinquina, et des cordiaux qui sont éminemment indiqués dans les fièvres intermittentes ou rémittentes, et autres maladies
malignes; il est essentiel de leur combiner
l'usage d'autres remèdes, directement opposés aux élémens de la maladie, qui sont
manifestement portés à un haut degré dans
tels ou tels cas de ces maladies malignes.

Ainsi il faut, suivant les diverses indications que ces cas présentent, remédier

à l'état grave des forces radicales qui a lieu dans *des organes particuliers.*

Il faut résoudre les engorgemens de ces organes (par des évacuations locales et dérivatives); vaincre le spasme fixe qui y concentre les forces vicieusement (par différens antispasmodiques, et particulièrement par l'opium) ; arrêter la dissipation des forces, lorsqu'elle entraîne les humeurs et les mouvemens vers des organes extérieurs (par des réfrigérans appropriés); faire cesser la distraction des forces, produite par des efforts sympathiques simultanés dans les fonctions d'autres organes qui ne sont pas primitivement affectés (par des moyens combinés, pour combattre partiellement ces efforts; suivant qu'ils dominent dans chacun de ces organes), etc.

(10) Il conviendroit de distinguer par des noms différens, les substances délétères, dont l'action mécanique ou chimique détruit nécessairement le tissu des organes du corps ; et les poisons proprement dits.

Ces derniers poisons sont ceux qui agissent par la propriété de leur substance (comme disoient les Anciens) sur le Prin-

cipe de la vie, directement, essentiellement, indépendamment de leur action
physique sur les organes du corps vivant;
et qui étant pris même en petite quantité,
impriment à ce Principe une altération ou
une diminution de ses forces, dont les suites
sont funestes.

(11) M. Girard a recueilli sur ce sujet
un très-grand nombre de faits curieux
(dont il assure avoir vérifié la plupart),
contenus dans un Écrit, qu'on peut voir au
n° 1750 de la Clé des Cabinets. On trouve
plusieurs autres faits semblables indiqués
par Murray, *Opusc. T. 1, p. 246, etc.*

(12) On a vu manger impunément du na-
pel aux habitans de divers pays. MM. Linnæus et de Sauvages ont expliqué ce phénomène; en disant qu'on mange sans péril
les jeunes pousses des plantes vénéneuses,
qui n'ont point les qualités nuisibles de
ces plantes.

Rhodius rapporte qu'il a vu des paysans
manger en salade des jeunes pousses de
Clematis flammula (ou d'herbe aux gueux),
dont ils n'éprouvoient qu'un effet laxa-
tif.

E e 4

Pallas (*a*) dit que le peuple en Russie, mange plusieurs espèces de champignons, que l'on regarde ailleurs comme très-pernicieuses ; et dans lesquelles ce peuple reconnoît d'ailleurs une qualité enivrante: telles que l'aménite (*Agaricus*) jaune, délicieux, fragile, etc.

Donati a raconté à Cigna (*b*), qu'il a connu un homme qui pouvoit manger sans aucunes suites fâcheuses, du fruit de la *datura*, et la plante de Belladonna, qu'on sait être des plus violens narcotiques.

Il est naturel de penser que l'usage de ces plantes vénéneuses, même adultes, est rendu comme indifférent par l'habitude.

On voit à Montpellier, des femmes qui travaillent à la préparation du verd-degris ; faire impunément leur nourriture habituelle d'alimens qui en sont infectés. — Caelsi dit que les Ouvriers qui travaillent beaucoup sur le cuivre (et qui

----

(*a*) Voyag., T. I, p. 781.

(*b*) Qui le rapporte dans sa Dissert. sur l'Irritabilité, Sect. III, Art. X.

sont sujets d'ailleurs au vertige , au vomissement, à la toux sèche, et aux ulcères du poumon), ont souvent les cheveux verds, et rendent quelquefois des excrémens verds.

Lemery dit (*a*) qu'il a connu un Alchimiste tellement accoutumé à l'usage du mercure , qu'il avaloit impunément de grandes quantités de mercure doux.

(13) On sait que les Athéniens faisoient boire la ciguë aux hommes condamnés à mort : mais on ne sait point quelle étoit la composition de ce breuvage empoisonné. Il paroît qu'on y faisoit entrer d'autres sucs que ceux d'une espèce de ciguë, et probablement du suc de pavot (*b*).

Britannicus fut frappé soudainement, et mourut très-vîte, après avoir avalé un poison composé par Locuste. — Tacite raconte aussi que Vibulenus Agrippa mourut immédiatement après avoir pris du poison.

____

(*a*) Hist. de l'Acad. des Sciences , 1699.

(*b*) Voyez Théophraste, dans son Histoire des Plantes.

Plutarque rapporte (*a*) que Philippe Roi de Macédoine, fit mourir Aratus, en lui-faisant donner un poison lent qui le rendit phthisique : et que ce même Philippe fit donner au fils d'Aratus, un autre poison ; qui n'étoit pas de ceux qui causent la mort, mais de ceux qui troublent l'entendement et offusquent la raison (μανικα) ; de sorte que ce malheureux fit beaucoup de choses extravagantes et odieuses.

(14) Cependant on assure que la vipère elle-même, et les autres serpens d'Europe, et les animaux à sang froid, comme les tortues ; ne sont point, ou presque point affectés de la morsure de la vipère. M. Hermann a expliqué ce phénomène d'une manière très-ingénieuse, et conforme à la Nature.

(15) On a cru que ce n'est que dans l'instant de la morsure, que la *colère* de ces animaux rend vénéneuse l'humeur qu'ils versent dans les blessures qu'ils font. Mais le contraire est assez prouvé par les

______

(*a*) A la fin de la vie d'Aratus.

observations de Redi , de Mead , et d'autres , sur les effets mortels qu'a le suc jaune venimeux de ces serpens , lorsqu'on le verse dans des blessures de divers animaux ; par la pratique des Hottentots , qui empoisonnent leurs flèches avec un mélange de sang, et de ce suc desséché ; par l'observation de Fontana qui assure que le poison de la vipère , mis en poudre , cause la mort des animaux , sur les plaies desquels on le répand , etc.

(16) Fontana dit que le poison Américain *Ticunas* qui se dissout dans l'eau , étant injecté dans la veine jugulaire fait périr l'animal comme d'un coup de foudre ; et beaucoup plus vîte que le poison de la vipère : de sorte que quand il est donné à fortes doses , il cause une mort si prompte qu'elle n'est accompagnée d'aucune convulsion sensible ; et qu'on ne trouve aucune altération dans le sang après la mort.

Fontana (*a*) a remarqué que de tous les

––––––––––

(*a*) Traité sur le Venin de la Vipère , etc. T. I, p. 86.

animaux venimeux, connus jusqu'à présent, il semble qu'il n'y en a aucun, dont le venin soit aussi puissant, aussi actif que celui du polype. Dans un instant il vient à bout d'éteindre le Principe du mouvement et de la vie dans les vers d'eau, quelque irritables et durs à mourir qu'ils soient d'ailleurs.

Ce qu'il y a de plus admirable encore, c'est qu'à peine sa bouche ou ses lèvres touchent-elles ce ver, qu'il est mort: tant est grande la force et l'énergie de ce poison, qui s'introduit par les pores du ver, et va sur le champ éteindre en lui le Principe de la vie et du mouvement. On ne trouve cependant aucune blessure dans l'animal mort. Le polype n'a ni dents, ni autre instrument propre à percer la peau, comme Fontana s'en est bien assuré, en l'observant avec d'excellens microscopes.

(17) L'estomac, les intestins, et le mésentère sont cependant communément livides et couverts de taches noires; dans les animaux qui ont péri par la morsure de la vipère : et Bonet assure qu'il a toujours trouvé dans ces animaux, que le conduit

cholédoque étoit gangréné à l'endroit de son insertion dans le duodenum.

(18) Je commence par une remarque générale sur les organes que l'opium affecte principalement.

L'opium agit d'abord sur l'estomac, lorsqu'il y est porté; mais son action s'étend principalement à tout le système des vaisseaux sanguins; où elle affoiblit généralement l'irritabilité, ou bien l'influence des forces sensitives sur les forces motrices.

Fontana prétend même, que l'opium n'exerce son activité vénéneuse que par le moyen de la circulation du sang; et non par son impression immédiate sur les nerfs. Il assure qu'il n'a produit aucun dérangement dans l'économie animale, par l'application de l'opium, soit aux enveloppes des nerfs, soit à leur pulpe médullaire (mais ses expériences là-dessus ne s'accordent point avec celles de Monro et d'autres).

Wirtensohn a conclu de ses expériences sur des grenouilles, dans l'estomac desquelles il avoit introduit de l'opium; et d'observations analogues faites sur divers hommes;

que si l'on fait prendre une dose médiocre
d'opium, les forces du cœur sont augmentées, lorsqu'il n'est point séparé de ses vaisseaux et de ses nerfs. Le pouls devient
alors plus grand et plus fréquent ; ainsi
que les mouvemens du cœur dans les grenouilles (a).

Wirtensohn a vu qu'alors, les forces du
cœur étoient au contraire diminuées, si au
bout de dix minutes ou plus, après cette
application, le cœur étoit séparé du corps ;
de sorte que les pulsations de cet organe
étoient moins fréquentes, et finissoient
plutôt, que dans les cœurs semblablement
arrachés du corps des grenouilles qui n'a-
voient point pris d'opium.

Wirtensohn a pensé que l'irritabilité
étant affoiblie par l'opium, dans tout le
système des vaisseaux sanguins ; l'est moins

(a) Murray (*Appar. Medicam.*, *T. II*, *p. 237.*)
dit que dans les grenouilles qui ont ainsi reçu de
l'opium, les pulsations du cœur sont plus grandes
et plus fortes ; qu'en même temps elles sont *ordinairement* plus fréquentes, mais que d'autres fois
elles sont plus rares.

à proportion dans le cœur que dans les petits vaisseaux, soit artériels , soit veineux. Il explique par-là pourquoi dans une grenouille dont l'estomac a reçu de l'opium, les pulsations sont plus fortes, plus grandes, et plus fréquentes dans le cœur , lorsqu'il n'est point séparé de ses vaisseaux; parce que, dit-il, le cœur trouve alors moins de résistance au sang qu'il chasse.

Mais puisque toute résistance des petits vaisseaux est anéantie par la séparation du cœur; rien ne devroit empêcher, suivant Wirtensohn, que les pulsations du cœur ne continuassent d'être plus fortes et plus fréquentes que dans le cœur d'une grenouille qui n'a point reçu d'opium ; ainsi qu'elles l'étoient avant cette séparation du cœur dans la grenouille à qui on n'a point donné cette substance.

Il paroît qu'en effet l'impression générale d'affoiblissement que l'opium fait sur le système des vaisseaux sanguins, est plus étendue et plus puissante , à proportion dans les petits vaisseaux que dans le cœur et les grandes artères (dont l'irritabilité est en général plus forte et plus constante) : que

la circulation du sang doit être rendue d'autant plus lente relativement à l'état naturel ,
dans ces petits vaisseaux, que n'est celle du
sang qui remplit le cœur et les grandes
artères : que le cœur et les troncs du système des vaisseaux sont ainsi d'autant plus
surchargés , et irrités par cette accumula-
tion relative du sang : et que telle est la
véritable cause pour laquelle le pouls est
alors plus plein , plus fort et plus fréquent.

Ce n'est point à la raréfaction du sang
par les vapeurs expansives de l'opium
(comme Tralles et d'autres l'ont prétendu)
qu'il faut rapporter la chaleur (et la soif, etc.)
que son usage produit communément dans
l'habitude du corps : mais à ce que la circulation du sang est rendue plus difficile dans
les petits vaisseaux , où elle se fait plus lentement (s'isolant en quelque degré de la circulation du sang dans les gros vaisseaux).

(19) Il est connu que la partie résineuse
de l'opium est celle qui possède au plus haut
degré la vertu narcotique ; et celle qui sé-
journe le plus fixement dans quelque partie
de l'estomac ou des intestins ; sans doute

à

à cause de son insolubilité dans les mens-
trues aqueux.

Lorry rapporte qu'un maniaque, que
l'opium avoit porté au plus haut point de
fureur, fut tranquillisé par la boisson du
vin. — Il me paroît que dans ce cas le vin
agit comme dissolvant de la partie résineuse de l'opium, qui avoit resté fixée
dans l'estomac ou les intestins de ce maniaque; et qui étant ainsi résoute, fut rendue
mobile, et put être mêlée avec des matières
excrémentitielles et chassée hors du corps
de cet homme.

Le vinaigre, dont les impressions sont
correctives des effets narcotiques de l'opium
(ainsi que de plusieurs autres poisons) (a),
contient peu de parties spiritueuses, et
beaucoup d'acides. C'est pour cette raison
que loin de dissoudre et d'entraîner la partie résineuse de l'opium, le vinaigre peut le
fixer dans l'endroit des premières voies où
il s'est arrêté; et rendre ses effets plus
puissans que ceux des autres antidotes connus de l'opium.

(a) Voyez la Chimie de Boerhaave.

Telle est sans doute la cause de ce fait que Chardin atteste (*a*). Des gens, dit-il, qui veulent se faire mourir, prennent un morceau d'opium gros comme le pouce, et avalent un verre de vinaigre par-dessus. Il n'y a point moyen de sauver un homme après cela : nul contre-poison n'y sert. On en meurt sans peine et en riant.

(20) La considération de cette légère causticité de l'opium (ou du suc de pavot blanc) peut servir à résoudre une objection, qu'on a tirée de l'opposition qui est entre les vertus des renoncules et celles des pavots ; pour faire rejetter cette sorte d'observations, où l'on compare les vertus médicinales des plantes qui appartiennent à la même Classe naturelle.

Mais de plus je réponds à cette objection particulière, que le genre de la Chélidoine me paroît former entre les renoncules et les pavots, une nuance intermédiaire ; et dans l'ordre des affinités essentielles de structure, et dans l'échelle des vertus mé-

____

(*a*) Dans ses Voyages, T. III, p. 94.

dicinales correspondantes. Ainsi la grande
Chélidoine se rapproche davantage des renoncules (dont l'espèce dite par Linnæus
Ranunculus ficaria a été regardée comme
une chélidoine par les anciens Botanistes):
et les autres espèces de chélidoine sont plus
près des pavots (ayant même été nommées
par Magnol des *Pavots cornus*).

M. Schulze (*a*) a observé après moi, que
le *papaver corniculatum* de Dioscoride, qui
est semblable au *chelidonium corniculatum*
de Théophraste ; unit par une connexion
très-naturelle, les argemones et les pavots
avec les chélidoines. Il ajoute (ce qui paroît douteux) que le *papaver corniculatum*
a des vertus semblables à celles du *papaver*
somniferum.

M. Millin (*b*) rapporte que dans une des
figures qui sont jointes au manuscrit de

(*a*) Dans sa *Toxicologia Veterum*, publiée à
Halle en 1788.

(*b*) Dans ses Observations sur les Manuscrits de
Dioscoride, qui sont conservés dans la Bibliothèque
Nationale (extraites du Journal d'Histoire Natu-
relle, dans l'Esprit des Journaux, juin 1793).

Dioscoride, N°. 2179, est dessiné (au Fol. 93) le μηκων κερατιτιρ (τηρ sans doute); et que c'est le *chelidonium glaucium* de Linnæus; quoiqu'on n'y remarque pas cependant les siliques filiformes.

(21) Murray (*a*) rapporte les effets de l'opium à deux puissances (qu'il compare aux vertus réunies d'un fort aromatique ou du vin, et du plomb); l'une stimulante, l'autre qui émousse la sensibilité, et calme les mouvemens des fibres. La première, dit-il, précède le plus souvent la seconde : et cependant l'une ou l'autre vertu se montre davantage selon la nature de la maladie, et les diverses doses de l'opium.

Les deux vertus contraires que l'opium peut avoir particulièrement (suivant les dispositions des organes auxquels il est appliqué, et de leurs organes sympathiques), peuvent être attribuées séparément aux différentes parties résineuses, et extractives dont il est composé. Son effet calmant l'emporte d'autant plus sur son effet irritant,

---

(*a*) Dans le Second Tome de sa Matière Médicale, publié en 1779, un an après la Première Édition de mes Nouveaux Élémens.

lorsqu'il a été dépouillé de ses parties résineuses , sans que ses parties extractives ayent été altérées ; lorsqu'on n'emploie point sa teinture spiritueuse , et qu'on n'y ajoute pas d'autres drogues échauffantes. Car à proportion de ce qu'il y a plus de parties stimulantes mêlées avec les parties narcotiques de l'opium , son effet est plus excitant que calmant.

Ces vertus contraires que peut avoir l'opium , tiennent spécialement à la différence des doses qu'on en fait prendre ; comme à celle de ses préparations.

La vertu irritante de l'opium est effacée par sa vertu calmante ; lorsqu'il est donné à des doses extrèmement fortes. Étant pris à des doses modérées, il accélère les battemens du pouls, et produit d'autres effets d'excitation. Quand il est donné à une trèsgrande dose, il affoiblit la sensibilité, au point de diminuer extrèmement l'irritabilité du cœur et des artères, dont il rend les pulsations moins fréquentes ; de même qu'il rend alors moins fréquens les mouvemens de la respiration (suivant que l'a observé Muzell).

F f 3

(22) Vicat rapporte qu'une mère voulant faire dormir ses enfans, dès qu'ils crioient la nuit, leur donnoit de la thériaque, ou du sirop diacode : et que cela fit que ces enfans furent imbécilles, eurent une croissance lente, et restèrent de petite taille ; ayant la tête fort grosse, le visage fleuri, et comme enflé (ce qui étoit relatif à l'effet de l'opium qui rendoit la circulation du sang plus active dans le cœur et les gros vaisseaux, et le portoit sur-tout vers la tête).

(23) Un état spasmodique porté au plus haut degré de fixité ou de violence dans tel ou tel organe principal, est la cause la plus générale des affections qui rendent mortels les accès des fièvres intermittentes pernicieuses.

Ce n'est point ici mon objet de parler des méthodes de traitement qui conviennent aux accès de fièvres intermittentes pernicieuses, qui sont avec une atonie dominante, ou avec une lésion organique des viscères (comme est une inflammation gangréneuse) ; mais seulement des motifs et des règles de l'administration de l'opium dans le traitement des accès de ces fièvres, où domine l'état spasmodique.

Une Règle générale, et maintenant très-connue, du traitement des fièvres intermittentes malignes; est que si dans les intervalles des accès de ces fièvres, l'estomac est dans un état constant de grande irritation, qui fasse revomir le quinquina, peu après qu'il a été pris; il faut ajouter à chaque prise de ce fébrifuge qu'on donne, une dose suffisante de laudanum liquide.

De même en certains cas de ces accès, dans lesquels l'estomac est irrité au point de revomir le quinquina, quoique joint au laudanum; je fais ajouter au quinquina, qu'on donne alors en lavement, du laudanum liquide; sur-tout si l'on a lieu de craindre que ce fébrifuge ne soit chassé par les selles.

Il est connu depuis long-temps, que l'opium étant donné peu avant l'accès de la fièvre intermittente, prévient souvent le spasme du frisson, par lequel l'accès doit commencer; et peut même arrêter ainsi les mouvemens dont la chaîne formeroit cet accès.

Les mouvemens spasmodiques qui ont lieu dans le frisson, se continuent encore plus ou moins en divers organes, pendant

F f 4

une grande partie du développement de l'accès. C'est la raison pour laquelle l'opium étant donné au commencement du temps de l'accès où la chaleur se déclare, est singulièrement utile.

Lind paroît être le premier qui ait connu les avantages du laudanum liquide donné (de 15 à 20 gouttes) une demi-heure après le commencement de la chaleur de l'accès de fièvre. Il a observé (et j'ai souvent vérifié cette observation) que l'opium ainsi administré diminue l'accès et l'abrège; qu'il affoiblit sensiblement le mal de tête, éteint l'ardeur fébrile, et donne lieu à une sueur très-abondante, accompagnée d'une douce détente ; que souvent il dissipe les agitations, et procure un sommeil rafraîchissant, etc. (a).

J'établis en principe, que l'opium peut être spécifiquement utile pour surmonter

---

(a) M. Frank (dans ses Notes sur Jones , T. II, p. 240) a recueilli des observations semblables sur l'utilité surprenante de l'opium , pour le mal de tête qui survient avec la chaleur , dans les accès de fièvres intermittentes.

un état spasmodique dominant ; qui produit des symptomes prochainement mortels, dès l'invasion, et pendant le cours de
l'accès d'une fièvre intermittente maligne.

Je rapporte à ce principe général l'observation de M. Hoffmann de Munster ;
qui fit prendre avec le plus heureux succès, de grandes doses de laudanum liquide,
dans les premiers temps d'un accès de fièvre
intermittente, où la malade étoit tombée en
léthargie et près de mourir.

M. Wirtensohn, qui a publié les détails
de cette observation, rapporte que chez
cette malade, dans cet accès de fièvre sopo-
reuse, *au lieu de frisson il survint* une stupeur et une léthargie telles qu'on attendoit
la mort à chaque instant : et que M. Hoffmann rendit soudainement cette malade à la
vie, en lui faisant couler dans la bouche
quarante-cinq gouttes de laudanum liquide.

On doit regarder comme le premier exemple de cette manœuvre hardie, celui qu'a-
voit donné le fameux Rivière ; qui, pour
prévenir le retour de l'accès d'une fièvre
double-tierce maligne, dont les accès étoient
accompagnés de mouvemens hystériques, et

d'un *profond* sommeil, osa donner un narcotique, et réussit.

M. Hoffmann a fait un pas de plus dans la même direction, lorsqu'il a fait prendre une grande dose de laudanum au plus fort de l'accès de la fièvre léthargique.

On n'a indiqué nulle part (que je sache) ce qui a pu diriger Rivière et M. Hoffmann à tenter ces procédés, qui pouvoient paroître téméraires ; et qui cependant furent justifiés par l'événement. Ils y furent peut-être conduits par la simple considération de l'utilité connue d'ailleurs de l'opium, dans plusieurs cas de fièvres intermittentes.

M. Hoffmann fut encore déterminé par une vue extrèmement vague, s'il le fut (comme dit M. Wirtensohn) parce que dans l'état extrème où étoit la malade ; il jugea que les stimulans, les sels volatils, les lavemens âcres, les vésicatoires, agiroient trop lentement, et augmenteroient l'interception de la circulation du sang par la constriction des petits vaisseaux.

J'ai établi le premier ce principe ; que l'opium est le remède le plus assuré de tous ceux qu'on peut donner dans les accès des fièvres intermittentes pernicieuses (soit qu'on le donne seul, ou combiné avec le quinquina), lorsque les affections qui rendent ces accès promptement funestes, sont reconnues appartenir à un état spasmodique dominant.

Je crois pouvoir dire que cette pratique donne le complément des Méthodes de Morton et de Torti, sur le traitement des fièvres intermittentes malignes par le quinquina donné à hautes doses dans les intervalles des accès de ces fièvres.

J'ai fait un grand nombre d'observations qui m'ont démontré la vérité de mon principe ; et je les ai communiquées à quelques-uns de mes amis, Médecins à Narbonne et à Carcassonne ; qui ont fait en conformité, avec un plein succès, plusieurs observations correspondantes.

J'avois été confirmé dans cette manière de traiter les accès de ces espèces de fièvres intermittentes pernicieuses, par des observations que j'avois faites sur l'utilité singulière de l'opium, pour dissiper le spasme des organes précordiaux dans les fièvres

bilieuses (ce dont j'ai parlé dans une Note
de mon Mémoire sur les Coliques nerveuses, au Tome IIIe des Mém. de la Soc.
Méd. d'Emulation); et par un grand nombre
d'autres observations analogues.

Ainsi je voyois , il y a environ douze
ans , avec un Chirurgien de Narbonne
(M. Caffort l'aîné), un homme attaqué
d'une fièvre continue, avec une perte totale
de connoissance qui subsistoit depuis plusieurs jours. Un état spasmodique dominant avoit été marqué chez ce malade, dès les
premiers temps de sa fièvre , et y étoit
allé toujours en croissant ; au point que
ce malade étoit saisi d'une roideur absolue
de toutes les articulations du corps (sans
qu'il y eût de véritable tétanos). Je lui
fis prendre de grandes doses de laudanum
liquide, qui lui rendirent dans peu d'heures
l'usage des sens : et il fut ensuite parfaitement guéri de la fièvre.

Les principales affections spasmodiques
qui peuvent rendre promptement mortels
les accès des fièvres intermittentes pernicieuses ; sont outre celles qui frappent sur
les origines des nerfs , celles des organes

de la respiration, qui menacent de suffoquer le malade ; des vomissemens persévérans ; le flux de ventre colliquatif ; le cholera-morbus, les syncopes causées par un spasme précordial, les crampes et les coliques de l'estomac et des intestins.

Dans tous ces cas, outre les anti-spasmodiques appropriés, et les autres remèdes indiqués par la nature de chacune de ces affections ; le plus puissant des médicamens est l'opium.

D'ailleurs il me paroît essentiel de remarquer, que l'opium seroit un remède dangereux, et dont il seroit prudent de s'abstenir ; s'il existoit dans les viscères, et particulièrement dans le cerveau ou le poumon, une lésion organique ou une disposition antérieure à la fièvre intermittente maligne ; qui rendît la circulation difficile, et qui avec le concours de l'état spasmodique fébrile, pût déterminer la formation d'une affection apoplectique ou inflammatoire.

(24) Brogiani dit très-bien qu'on ne peut expliquer ce desir de mordre par un délire ; puisque le malade possède sa rai-

son , et avertit même ceux qui l'approchent, de ce desir involontaire qu'il a de
mordre ; ni parce qu'il est excité à chasser
la salive qui l'irrite, puisqu'il pourroit
l'expulser sans blesser personne.

Quelqu'un a voulu expliquer le desir
violent que le malade hydrophobe a dans
son accès, de mordre d'autres hommes,
ou de se mordre lui-même ; par une
fantaisie de mordre, comme pour se sou-
lager , que peut causer une douleur de
dents, ou autre qui est violente. Mais il
arrive presque universellement, que l'on
supporte les douleurs les plus fortes, sans
avoir aucune envie de mordre personne;
au lieu que l'état de l'homme enragé (dont
les angoisses diffèrent totalement des douleurs violentes) est très-généralement
accompagné du desir non momentané ,
mais assidûment répété, de mordre d'autres hommes.

(25) Je ne citerai point un grand nombre
d'autres observations de faits de ce genre,
qu'on pourroit croire n'avoir pas été véri-
fiés exactement; comme sont, par exemple,
les faits suivans :

Borel dit qu'un homme devenu hydrophobe par la morsure d'un chien enragé, avoit acquis une sagacité canine de l'odorat, par laquelle il distinguoit ses amis qui venoient chez lui, avant de les voir (a).

Riedelius a dit (b) que le cadavre d'un homme mort hydrophobe, exhaloit la même odeur qu'il avoit souvent observée dans des cadavres très-corrompus de chiens dont il préparoit les squelètes, etc.

(26) Rosa atteste le fait suivant (c) Un homme ayant coupé méchamment d'un coup de poignard, la verge d'un chien qui étoit dans le coït ; ce chien entra dans une fureur qui lui fit déchirer cet homme, jusqu'à ce que celui-ci l'eût tué par des blessures répétées : mais cet homme fut hydrophobe dès le lendemain, et mourut de la rage la

____

(a) *Observ. 68, Cent. III.*

(b) Dans le Premier Tome des *Acta Acad., Mogunt. Erford.*

(c) Dans la Préface de son Traité intitulé : *De Epidemicis et Contagiosis Morbis Acroasis,* p. 23.

plus violente, qui fut accompagnée de saty-
riasis.

Ce fait est entièrement analogue au suivant, que j'ai trouvé dans un Traité de la
Goutte par Aignan ; et sur la vérité duquel
il prend à témoins M. de Vernage, et M. de
Saint-Yon (qui a été le censeur de son Livre).

Un homme devint enragé, ayant été
mordu par une chienne enragée, qui étoit
en chaleur, et dans l'action du coït. Cet
homme devenu enragé, avoit une complication de deux fureurs différentes, de la
passion de la rage, et de la passion d'amour.
Ces deux idées étant, dit Aignan, trans-
plantées sur le tronc de la nature de ce
malheureux ; il faisoit avec rage les actions d'un homme emporté d'amour, touchant sans cesse l'organe de la génération,
et disant avec fureur tout ce que la passion la plus luxurieuse peut inspirer de
sale, etc.

(27) André Baccius (a) rapporte que la
morsure faite par un coq, causa à un homme

(a) Dans son Traité *De Venenis et Antidotis.*

la

la rage, et lui fit prendre des allures de coq (*mores gallinaceos*).

Campanella (*a*) dit qu'il voit que les hommes qui ont été mordus par un coq enragé, imitent le coq, en agitant les bras comme des ailes, et en chantant; et que s'ils le sont par un chat enragé, ils imitent les manières (*ritus*) et la voix des chats.

(28) On sait combien souvent les poisons ont été comme des antidotes d'autres poisons. Il suffit de rappeler à ce sujet, quelques faits qui sont des moins connus.

On a employé comme des puissans préservatifs contre les suites de la morsure des chiens enragés, l'aconit (chez les Russes, Pallas), la bella-donna, les cantharides prises intérieurement, et certaines préparations de cuivre.

L'arsenic a été donné comme le plus efficace des remèdes, dans le véritable éléphantiasis, et dans le cancer; où Ronnow croit qu'étant appliqué, il agit non-seulement en

---

(*a*) *De Sensu Rerum*, *Libri sui defension.*, *p. 43.*

détruisant par son effet caustique les parties affectées, mais encore comme un véritable antidote de l'acrimonie cancéreuse.

Un ou deux grains de noix vomique pris chaque jour, pendant des années (deux ans), font qu'on peut ensuite souffrir impunément la morsure terrible du *coluber naias (a)*: etc. etc.

(*a*) Voyez Murray.

NOTES

SUR LE QUATORZIÈME CHAPITRE.

(1) Entre autres observations nombreuses qu'on peut faire contre cette doctrine vulgaire des tempéramens, on doit remarquer celle-ci qu'a donnée M. Blumenbach (a).

Deux sœurs jumelles Hongroises étant jointes l'une à l'autre par le bas du dos, vécurent jusqu'à l'âge de vingt-deux ans. Elles étoient d'un tempérament extrèmement différent, et cependant leur sang étoit le même : car on trouva dans leurs cadavres, que les systèmes de leurs vaisseaux sanguins étoient unis par une communication extrèmement grande.

(2) Il est des singularités d'idiosyncrasie, ou de tempérament individuel, qui sont

____

(a) Physiolog., deuxième Édit., p. 60.

si éloignées de l'ordre commun ; qu'elles ne peuvent être connues que par l'expérience, qui les découvre dans chaque individu.

Ces singularités se manifestent par des sympathies, par des antipathies, ou autres effets extraordinaires ; qui restent toujours isolés, et qu'on ne peut rapporter à des vues générales.

M. Zimmerman a recueilli beaucoup de ces bizarreries de l'idiosyncrasie : et on pourroit en ajouter plusieurs autres. Ainsi M. Gaubius a vu un homme à qui les yeux d'écrevisses causèrent des symptomes presqu'aussi graves que s'il avoit pris de l'arsenic. M. De Haën a traité un malade attaqué d'une gangrène ; dont les progrès étoient arrêtés quand il prenoit le quinquina en décoction, et ne pouvoient l'être lorsqu'il prenoit ce remède en poudre, etc.

(3) Celse a fait la même observation, lorsqu'il a dit : *Raro quisquam non aliquam partem corporis imbecillam habet (a).*

(a) *De Medicina, Lib. I, Cap. 3.*

Van Helmont a bien dit aussi (*a*) : Il n'est pas surprenant que dans une si grande diversité (*distraction*) de membres et de fonctions, les membres aient une vigueur inégale (*robur inæquale inolescere*). C'est pourquoi des familles entières périssent de phthisie, d'autres d'hydropisie, etc.

Il n'importe que Van Helmont ait ajouté, en poursuivant ses fictions métaphysiques; que dans l'esprit simple et universel de la semence, se forment les esprits recteurs qui sont propres aux divers organes : esprits qui sont souvent écartés du but de leur opération (*à scopo alienati*), soit par le vice des matières qui les reçoivent, soit par erreur de leur dispensation.

(4) Rapportez ici les *tics* ou ces agitations d'abord volontaires, et qui cessent de l'être; quand on en a contracté la mauvaise habitude.

(5) M. Vicq-d'Azyr (dans le Discours Préliminaire de son système Anatomique

---

(*a*) *Oper.*, *pag. 696*, *in fine Tract. Vita brevis.*

G g 3

des Animaux, qu'il a publié en 1792 (à la page CLVIII), a copié cette observation que j'avois faite ici le premier en 1778. Il y a dit : Remarquons qu'il faut un certain degré de froid pour donner au corps humain tout le développement dont il est susceptible. Le climat habité par les Patagons est aussi froid que la Norwège : un froid trop considérable arrête aussi ce développement : le domicile des Eskimaux, des Groënlandois, et des Lappons commence au soixante-sixième degré de latitude nord.

Un fait analogue à ceux qui prouvent mon observation sur le plus grand développement de la stature de l'Homme dans les pays du Nord, qui touchent à ceux où elle a été le plus réduite ; est le fait suivant que M. de Buffon a remarqué. Le chien de Berger (qui est la souche de l'arbre généalogique des races des chiens) étant transporté dans les climats rigoureux du Nord, s'est enlaidi et rappetissé chez les Lappons : il paroît s'être maintenu et même perfectionné en Islande, et en Russie, dont le climat est moins rigoureux. Les chiens de Tartarie, du Danemarck et de l'Islande, sont les plus grands, les plus forts, et les plus puissans de tous les chiens.

(6) Callimaque (*a*) dit que les Hyperboréens sont très-vivaces : et Festus dit aussi qu'ils vivent plus de cent ans.

(7) M. Blumenbach dit (*b*) qu'en examinant soigneusement les crânes propres aux hommes de différentes Nations, on ne peut nier qu'indépendamment des variétés individuelles, ils n'aient des caractères fort constans, qui contribuent beaucoup, et qui répondent exactement aux formes de la face qui est propre à chaque Nation.

Là-dessus il raisonne ainsi (*c*) : S'il est vrai, comme il paroît l'être, que le climat a une grande puissance pour former la face propre à chaque Nation (*faciem gentilitiam*) ; il est évident que cette même

---

(*a*) *Hymn. in Delum.*
(*b*) *Lib. cit., p. 199.*
(*c*) *Ibid., p. 213.*

cause (sans exclure les causes accessoires,
comme sont les compressions en divers sens
des os de la tête et de la face, qu'affectent
certains Peuples) a une grande influence,
quoique moins immédiate (*eidem magnas
esse , etsi magis mediatas partes*) pour
constituer la forme des crânes propre à
chaque Nation ; sur-tout dans ce qui regarde les os même de la face.

On ne voit pas pourquoi M. Blumenbach pense que l'action du climat ne produit pas aussi immédiatement, les formes
nationales des os de la face ; que celles des
parties molles du visage. Cependant il a
recours (*a*) pour appuyer cette idée de l'opération médiate du climat sur ces os , à cette
considération ; que les os sont beaucoup
plus sujets que les parties molles , à des
changemens perpétuels par des pressions
extérieures ; comme le prouvent les impressions manifestes des muscles sur les os de
la face , et des sinuosités du cerveau sur la
base du crâne.

Quel a pu être le motif de ce circuit

(*a*) *Ibid.*, *p.* 211-12.

incertain que fait ici M. Blumenbach? Lorsqu'il a cru très-vrai (quoique inexplicable), que la face propre à chaque race d'hommes (*facies gentilitia*) est principalement produite par le climat ; comment n'a-t-il pas jugé que cette face devoit être semblablement et directement déterminée par l'influence du climat, aussi bien dans les formes et les directions des os de la tête et de la face , que dans les formes et les directions des muscles du visage ?

(8) On ne résout point la question principale sur la cause essentielle de la couleur des Nègres ; quand on ne fait qu'expliquer les phénomènes qui accompagnent la production de cette couleur.

Ainsi il est étranger à cette question principale de dire ; 1°. avec M. Mitchell, qui a ouvert plusieurs corps de Nègres ; que le degré de noirceur de leur peau est proportionné aux degrés de densité ou d'opacité que la chaleur a produits dans leurs tégumens : 2°. avec M. Blumenbach, que la cause prochaine de la couleur noire des tégumens est dans l'abondance du carbone que renferment les humeurs ; dont l'excrétion se fait

avec l'hydrogène par la peau ; et qui étant
précipité par l'accès de l'oxygène atmosphé-
rique, se fixe dans le corps muqueux de
Malpighi : 3°. avec Barrère, que la couleur
des Nègres tient à la surabondance de la
bile ; d'autant que leur sang en est chargé,
et noir; qu'ils ont, comme les ictériques, la
tunique albuginée de l'œil teinte en jaune ;
les capsules atrabilaires beaucoup plus volu-
mineuses, et renfermant plus d'atrabile que
chez les Blancs, etc.

On a dit pour prouver que la chaleur
du climat est la cause principale de la couleur des Nègres ; que les descendans des
Portugais qui se sont établis vers la fin du
quinzième siècle, sur la côte Occidentale
de l'Afrique, et dans les îles du Cap-Verd ;
sont entièrement noirs. On a même ajouté
qu'ils ressemblent parfaitement aux Nègres
par la laine de leur tête, et par d'autres
caractères : mais cela même donne d'autant
plus lieu de soupçonner qu'ils sont venus
du commerce avec les Négresses.

Niebuhr (a) dit qu'il a vu dans les Indes

____

(a) Voyage en Arabie, T. I, p. 358.

plusieurs de ces prétendus Portugais, qui
étoient noirs. Mais à ce sujet il demande,
pourquoi donc les Bramines, les Banians,
et d'autres habitans des Indes, qui évitent
sur-tout de se mêler avec les Étrangers,
sont-ils tout-à-fait blancs; quoique de temps
immémorial, ils vivent sous un climat aussi
brûlant, que les Nègres d'Afrique et des
côtes du Malabar?

Une observation analogue est celle qu'a
faite M. Forster; que depuis des temps dont
on n'a pas mémoire, dans les mêmes endroits de l'Afrique, habitent deux Nations
différentes; les Nègres qui sont originaires
d'Afrique; et les Maures originaires d'Asie,
chez qui les teintes de la couleur de la peau
varient du brun jusqu'au blanc.

Ainsi il est très-vraisemblable que la race
des Nègres a existé en tout lieu dès son
origine, avec la couleur noire de la peau;
de même que tous les Américains ont la
peau de couleur de cuivre, quoique dans
le vaste continent de l'Amérique il y ait
toute sorte de climats (a).

____

(a) Comme l'a observé Lord Kaimes, *Sketches
of the History of Man*, *V*ol. *I*, *p. 13.*

(9) Ces différentes formes intérieures que le climat donne au Principe Vital, se remarquent même dans les Animaux. Ainsi l'on a observé le génie Numide dans les Pintades ; et un naturel Américain dans les Lamas (a).

(10) Cette langueur s'étend même jusqu'à l'articulation des lettres, qui sont plus foiblement prononcées chez les Orientaux. C'est à cette cause que je rapporte, la plus grande permutabilité relative des lettres muettes dans les Langues Orientales ; et la rareté dont il est qu'on y donne la force de voyelles aux trois seules lettres (*Alif, Vau, Hé,*) qui en tiennent lieu, et qu'on appelle alors *Lettres de repos.*

On peut voir ce qu'a dit Chardin (b) sur les voyelles de la Langue Persane, qui sont proprement des accens, et donnent le mouvement aux autres lettres (d'où Chardin a déduit l'inutilité des disputes qu'on a eues

---

(a) Buffon.

(b) Voyages en Perse, etc. Tome Troisième, p. 147-8, Édit. *in·*4°.

au sujet des voyelles, dans la Langue Hé-
braïque).

Arbuthnot croit que la manière serrée
de parler qu'ont les peuples du Nord, peut
tenir à l'éloignement qu'ils ont pour ouvrir
beaucoup la bouche dans un air froid ; ce
qui fait que leur langage abonde en con-
sonnes : au lieu que les habitans des pays
chauds ouvrant beaucoup la bouche, forment un langage plus doux, et qui abonde
en voyelles.

(11) Les Nègres ont une disposition générale aux désordres spasmodiques et convulsifs ; une rage presque épileptique à la
moindre provocation ; un désespoir incon-
solable dans le malheur, qui les meut au
suicide, etc. (a).

(12) C'est ce qu'on observe généralement
chez les Sauvages Américains.

Des dispositions contraires entre elles,
quoique moins violentes, se marquoient
aussi dans le naturel des Germains ; dont
Tacite a dit : *Habent miram Germani na-*

____

(a) Meiners.

turœ diversitatem , cum ament inertiam , et oderint quietem. Aut enim bella gerunt , aut cum à bellis abstinent , dediti sunt somno ciboque.

(13) Cette opposition dans les dispositions morales des Sauvages, a donné lieu à plusieurs Écrivains de distinguer deux sortes de courage ; l'actif, et le passif. Ainsi Lord Kaimes a dit (*a*), que si les Américains n'ont pas beaucoup de courage actif, ils ont un courage passif incroyable dans les tourmens : que les habitans du Kamschatka ont le même courage passif; et peu de courage actif, quoiqu'ils se tuent facilement dans l'infortune , etc.

M. Falconer (*b*) est d'une opinion contraire à celle du Lord Kaimes. Il dit que ces peuples Sauvages ont beaucoup de courage actif, et manquent du courage passif; d'autant que le courage de patience est le résultat de l'expérience et de l'habitude de se commander. Il observe que les Sauvages

____

(*a*) *Sketches of the History of Man , Vol. 1 , p. 24-5.*

(*b*) *On the Influence of Climate , etc. p. 228.*

Américains montrent la plus grande bra-
voure à la guerre, mais qu'ils se désespèrent
par les plus légers motifs ; qu'ils ne peuvent souffrir les maladies , et qu'ils en ont
quelquefois de l'impatience au point de se
tuer.

Il me paroît qu'on n'a pas bien déterminé
jusqu'ici ce qu'on peut entendre par *courage
passif.* Ces Sauvages dont le courage actif
surmonte la crainte d'une mort instante; ont
aussi le courage passif, qui est nécessaire
pour résister aux douleurs les plus affreuses:
mais ils n'ont point cette autre espèce de
courage passif; qui fait envisager et soutenir une longue suite de peines et de langueurs dont la mort peut être le terme.

On pourroit encore appeler *courage passif*, l'intrépidité de certains hommes; qui
même pouvant être d'ailleurs pusillanimes
dans la paix , demeurent fixés invincible-
ment à leur place dans les combats, par une
sorte de stupeur qui ne leur laisse d'autre
idée que celle de l'obligation nécessaire de
mourir s'il le faut pour obéir.

(14) Voyez *le Traité d'Hippocrate , des
Airs, des eaux, et des lieux ,* n° 34 : où il

établit que le naturel de divers Peuples se rapporte à la nature des lieux qu'ils habitent, secs ou marécageux, formant des montagnes ou des plaines, etc.

Hippocrate a observé avec génie l'analogie qui est entre les *formes extérieures du corps* des hommes, et celles du sol sur lequel ils vivent. — Sénèque et Quintilien ont dit aussi que les *esprits* des hommes ont par-tout des caractères relatifs à la situation, et à la nature du ciel, dans le pays qu'ils habitent.

Plutarque rapporte (*a*) que Cyrus ne voulut pas permettre que les Perses quittassent le pays âpre et montagneux qu'ils habitoient, pour s'établir dans des plaines tempérées ; en disant que les mœurs des hommes deviennent à la fin semblables aux lieux et aux contrées où ils demeurent.

Je crois que c'est des Tourangeaux que le Tasse a dit : *la terra molle e lieta*, etc.

(15) On a expliqué l'uniformité de phy-

(*a*) Dans les Dits Notables des Anciens Rois et Capitaines.

sionomie

sionomie chez ces Peuples , parce qu'ils n'ont point reçu de colonies, ou ne se sont point mêlés autrement avec d'autres Peuples étrangers.

Mais il reste toujours à savoir (*a*) d'où vient que de deux pays également préservés du mélange des Étrangers, on trouve dans l'un que les hommes se ressemblent (singulièrement); tandis que dans l'autre les physionomies sont très-variées. Les traits de ceux qui habitent la partie du nouveau pays de Galles , qui s'étend du Sud au Nord de la Baye d'Hudson par l'Ouest, ne sont point uniformes, comme ceux de plusieurs autres Indiens ; mais ils varient comme en Europe (*b*).

(16) C'est pour n'avoir pas distingué les cas, dans lesquels l'influence du climat sur les mœurs est ou n'est pas combattue par l'action des causes politiques ; que M. de

---

(*a*) Comme dit le savant M. Coray , dans ses Notes sur le Traité susdit d'Hippocrate , p. 301.

(*b*) Richard , Hist. Natur. de l'Air et des Météores , Vol. III , p. 90.

Tome II. H h

Montesquieu paroît être tombé dans une contradiction. Car il dit trop généralement (*a*) qu'en approchant des pays du Midi, on croit s'éloigner de la Morale même : que les passions plus vives multiplient les crimes, etc. : et cependant il dit aussi (*b*) que le climat des Indes fait naître la candeur des mœurs, et produit la douceur des loix.

(17) Il est des lieux où l'on reconnoît entre les habitans, des restes de Races différentes; qui n'ont pu être formées que dans des pays éloignés, et même fort distans les uns des autres. Ainsi dans des îles de la Mer du Sud, qui sont assez voisines entr'elles ; on voit des hommes Blancs, des Nègres à cheveux longs, et à cheveux de laine; sans qu'on puisse même conjecturer par quelles migrations ces diverses Races ont été portées et réunies dans ces îles.

Le mélange des Races diverses qui occupent successivement un même Pays, peut d'ailleurs être indiqué par des observations

---

(*a*) Livre XIV, à la fin du Second Chapitre.

(*b*) Au Quinzième Chapitre du même Livre.

sur les caractères des mœurs de ceux qui l'habitent maintenant. C'est ainsi que M. Ramond a reconnu avec beaucoup de sagacité dans les mœurs présentes des habitans indigènes des Pyrénées, les traces des influences qu'ont eues sur ces mœurs, les Gaulois, les Ibères, les Romains, et les Barbares du Nord; qui ont régné successivement sur ces Contrées.

(18) Les observations de M. Meiners sur ce point, s'accordent parfaitement avec celles de M. Soemmering; qui a publié un Ouvrage très-intéressant sur les différences de la structure du corps, qui existent entre le Nègre et l'Européen. Ces observations très-curieuses tendroient à faire croire que le Nègre est comme intermédiaire entre l'Homme Blanc, et le singe le plus parfait (ou l'Orang-outang).

M. Soemmering a bien vu que dans le Nègre, comparé à l'Homme Blanc, la cavité du crâne est moins spacieuse à proportion de la grandeur du visage.

M. Meiners a remarqué aussi que les mâchoires sont plus fortes, ainsi que leurs muscles, dans les Nègres que dans les Européens ; mais qu'au contraire le front est beaucoup plus petit, ainsi que le cerveau et les parties qui en dépendent (a).

(19) M. Meiners dit que les Nègres ont une mémoire heureuse pour les mots ; mais qu'ils ne peuvent jamais en saisir les combinaisons grammaticales.

Il ne faut admettre sans doute que pour quelques individus, ce que M. de Pauw a dit trop généralement : que les Nègres doivent quelquefois se tenir long-temps la tête entre les mains, et s'ôter la lumière, pour se ressouvenir le matin de ce qu'ils ont fait la veille.

Un défaut général de l'harmonie habituelle qui existe entre les affections de l'Ame, et celles du corps qui les expriment dans les hommes dont la sensibilité est développée par un exercice habituel ; fait que les Nègres n'ont point d'expression dans le visage lorsque leur Ame est agitée par les plus violentes passions ; et que leur Musique monotone,

---

(a) *Magazin Historische Gottingische*, *Vol. VI*, *Part. III.*

brute, et dissonante, ne met aucune différence entre les airs qui sont gais et ceux qui
sont tristes (*a*).

La difficulté et l'inaptitude qu'ils ont à
comparer les objets, soit de la Nature, soit
de l'Art; me paroît être la vraie cause pour
laquelle, quoiqu'ils aient des sens très-fins
et très-exercés; ils sont ordinairement sans
aucun goût pour la beauté, la proportion
et l'harmonie (défaut de goût qu'a remarqué
M. Meiners).

J'observe qu'un vice particulier de l'intelligence, qui est dominant chez les Nègres;
est celui de leur imagination, qui ne peut
presque travailler que sur des objets sensibles et présens. En même temps que ce
vice exclut la croyance de la réalité des
objets invisibles de leur nature (ce qui les
empêche, par exemple, généralement d'admettre des esprits immatériels) ; ils ont une
foi aveugle pour les fictions qu'ils se sont
faites sur des objets visibles ; qui leur sont
persuadées par l'entraînement de la puis-

(*a*) Meiners.

sance de leur imagination. C'est ainsi que la Religion des Fétiches s'est répandue chez les Nègres ; qui révèrent et invoquent une corne de vache, une coquille, une plume, aussi-tôt que la consécration en a été faite par quelques paroles ; etc.

(20) M. Blumenbach a recueilli (a) plusieurs exemples de Nègres qui ont été Musiciens, ou Poëtes, ou Philosophes assez distingués. Il dit aussi (b) avoir vu des Poésies Latines et Anglaises, faites par des Nègres ; que peu de Poëtes Européens auroient dû désavouer !

M. Brissot a cité les noms de Nègres libres, qui, dans l'Amérique Septentrionale, exerçoient avec succès des professions qui exigent toute l'activité de la pensée ; et il a parlé entr'autres d'un Noir, qui faisoit de tête, et sur-le-champ des calculs prodigieux.

Enfin, M. Grégoire a donné un Mé-

____

(a) Dans le Magasin de Physique et d'Histoire Naturelle de Gotha, T. IV, Part. III, p. 5 et 8.

(b) *Gotingsche Magazin*, *T. IV*, *p. 421.*

moire, dans lequel il a rapporté les succès
qu'ont eus dans la carrière des Lettres,
quelques Nègres ; entre lesquels on a distingué une femme nommée Philis Weath-
ley, qui fut transportée à l'âge de sept ans,
d'Afrique en Amérique; et depuis amenée en
Angleterre, où ayant appris fort rapidement
le Latin et l'Anglais, elle publia dans cette
dernière langue, et à l'âge de dix-neuf ans ,
un Recueil de Poésies estimées.

———

NOTES

SUR LE QUINZIÈME CHAPITRE.

(1) LES résultats de ces deux manières de définir et d'estimer la probabilité de la Vie ne peuvent donc, dans ces deux significations, être semblables et égaux l'un à l'autre ; que dans la supposition d'une *progression de mortalité,* qui augmenteroit uniformément à mesure que l'âge augmente.

Telle est, par exemple, la *progression* que De Moivre a suivie dans son hypothèse célèbre pour calculer la probabilité de la vie des Rentiers viagers, dont les rentes sont sur une seule tête. Pendant long-temps cette hypothèse a été généralement regardée comme très-utile pour faciliter assez sûrement l'usage habituel des évaluations de ces rentes viagères ; d'autant qu'elle approchoit assez (depuis l'âge de dix ans, jusqu'à celui de soixante-quinze) des résultats de la Table de mortalité donnée par Halley, que De Moivre avoit eu en vue.

Cependant le D^r. Price , qui d'abord avoit cru que cette hypothèse de Moivre pouvoit remplir cet objet (a); a ensuite trouvé mieux qu'on en rejettât l'usage (b). Il dit qu'il n'est point de situation , où pour la première et la dernière périodes de la vie , cette hypothèse corresponde aux faits ; et qu'il est quelques situations, particulièrement celles des grandes Villes, et des Paroisses de Campagne ; où elle ne correspond point suffisamment aux faits dans aucune des périodes de la vie.

(2) La vie probable est toujours plus courte que la vie moyenne commune, dans la Table de mortalité qu'a donnée Simpson (c); et dans une autre Table dressée

---

(a) *Observations on reversionary payments , fourth Edition, Vol. I , p. 3.*

(b) *L. c. Vol. I , p. 314.*

(c) Dans ses Registres mortuaires de Londres.

par un Curé (sur les Régistres mortuaires
de plusieurs Paroisses de Campagne), que
M. De Parcieux a rectifiée et publiée dans
son Addition à son Essai sur les probabilités de la durée de la vie humaine.

Mais il faut remarquer dans ces deux
Tables ; que les années du milieu de la
vie comparées aux dernières années de la
vie, y ont des mortalités respectives beaucoup plus grandes qu'elles n'ont dans les
autres Tables. La raison de cette différence
est sensiblement ; quant à la Table de Simpson ; qu'un très-grand nombre d'Étrangers
vient s'établir dans les Capitales, comme
Londres : et quant à la Table du Curé ;
que chez les pauvres habitans de la campagne, l'excès de la misère et des fatigues
hâte communément la vieillesse et la mort.

M. Baumann (*a*) a vu et prouvé par
deux Tables de mortalité des habitans de
la Marche de Brandebourg ; que depuis la

______

(*a*) Dans ses Additions au Livre de Sussmilch,
*Die Gottliche Ordnung in den veranderungen
des menschlichen Geschlechts*, dont elles font un
Troisième Volume, p. 413.

2ᵉ année jusqu'à la 41ᵉ (*a*) ou jusqu'à la 36ᵉ (*b*), la vie probable (qu'il appelle *halbwahrscheinliche*, ou qu'on peut espérer avec chances égales) est toujours plus longue que la vie moyenne (quoique leur différence aille toujours en diminuant); et qu'au-dessus de ces termes (de 36 ou de 41 ans), la vie probable est toujours plus courte que la vie moyenne.

(3) Un homme célèbre a adopté cette observation que j'avois donnée ici le premier. Mais il ne l'a pas suivie assez exactement, quand il a dit seulement que la marche progressive de la mortalité semble être rétrograde *pendant certains momens fort courts*. Car j'ai fait voir que cette diminution de la mortalité qui a lieu pendant une suite de plusieurs années, par rapport à des années qui précèdent immédiatement cette suite; est démontrée par les Tables de mortalité : et que cette diminution respective a lieu dans les années de l'âge que j'ai appelé *consistant*.

(*a*) Dans la Première Table.

(*b*) Dans la Seconde Table.

(4) Dans l'ordre d'Halley, la diminution de la mortalité respective sembleroit ne commencer qu'à 54 ans, et finir au-dessus de 56 ans : de sorte que l'âge consistant y seroit très-peu marqué et fort retardé.

Dans cette Table d'Halley, le rapport des morts aux vivans dans chaque année, ou la mortalité, est

A l'âge de 53 ans, comme 1 à $28\frac{5}{11}$;

A l'âge de 54 ans, comme 1 à $30\frac{1}{5}$;

A l'âge de 56 ans, comme 1 à $28\frac{1}{5}$ (moindre qu'à 53 ans) ;

Et à l'âge de 57 ans, comme 1 à $27\frac{1}{5}$ (plus grande qu'à 53 ans).

Cet Ordre d'Halley présente aussi une autre singularité : c'est que la limite où la vie probable, qui étoit plus longue que la vie moyenne commune, devient plus courte ; commence dès l'âge de 25 ans, et s'étend jusqu'à près de 35 ans.

Cette Table d'Halley a été dressée sur les Registres mortuaires de Breslau : mais de nouvelles recherches semblent être nécessaires pour savoir si elle est exacte ; et dans ce cas, pour voir les causes de ses différences d'avec les autres Tables de mortalité (différences dont une raison peut être, que les pertes de l'enfance y sont plus grandes à proportion, et plus long-temps continuées). Mais d'ailleurs mes assertions restent toujours établies par l'accord général des autres Tables de mortalité.

Je trouve dans une Table qui indique les Probabilités de la vie humaine à tous les âges, qui a été formée d'après les Registres mortuaires de la ville de Norwich, et qu'a publiée le D^r. Price (a); qu'à Norwich, ce que j'appelle l'*âge consistant*, commence à l'âge de 29 ans, et se continue jusqu'à l'âge de 38 ans.

Dans cette Table, le rapport des morts aux vivans dans chaque année, ou la mortalité, est

A l'âge de 28 ans, comme 1 à 59 $\frac{4}{7}$;

A l'âge de 29 ans , comme 1 à 68 $\frac{1}{7}$; (ce qui fait une diminution bien tranchante

____

(a) A la page 39 du second Volume de son Livre cité.

de la mortalité, par rapport à l'année immédiatement précédente).

A l'âge de 39 ans, jusques auquel inclusivement la mortalité va toujours croissant
graduellement depuis l'âge de 29 ans; comme
1 à 59 $\frac{1}{7}$ (de sorte qu'elle est encore moindre qu'à l'âge de 28 ans).

Je ne trouve point de trace de l'âge consistant, dans la Table des Probabilités de
la vie humaine à chaque âge, qui a été
formée d'après les Registres mortuaires de
la ville de Northampton, et qu'a publiée
le D^r. Price (a). Dans cette Table la mortalité va croissant d'année en année depuis l'âge de 12 ans, jusqu'à la fin de la
vie.

Mais j'ai lieu de croire que si *l'âge consistant* n'est point indiqué dans cette Table;
c'est parce que le D^r. Price, qui n'a point
connu, ni soupçonné l'observation que j'ai
faite le premier sur cet âge; a formé vicieusement cette Table (dont il a fait d'ailleurs
le plus grand usage pour ses calculs).

(a) A la page 38 du Livre cité.

En effet le D^r. Price dit (*a*), que les Listes de mortalité fournies par les Régistres de Northampton , lui ont donné les nombres des morts annuellement entre 20 et 30 ans, plus grands que ceux des morts entre 30 et 40. Mais cela est, dit-il, une circonstance qui n'existe dans aucun autre Registre de mortalité (on voit qu'il a ignoré toutes les observations sur lesquelles j'ai fondé ma découverte de l'âge consistant) ; et est indubitablement dû à quelques causes accidentelles et locales. D'après ce préjugé, il a fait dans cette Table les décroissemens de la vie égaux pour chaque année entre 22 et 40 (de 75 morts par année); en conservant cependant la totalité des morts entre 30 et 40, la même que donnent les Listes de mortalité de Northampton.

(5) Suivant cette Table de M. Wargentin, la mortalité respective (qui pour une année quelconque de la vie, est déterminée par le rapport du nombre de ceux qui périssent dans le cours de cette année , au nombre

---

(*a*) L. c. , Vol. I , p. 358 , dans la Note.

des hommes vivans dans son commence-ment),

Pour les hommes, à leur 35e année doit être exprimée par $\frac{1}{65\frac{4}{5}}$; et dans chacune des quatre années qui suivent immédiatement, elle est toujours moindre que celle de la 35e année. Mais celle de la 49e année est plus grande, étant exprimée par $\frac{1}{58\frac{11}{13}}$:

Pour les Femmes, la mortalité respective de la 35e année, doit être exprimée par $\frac{1}{73\frac{5}{9}}$; et elle est toujours moindre dans chacune des cinq années qui suivent immédiatement: mais dans la 49e année, elle doit être ex-primée par $\frac{1}{70\frac{10}{13}}$; et par conséquent elle est plus grande que celle de l'année 35.

(6) Dans la même Table susdite de M. Wargentin,

Pour les Hommes, à 45 ans la mortalité respective est exprimée par $\frac{1}{49\frac{13}{28}}$; et elle est plus grande que celle des trois années sub-séquentes

séquentes 46, 47 et 48: mais elle est moindre que celle de l'année 49 qui est exprimée par $\dfrac{1}{49\,\frac{5}{26}}$;

Pour les Femmes, la mortalité respective de la 44e année doit être exprimée par $\dfrac{1}{63\,\frac{3}{28}}$: elle est plus grande que celle de chacune des sept années immédiatement suivantes; et elle est surpassée par la mortalité respective de leur 52e année; qui est exprimée par $\dfrac{1}{56\,\frac{2}{7}}$; après laquelle année la mortalité va toujours en croissant.

D'après cela, on voit que l'un et l'autre âge consistant est plus marqué dans les Femmes que dans les Hommes.

Le Dr Price (*a*) a reconnu dans des Listes mortuaires de la Suède, que lui a fournies M. Wargentin; que l'augmentation proportionnelle (qui d'ailleurs se fait annuellement) des *décrémens* ou nombres des morts de chaque année, est interrompue chez les

---

(*a*) L. c., Vol. II, p. 127.

Tome II.   I i

femmes pour peu d'années, après 35 ans ;
et derechef pour peu d'années, après 45 ans.
Il ajoute que ce ne peut être une irrégularité accidentelle ; qu'on ne sauroit admettre
vu la grandeur des nombres (et de leurs
différences), et vu la longueur de la période par rapport à laquelle les observations ont été faites.

Price a donné de ces interruptions du
progrès de ces *décrémens*, une explication
qui est entièrement arbitraire et gratuite ;
parce qu'il n'a pas vu dans les faits, ce que
j'y ai observé le premier, relativement aux
âges consistans des Hommes et des Femmes.

Dans l'ordre de mortalité des Religieuses,
calculé par M. De Parcieux ; on trouve
aussi deux âges consistans, mais foiblement
marqués ; le premier aux années 35 et 36 ,
et le second à l'année 45 (*a*).

Ces derniers faits sont remarquables et
en eux-mêmes, et en particulier relative-

(*a*) Voyez la dernière Colonne de la Table XIII
de son Essai sur les Probabilités de la durée de la
vie humaine.

ment à ce que les femmes sont plus vivaces que les hommes, comme il sera dit plus bas.

(7) M. Odier, célèbre Médecin de Genève, a fait sur les hommes qui meurent centenaires dans cette Ville, une observation fort singulière ; et dont il seroit très-intéressant de pouvoir déterminer la véritable raison. Il assure qu'une remarque semblable a été faite généralement dans d'autres pays.

M. Odier dit (a) : d'après les extraits mortuaires de Genève, qui y sont tenus régulièrement depuis 1561 ; à la fin du seizième siècle, la probabilité de la vie y étoit si peu considérable, que la moitié des enfans y mouroit avant l'âge de six ans ; et il n'y avoit point d'année où il ne se trouvât sur la liste des morts, quelques personnes âgées de plus de cent ans. Aujourd'hui rien n'est plus rare. A peine s'en trouve-t-il un de cet âge dans l'espace de dix ans : et cependant la probabilité de vie a tellement augmenté chez nous, que la moitié des enfans qui

---

(a) Dans une Note sur la p. 54 du quatrième Tome (sciences) de la Bibliothèque Britannique.

viennent au monde , survit encore au bout de vingt-huit ans.

On ne peut attribuer un changement aussi remarquable dans l'Ordre de mortalité des habitans de Genève ; à ce que les circonstances physiques du local de cette Ville ayent beaucoup changé. Il est donc naturel de rapporter cette variation au changement qu'un espace de deux siècles a introduit dans la manière de vivre des Genevois.

Mais comment deux manières de vivre différentes, qu'il faudroit déterminer, soit chez les enfans, soit chez leurs parens même ; ont-elles pu, suivant leur diversité, causer aux hommes qui sont nés à Genève, deux ordres de mortalité différens ; dont l'ancien indiquoit moins de ténacité dans la vie durant le premier âge, et moins de difficulté d'atteindre à un âge très-avancé ; et dont l'ordre présent manifeste que les causes de la vie soient aujourd'hui modifiées en sens contraire ?

(8) Cette destruction des forces radicales dans la vieillesse, est un objet de considérations importantes pour le traitement des ma-

ladies des Vieillards. Elle est souvent la cause, que dans leur état apparent de la meilleure santé, ils sont pris de maladies promptement funestes; et que leurs maladies chroniques semblent n'être guéries, que pour en reproduire d'autres de forme différente.

Sénèque a dit fort bien (a), qu'on peut sauver un navire, qui ne fait eau que par une ou deux ouvertures; mais non lorsqu'il est relâché et entr'ouvert en plusieurs endroits : et qu'il en est de même du corps d'un vieillard, que son âge rend semblable à un vieux bâtiment, qui se détruit de toutes parts, et qui tombe en ruines d'un côté, quand on le répare de l'autre.

Huet a bien dit aussi (b) : la vigueur et la bonne santé qu'on remarque dans quelques vieillards, ressemble à une tour sapée. Cette tour paroît aussi solide et aussi durable, que lorsqu'elle fut achevée de bâtir : cependant elle n'a plus de fondement; et n'étant soutenue que par quelques étais, elle est

____

(a) *Epist. XXX.*

(b) *Huetiana , N° XXV.*

ruinée dans un instant, dès qu'ils viennent à manquer.

Un Auteur anonyme qui a écrit l'*Apologie du jeûne*, dit qu'un homme avancé en âge, ne meurt pas pour l'ordinaire de la maladie dont il paroît mourir; mais parce qu'il est usé, parce que le ton manque, et que le Principe du mouvement est détruit: en un mot par la seule nécessité de mourir, dont la maladie n'est que le masque: en sorte que la mort naturelle est aussi commune à cet âge que nous la croyons rare.

(g) Cela n'est point contraire à ce qu'Horace dit des espérances du vieillard :

Dilator, spe longus, iners, avidusque futuri.

Je crois qu'on a mal interprété ce vers jusqu'ici; parce qu'on n'a pas lié les épithètes qu'il renferme. En effet l'inertie considérée séparément, ne seroit pas un caractère marquant du vieillard. Mais ce qui le caractérise, est que cette inertie que cause sa foiblesse, s'appuye sur l'espoir que le temps amenera le succès qu'il desire; et auquel il ne veut point contribuer immédiatement par aucun effort.

(10) On connoît les beaux vers de Columelle sur la vieillesse :

Namque parens hominum, æternam sortita juventam,
Non senio Tellus, non deficit ubere partu,
Sed facili vires, et fertilitatis honorem
Restituit cultu : nos contrà, cum semel annis
Invasit nulla reparabilis arte senectus,
In pejus ruimus, nec habet natura regressum.

Mais peut-être n'est-ce que pour des êtres éphémères comme l'homme, que la Terre est toujours jeune. Qui peut savoir si elle ne vieillit pas, et si par sa nature même, elle n'est pas destinée à périr ?

(11) Il est dit aussi dans l'Essai sur les Probabilités de la Durée de la Vie Humaine, par De Parcieux ; que les femmes (*prises ensemble*) vivent autant que les hommes (*pris ensemble*), quoique le nombre des hommes surpasse celui des femmes dans le rapport de 18.à 17 : ce qui montre que les femmes, en nombre quelconque, ont le total de leurs vies plus grand qu'un pareil nombre d'hommes, selon le même rapport de 18 à 17.

(12) Une fragilité plus grande de la vie dans les mâles que dans les femelles, se

démontre dès la naissance, et dans le cours de la première année de la vie. Les observations de Sussmilch, et de M. Muret prouvent que le nombre des mâles mort-nés est à celui des femelles qui meurent en naissant, comme 30 est à 21. Les mêmes observateurs (et Struyck en Hollande) ont vu aussi que dans la première année de la vie, il meurt beaucoup plus de mâles que de femelles.

On est surpris que le Dr Price, qui a cité ces dernières observations; ait pu douter (*a*) si la mortalité plus grande des hommes que des femmes est *naturelle ;* ou si elle existe seulement en conséquence de causes *adventices* (accidentelles) comme de quelque débilité particulière des hommes, qui ait lieu spécialement dans les grandes Villes. Il fonde ce doute, sur ce que d'après plusieurs Listes publiées par Sussmilch, le nombre des hommes se rapproche beaucoup plus du nombre des femmes dans les Paroisses de campagne et les Villages, que dans les Villes. Mais il est facile de voir que cette

---

(*a*) Liv. cit., Vol. II, p. 247.

observation seule ne prouve point ce doute de Price, qui devroit être formé d'après des observations plus directes.

(13) Il faut pour bien voir la cause nécessaire de la mort, recourir à une Loi primordiale du Principe Vital.

On peut dire que cette loi est la fatalité, qu'ont eu en vue Plotin et les autres Philosophes Pythagorico - Platoniciens. Macrobe a dit (a), d'après ces Philosophes, que les ames sont liées aux corps par une raison certaine et établie, qui existe dans les *Nombres :* que tant que ces nombres subsistent, le corps continue d'être animé; et que lorsqu'ils viennent à manquer (*deficiunt*), aussitôt est résoute cette puissance secrète, qui produisoit l'association de l'ame et du corps ; *et hoc est*, ajoute-t-il, *quod fatum et fatalia vitæ tempora vocamus.*

La mort *naturelle* est aussi la mort *fatale*, suivant Ciceron (dans Aulugelle), etc.

(14) J'ai eu connoissance d'un autre cas

(a) *In Somn. Scip. , Lib. I , Cap. XIII.*

de mort soudaine, produite par un coup violent sur le creux de l'estomac.

Des faits semblables ne sont pas extrêmement rares. De Haën en a recueilli plusieurs (*a*) d'après Paré , Hoffmann et Schlichting. Darwin a parlé aussi de morts subites qui ont été occasionnées par un coup porté sur l'estomac, dans les combats à coups de poing ; et il les attribue à la sympathie de l'estomac avec le cœur.

D'après ce que j'ai dit ci-dessus, on voit qu'il doit exister une forte sympathie entre des organes voisins qui sont liés par un tissu intermédiaire, et par des nerfs ou des vaisseaux communs.

J. Hunter (*b*) a parlé aussi des coups sur l'estomac qui tuent immédiatement ; cas dans lesquels il dit que les muscles ne se contractent pas, et que le sang ne se coagule pas non plus.

(15) Cependant il peut y avoir d'ailleurs,

(*a*) *Pathol.* , *T. I* , *p. 551.*

(*b*) Dans son Traité sur le Sang et l'Inflammation, etc. T. I, p. 157 de la Trad. Franç.

pour le nombre de ceux qui meurent de
maladies (et non de morts subites), dans
les temps précis des solstices ; quelque diversité particulière au climat de l'Espagne.
Car Piquer a dit aussi que communément
les temps qui comprennent les deux solstices , si l'on prend seulement quelques
jours avant et quelques jours après chaque
solstice ; sont dans l'année, ceux de la plus
grande salubrité (a).

(16) Les variations de l'atmosphère semblent devoir être extrèmes et plus fréquentes dans les divers temps de l'année
(toutes choses étant les mêmes d'ailleurs.),
principalement en proportion de l'inégalité
des jours contigus ; soit par rapport aux
effets de la chaleur, soit par rapport à ceux
de la lumière. Mais les jours qui se succèdent sont d'autant plus inégaux entre eux ,
qu'ils sont plus près des équinoxes.

Je n'entends parler que de cette inégalité des jours que cause la différente décli-

_____

(a) Voyez *Las Obras de Hippocrates mas
selectas , illustradas por el Doctor Andrès Piquer ; Tomo Primero , p. 17.*

naison du soleil dans une position donnée
de la sphère oblique. Il seroit déplacé de
considérer ici l'inégalité des jours Astrono-
miques, dont l'argument est l'équation du
temps ou des horloges. Mais il ne faut pas
négliger d'avoir aussi égard à l'inégale durée
des crépuscules, qu'a définie David Gre-
gory.

(17) Gohl (a) a vu un mois de Juin faire
périr plus de monde que le mois de Mars ;
ce qu'il rapporte à ce qu'il se fit dans ce
mois de Juin, un changement extraordinaire
d'un temps froid et humide en un temps sec
et chaud. Il dit avec raison, qu'il faut toujours avoir égard, relativement à la mortalité ; aux grands changemens des saisons, qui
peuvent survenir aux époques des solstices
ou des équinoxes.

(18) Je remarque à cette occasion, que
lorsque les fièvres intermittentes sont mortelles, dans les climats tempérés ; c'est généralement pendant le froid de la fièvre qu'on
périt ; et qu'au contraire dans les Indes, la

(a) *Acta Medicorum Berolin.*, *Vol. VII*,
p. 89.

mort arrive toujours pendant le chaud de
la fièvre.

(19) Le mois de Janvier qui suit immédiatement le solstice d'hiver, est aussi très-
mortel en Angleterre ; et à Paris, sur-tout
dans les grands hivers.

« La fin des fortes gelées, et l'humidité
» malsaine qui les suit sont funestes à un
» grand nombre de valétudinaires. Cette
» observation est attestée par les registres
» des Paroisses ; qui grossissent à cette épo-
» que, plus que dans tout autre moment de
» l'hiver, la liste des morts (a) ».

(20) Le passage de la gangrène au sphacèle
n'a peut-être jamais été suspendu plus long-
temps, et d'une manière plus marquée ; que
dans le cas suivant, dont l'observation a été
publiée par La Motte.

Une main qui avoit souffert un coup de
bâton, fut frappée de mortification pendant
dix jours de suite. Elle ne noircit point, et
ne contracta point de mauvaise odeur ; mais

(a) Roucher, Poëme des Mois, Note sur le
Douzième Chant.

cependant la peau s'en déchiroit facilement. Elle étoit privée de pouls, de mouvement et de sentiment : et on la traversoit d'un coup de lancette, sans qu'elle donnât du sang. La Motte appliqua sur cette main des remèdes spiritueux fort actifs ; et il en aida l'effet par des scarifications. Ces moyens rappellèrent d'abord la chaleur, et successivement l'exécution facile de tous les mouvemens de cette main.

(21) On ne doit point compter entre les signes de ce genre un excès de rigidité, ni celui de flexibilité permanentes dans toutes les parties du corps (a). L'extrème souplesse des articulations est rare dans les cadavres : et cependant on en trouve des exemples publiés par Morgagni (b) et Unzer (c).

(22) C'est à cet état des yeux entr'ouverts

(a) Voyez de Haën, *Rat. Med.*, *T. V*, p. *272*, Édit. de Paris.

(b) *De Sed. et Caus. Morb. Epist. Anat. Med. 30 , Nᵒ 2.*

(c) Dans le Magasin d'Hambourg, T. X, p. 534.

dans les morts, que je rapporte ce passage fameux de Virgile (a), où il dit que la baguette de Mercure, *lumina morte resignat ;* passage dont on a donné tant d'interprétations diverses.

Tout le monde connoît l'usage où étoient les Anciens de fermer les yeux des mourans.

Ils recomposoient le visage que défiguroit la mort prochaine, non-seulement par cette pratique ; mais encore par celle d'abaisser les joues, pour les ramener à une forme plus naturelle, lorsqu'elles étoient retirées vers en haut par une dernière contraction. Je doute qu'on ait remarqué cet usage, qui est cependant indiqué par Stace, lorsqu'il dit qu'Ismène fut chargée de ce dernier soin envers Atys mourant (b).

Un usage contraire avoit lieu aussi chez les Grecs et les Romains : celui de relever les joues, lorsqu'elles étoient affaissées aux ap-

---

(a) Æneïd., L. IV, v. 244.

(b) *Sponsæ munus miserabile tradunt Declinare genas :* Thébaïd., L. VIII, v. 653-4.

proches de la mort. Auguste, à son dernier jour, *sibi malas labentes corrigi præcepit* (*a*).

(23) C'est un sujet de recherche inutile à mon objet présent, que de se proposer de connoître si l'ame pensante existe séparément du corps pendant ces longues suspensions de la vie ; et dans ce cas, comment elle s'y réunit lorsqu'il est ranimé.

Mais si l'on veut porter dans la considération de l'objet qui nous occupe, cette précision sévère, qui est indispensable dans toutes les recherches philosophiques ; on est forcé de reconnoître : 1°. que c'est gratuitement qu'on affirme la présence d'une cause de la vie dans le corps humain, pendant un temps où rien n'indique, directement ni indirectement , que cette cause exerce une fonction dans ce corps.

2°. Que si cette présence peut être admise par supposition ; on peut également admettre par hypothèse, que cette cause, ayant cessé plus ou moins long-temps d'exister dans ce

----

(*a*) Voyez sa Vie dans Suétone , N° 99 , où l'on peut voir la Note de Casaubon.

corps,

corps, y est rappellée et renouvellée dans son action suivant une Loi primitive de la Nature; lorsqu'il survient des conditions physiques de ce corps, qui occasionnent cette nouvelle animation, et qui à cet égard sont analogues à celles qui ont déterminé la première.

Il ne sert à rien de dire que dans ces cas, la vie existe en *puissance* dans l'homme ainsi asphyxié; qui dès-lors doit être réputé vivant, quoique sa mort paroisse complète. Cette vie en *puissance* n'explique pas le fait même; qui présente très-simplement comme possible, une vraie résurrection d'un corps humain dont les organes restent entièrement conservés plus ou moins de temps après que toutes leurs fonctions ont été arrêtées.

(24) Quelquefois le secours des cordiaux a rallumé d'une manière durable le flambeau de la vie, dans l'instant où il étoit prêt à s'éteindre.

Un fait curieux de ce genre est celui que Lobb a rapporté, d'un jeune homme ayant la petite vérole; qui sembloit être dans la

Tome II.　　　　　　　　　　Kk

mort même, et que les cordiaux rendirent à la vie (*a*).

(25) La vie peut être renouvellée par l'air qu'on souffle dans la bouche, en appliquant ses lèvres sur celles de l'asphyxié.

Borel (*b*) explique par-là les résurrections qu'opéroient les Prophètes, en s'étendant en avant, et poussant l'air qu'ils expiroient dans la bouche des morts qui étoient couchés à la renverse, et sur lesquels ils s'étendoient.

(26) *Oculi sunt in morte natantes.* Les points lacrymaux, ou plutôt les parties supérieures des conduits lacrymaux se paralysent, et n'absorbent plus qu'imparfaitement les larmes; dont la sécrétion se fait encore par la glande lacrymale, et qui inondent le globe des yeux.

Il faut distinguer les yeux *noyés*, de ceux qui dans plusieurs mourans sont vitrés, ou

---

(*a*) *A Treatise on the Small Pox, Part. II, Hist. 34.*

(*b*) *Cent. III, Obs. LVIII.*

recouverts d'une couche blanchâtre qui obscurcit la transparence de la cornée. Cette couche est produite par l'humeur qui exsude continuellement de la cornée, et qui se fige alors sur la surface du globe de l'œil.

(27) C'est ce que les Poëtes ont appellé la dernière *erreur* des yeux : ainsi Stace a dit (a).

Jamque cadunt vultus , oculisque novissimus ERROR.

L'on a bien rapporté à ce passage ce que Virgile dit de Didon :

.... *Oculisque* ERRANTIBUS *alto*
Quæsivit cælo lucem....

(28) Cet état des organes de la respiration qui finit, produit le symptome du râle dans les mourans ; symptome qui me paroît avoir été mal expliqué par De Haën, et par tous les autres Pathologistes.

Ces explications vulgaires portent sur ce que les vaisseaux sanguins du poumon étant alors remplis de sang, resserrent de tous côtés l'espace des vaisseaux aëriens : que l'air est mêlé et battu avec l'humeur mu-

---

(a) *Sylv. 1, Lib. V, v. 170.*

queuse contenue dans la cavité des bronches et des vésicules pulmonaires, dont les parois se frottent continuellement entre elles : que ces fluides mêlés sont poussés en haut par le froissement de ces parois, et en bas par l'impulsion de l'air respiré; ce qui produit le résonnement continuel du râle.

Mais dans toutes ces explications, on ne voit pas comment ce résonnement est causé par un mélange d'air et de mucus (fluides qui ne sont point effervescens), poussé en sens opposés contre des parois, qui étant agitées, ne peuvent rendre l'air aussi sonore qu'il l'est dans le râle.

Je pense que le râle est l'effet d'une expiration imparfaite, que déterminent, 1°. le resserrement de l'ouverture de la glotte affaissée; 2°. l'effort convulsif et impuissant par lequel l'air est chassé contre cette glotte, d'où il est réfléchi dans la cavité de la trachée-artère.

Le resserrement de la glotte n'est point alors volontaire (comme il l'est dans divers cas d'expiration imparfaite et prolongée, dont j'ai parlé ailleurs); mais il est une suite de l'affaissement de la glotte, dont les muscles dilatateurs ont perdu le degré de force tonique, qu'ils avoient dans l'état naturel de leur habitude ordinaire.

L'air contenu dans les vaisseaux aëriens, que des mouvemens convulsifs des organes de la respiration poussent contre la glotte ainsi resserrée, devient sonore ; et en se réfléchissant sur les parois cartilagineuses élastiques de la trachée-artère et des bronches, il y produit un retentissement, par lequel le son du râle est singulièrement fortifié.

(29) C'est à l'isolement de diverses parties, et à l'affoiblissement de leur sympathie avec le reste du corps, qui a lieu lorsque la mort s'approche ; que je crois qu'il faut rapporter cette observation singulière que Metzger a faite après d'autres (et sur laquelle il s'est écrié : *Fiat lux*) : que chez des hydropiques qui se trouvent avoir des ulcères, la chair de ces ulcères devient d'un beau rouge, et le pus en devient plus épais, lorsque la mort est prochaine.

(30) Cette excitation de l'intelligence peut renouveler des souvenirs, qui étoient perdus depuis une longue suite d'années.

Ainsi Hagedorn a observé (*a*) qu'il arrive quelquefois que des vieillards accablés par des maladies chroniques, qui tendent à se terminer par la mort; se souviennent parfaitement de choses qui se sont passées dans leur première jeunesse, et auxquelles ils déclarent avec étonnement qu'ils n'ont pas pensé le moins du monde dans tout le cours de leur vie.

Un Auteur récent a adopté ce que j'avois dit ici des effets de la concentration des forces de la vie sur l'estomac, ou sur le cerveau, qui peut être produite chez les mourans.

(31) Gaubius (*b*) cite un exemple, publié par Olaus Borrichius ; d'un jeune homme stupide, qui dans une fièvre maligne, sortit du délire, pour parler avec beaucoup d'éloquence du néant des choses humaines, retomba immédiatement après dans le délire, et mourut.

(*a*) *Cent. III, Hist. 90.*

(*b*) *De Regim. Mentis quod Medicorum est, Orat. I, p. 91-2.*

(32) D'après une observation de Pech-lin (a), il est très-probable qu'un grand desir de voir avant de mourir une personne fort chère, peut prolonger l'agonie, et re-tarder la mort pendant quelques jours.

Robinson (cité par Gaubius (b)), a vu un homme moribond, et manquant déjà de pouls, chez qui un accès de colère releva le pouls et les forces, pendant une heure; et qui mourut très-promptement après que cette agitation de son Ame eût été calmée.

(33) Cicéron a très-bien dit (c) : *An ipse animi discessus à corpore non fit sine dolore? ut credam ita esse, quam est id exiguum! et falsum esse arbitror : et fit plerumque sine sensu, nonnumquam etiam cum volup-tate; totumque hoc leve est, qualecunque est; fit enim ad punctum temporis.*

(34) Je ne veux point exagérer la dou-ceur qu'on peut trouver à mourir; comme a fait Lucain, qui dans sa manière souvent

---

(a) *Obs. III, Lib. III.*

(b) *De Regim. Mentis, Orat. II, p. 66.*

(c) *Tuscul. I, Cap. XXXIV.*

Kk 4

outrée, a dit que les Dieux ont caché aux hommes combien il est heureux de mourir, afin qu'ils puissent supporter la vie :

Victurosque Dei celant, ut vivere durent ,
Felix esse mori..... (Pharsal. , L. IV , v. 519-20.)

Mais je me bornerai à recueillir ici quelques-uns des faits, qui démontrent que le moment même de la mort peut faire sentir un état de bien-être.

Sénèque dit (a) que Tullius Marcellinus, voulant se faire mourir, à cause de l'extrème incommodité que lui donnoit une longue maladie ; s'abstint de manger pendant trois jours, qu'il entra ensuite dans un bain chaud, et qu'il s'y éteignit peu à peu ; en éprouvant, disoit-il, quelque sentiment de volupté ; qu'a coutume de produire la dissolution du corps vivant, lorsqu'elle se fait sans violence.

François Suarez , Jésuite célèbre, qui mourut à Lisbonne en 1617, dit peu avant d'expirer ; *non putabam tam dulce, tam*

____

(a) *Epist. LXXVII.*

suave esse mori ; je ne pensois pas qu'il fût si doux et si agréable de mourir.

La Mettrie (*a*) dit qu'il a eu plusieurs fortes épreuves, où il s'est vu près de passer de la vie à la mort; et il ajoute : on diroit (autant que j'ai pu en juger par ses plus intimes approches) que la Mort ne fait que passer au cou des mourans un nœud coulant, qui serre moins qu'il n'agit avec une douceur narcotique. La vie s'en va peu à peu, avec une certaine nonchalance molle, non sans quelque volupté, etc.

M. Baumé a publié l'observation suivante, dans le Troisième Volume de sa Chymie, et dans l'Histoire de l'Académie des Sciences pour l'année 1773. Un homme qui avoit été asphyxié par l'impression d'une vapeur méphitique dans une cave; lorsqu'on l'eut fait revenir à lui, dit qu'à l'instant où il avoit perdu connoissance, il avoit éprouvé un sentiment de volupté. Un délire inexprimable occupoit doucement son imagination; et sur le bord du tombeau, non-

____

(*a*) Dans ses Œuvres Philosophiques, p. 352 et 354.

seulement il étoit exempt d'oppression et de douleur, mais même il gouttoit une satisfaction délicieuse.

M. Simmons, dans la Vie qu'il a donnée du D^r. Guill. Hunter, rapporte que Hunter étant à ses derniers momens, dit à son Ami M: Combe : Si j'avois assez de force pour tenir la plume, j'écrirois combien il est paisible ou facile (*easy*), et agréable de mourir.

(35) *Felices errore suo, quos ille timorum*
   Maximus, haud urget lethi metus (*a*).

(36) Voyez Hippocrate (*b*).

Plutarque (*c*) nous dit qu'Anaxagore, Euripide, et Épicure ont pensé de même; que rien ne meurt dans la Nature, et que les diverses formes des objets naturels sont produites par les changemens successifs d'une chose dans une autre.

(*a*) Lucain, *Pharsal., Lib. I, v. 459-60.*

(*b*) *Lib. I de Diæta, Cap. V et VI, Édit. Van der Linden.*

(*c*) *De Placitis Philosophorum, Lib. V, Cap. IX.*

(37) Plutarque dit de même que celui qui forme diverses images d'une masse d'argile, peut les confondre derechef en une seule masse, et ensuite en reproduire d'autres formes, etc. La Nature a jadis, d'une même matière, produit nos aïeux et nos pères, nous après; et de nous en engendrera d'autres, etc.

On connoît ces beaux vers d'Ovide, parlant au nom de Pythagore (a).

Nec species sua cuique manet : rerumque novatrix
Ex aliis alias reparat Natura figuras ;
Nec perit in tanto quidquam (mihi credite) Mundo,
Sed variat, faciemque novat : nascique voçatur.
Incipere esse aliud, quam quod fuit ante ; morique,
Desinere illud idem.

(38) Cet ordre a été bien vu par l'Auteur du Livre *De Mundo* (attribué à Aristote) : à la fin du Chap. V. Il y dit : Quant aux objets particuliers (qui existent sur la Terre), ils naissent, ou sont dans leur vigueur, ou périssent; de sorte que les naissances enrayent les progrès des destructions, et que les morts rendent moins

____

(a) *Metam., L. XV, v. 252 et suiv.*

graves les effets des générations surabon-
dantes. Mais la conservation de l'ensemble
de toutes les choses particulières, est seule
permanente ; et fait que des oppositions
de leurs puissances, successivement plus ou
moins fortes, résulte le Tout incorruptible
qui subsiste dans tous les temps.

(39) S. Augustin a admis, ou comme
réel, ou du moins comme possible le Principe Universel dont je parle ici. Car il a
dit (a) : Que par ce qui est énoncé au commencement de la Genèse, de l'Esprit de Dieu
qui étoit porté sur les eaux ; on peut entendre un Être créé et vivant (*Creaturam
Vitalem*), par lequel sont contenus et mis
en mouvement tout le monde visible et
tous les corps ; Être auquel Dieu Tout-
puissant a attribué une force pour le servir en opérant dans tout ce qui est produit :
et que cet Esprit peut être appellé l'Esprit de
Dieu, d'autant qu'il est invisible, et supérieur à tous les Corps célestes.

(a) *De Genesi ad Litteram imperfectus Liber,
Cap. IV. Oper. S. August., Édit. Benedictin.
T. III, Part. I, p. 98.*

(40) Salomon a dit dans l'Ecclésiaste, à la fin de sa Description allégorique de la vieillesse. (*Dum*) *revertatur pulvis super terram, sicut fuit : Spiritus autem revertatur ad Deum, qui dedit eum.* Ecclesiast. Cap. XII, v. 7.

Ce Passage de Salomon rappelle le système que les Ames humaines ont été formées par des émanations de la Divinité; système qui a été très-généralement répandu dans la Philosophie des Anciens.

Ainsi Marc-Aurèle dit en plusieurs endroits (*a*), que l'Ame est un Esprit (Δαιμων) que Jupiter a donné à chaque homme pour le gouverner et le guider; et que ce Dieu a détaché de lui-même (αποσπασμα εαυτου).

Plotin étant près de mourir dit : Je fais à présent effort pour *rejoindre* ce qu'il y a de divin en nous, à l'Être Divin qui agit dans l'Univers, etc.

Pindare (*b*) avoit dit avant les Philo-

(*a*) Sur-tout Liv. V, N° 27 de ses Soliloques.

(*b*) Cité par Plutarque, dans la Vie de Romulus.

sophes : Dans tous les hommes le corps est soumis à la puissance de la mort ; mais ensuite ce qui demeure vivant est son Ame, qui est une forme de l'Essence éternelle (c'est ainsi que je traduis αιωνος ειδωλον) qui seule vient des Dieux, et y retourne lorsqu'elle a été entièrement séparée du corps et purifiée.

NOTE SUPPLÉMENTAIRE.

Tome Premier, à la fin de la page 25.

APRÈS avoir parlé de la Secte des Solidistes, j'aurois pu considérer comme formant une Secte nouvelle, quelques Auteurs; qui dans ces derniers temps, croient qu'on a des idées suffisantes sur les forces productives de toutes les fonctions du corps humain vivant; dès qu'on a dit que ces fonctions sont opérées par *l'organisation* qui est propre à ce corps, et à ses différentes parties.

Mais 1°. Il est impossible de concevoir : l'analogie nécessaire, qu'on suppose exister entre la forme d'organisation d'une partie du corps, soit similaire, soit composée; et le genre de la fonc-

tion à laquelle cette partie est destinée exclusivement.

2°. On ne peut imaginer que la première production et le renouvellement des mouvemens d'une
fonction propre à un organe déterminé quelconque, ayent lieu en vertu de la simple organisation ou structure de cet organe; cette structure,
quelque parfaite qu'on la suppose, ne pouvant
être conçue que comme une chose absolument
passive, et incapable de se donner du mouvement.

3°. On ne sauroit expliquer comment, dans un
organe d'une structure quelconque supposée (auquel on donne, si l'on veut, toutes les facultés
physiques connues), des successions et des combinaisons de mouvemens physiques, pourroient
faire naître des phénomènes, tels que ceux des
fonctions du corps humain vivant; phénomènes
qui sont complètement et immensément différens
de tous ceux que peuvent opérer des forces physiques, mécaniques, et chimiques.

Le nombre des objections qu'entraînent ces
suppositions incompréhensibles, est incalculable.
Ainsi l'on ne doit point s'arrêter à voir, comme
formant une Secte particulière, les Médecins qui
tendent à exclure toutes les recherches utiles qu'on
peut faire sur les forces productives des fonctions

de la vie ; en affirmant qu'il suffit, de dire que les
causes de ces fonctions sont simplement les différences d'organisation, qui sont propres au tout, et
aux parties, dans le corps humain.

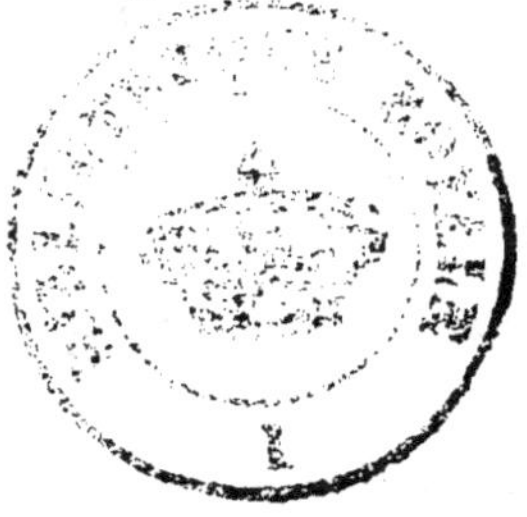

FIN.

TABLE

TABLE DES CHAPITRES

CONTENUS DANS CE VOLUME.

Tome II.   L l

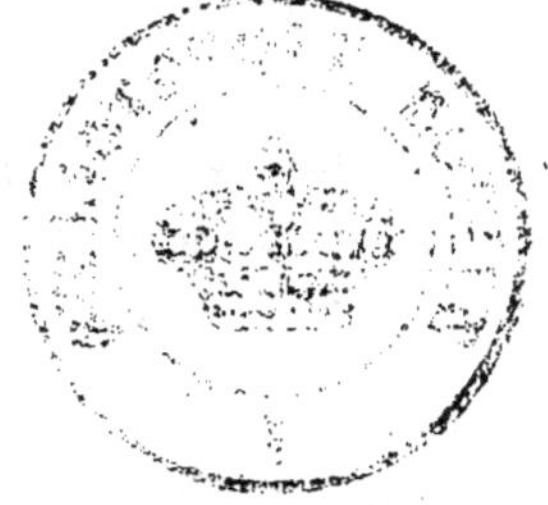

FIN DE LA TABLE DES CHAPITRES.

TABLE ANALYTIQUE (*).

Les parties de cette Table qui sont renfermées entre deux parenthèses, se rapportent aux Notes correspondantes aux endroits du Texte dont l'extrait précède immédiatement.

TOME PREMIER.

DISCOURS PRÉLIMINAIRE.

La Science de l'Homme est du plus grand intérêt par elle-même, et par rapport à l'art de guérir ; indépendamment de son utilité dans la Morale et dans la Métaphysique. — Lenteur de ses progrès. — La cause en est dans l'oubli qu'on y a fait des règles fondamentales de la vraie Méthode de Philosopher. — Nécessité d'y renouveler le corps entier de la Doctrine, d'après les vrais Principes de cette Méthode. —, But de cet Ouvrage.

(C'est à tort qu'on a prétendu que l'Auteur expliquoit dans cet Ouvrage tous les phénomènes de la vie dans l'Homme, par la seule action d'un être désigné sous le nom de Principe Vital. — Motifs qui ont em-

---

* Faite par M. Thomas, D. M. de Montpellier.

*Tome II.** L l 2

péché l'Auteur de répondre aux Critiques. — Vanité et existence éphémère des discussions polémiques. — Succès général, quoique tardif, de cette nouvelle Doctrine. — Comparaison de la Seconde Édition de cet Ouvrage avec la Première. — Développemens et éclaircissemens nombreux dans cette Seconde Édition, qui faciliteront l'intelligence de la Doctrine de l'Auteur.)

PREMIÈRE SECTION.

La recherche des causes des phénomènes de la Nature, en tant qu'elles peuvent être connues par l'expérience, est l'objet de la Philosophie Naturelle. — L'expérience ne peut manifester que l'ordre dans lequel se succèdent les phénomènes, les règles que suit leur production, et non ce qui constitue la nécessité de cette production. — Ces causes, ainsi connues par leurs lois, peuvent être indifféremment appelées Principes, Forces, Facultés. — (On ne peut rien dire que d'hypothétique sur l'essence de l'action de ce qu'on appelle cause, ou sur les rapports nécessaires des causes avec leurs effets.)

Les causes expérimentales sont trop nombreuses dans les premiers pas de toute Science Naturelle. Leur nombre diminue peu à peu, par la découverte d'une loi plus générale de succession commune à des phénomènes analogues, qui lie deux de ces causes. — Ce nombre ne doit être ni trop étendu, comme il l'étoit chez les Anciens, qui d'ailleurs définissoient certaines causes par des affections morales; ni trop resserré à l'exemple des Modernes, qui ont voulu rapporter toutes les forces motrices à la seule force de communication du mouvement par l'impulsion. — Avantages de l'admission de plusieurs sortes de causes : exemple tiré des affinités chimiques , et de l'attraction. — Danger de l'introduction dans une Science Naturelle, d'hypothèses non déduites des faits propres à cette Science.

Il est utile d'employer le nom d'une faculté expérimentale , comme si cette faculté étoit connue : cette expression indéterminée abrégeant ainsi le calcul analytique des phénomènes. — Les analogies qu'on tire par induction des faits relatifs à chaque cause expérimentale, conduisent à la découverte des lois secondaires de cette cause ; et chacune de ces lois est à son tour la clé d'un nouvel ordre de faits. (L'emploi de l'induction fut pratiqué de tous les temps, dans les Sciences de faits. — Nécessité d'être sévère dans l'emploi de ce moyen. — L'induction peut être détruite par une circonstance qui vient à la traverse dans une expérience ; aussi aisément qu'un terme ambigu peut mettre un syllogisme en défaut.)

Emploi successif d'une Méthode analytique , et d'une Méthode synthétique. — Sens différens des noms de ces Méthodes. — Abus que Condillac a fait de la Méthode analytique, où il comprend aussi la Synthèse.

SECONDE SECTION.

INSUFFISANCE des explications mécaniques des phénomènes des corps vivans, démontrée par Stahl et les autres Animistes. — Il est contraire aux faits de regarder avec les Animistes l'influence de l'Ame pensante, comme la seule cause d'action spontanée dans les corps vivans.

Les forces vitales, qui produisent les diverses fonctions générales et particulières, doivent être rapportées à un seul Principe de la Vie. — Vice de la Doctrine de Van-Helmont, qui distinguoit les vies particulières de chaque organe, de la vie commune de tout le corps.

Doctrine des Solidistes. — L'énergie des causes d'irritabilité, &c., qu'ils admettent, est supérieure à l'intensité des impressions que les solides reçoivent. — La considération principale qu'on suit dans cette Doctrine des Antagonismes, ou actions et réactions mécaniques réciproques des solides, doit être subordonnée à l'étude des déterminations essentielles du Principe de la Vie ; indiquées par la seule expérience, et dont les lois sont d'un ordre transcendant par rapport aux lois de la Physique et de la Mécanique. — Différences fondamentales en tous les points, de la Doctrine contenue dans cet Ouvrage, d'avec celles de Stahl, de Van-Helmont, et des Solidistes, entre lesquels Bordeu est un des principaux Auteurs.

TROISIÈME SECTION.

La connoissance des lois du Principe de la Vie doit être le premier objet des recherches dans la Science de l'Homme. — Les rapprochemens des faits bien observés dans l'homme sain et malade, fournissent des analogies simples et vastes, pour se former des idées justes sur les lois et les facultés de ce Principe. — Utilité de considérer particulièrement les faits rares et singuliers, dont la crédibilité est suffisamment appuyée. — Méthode Hippocratique, c'est-à-dire, qui consiste à n'omettre aucune partie utile du sujet, en négligeant les moindres détails de chaque partie, et en en laissant suppléer beaucoup d'autres analogues moins importans. — Il suffit de lier les objets propres à la Science de l'Homme par des combinaisons simples et étendues, sans recourir aux applications des Sciences Mécaniques, Physiques, Chimiques; lorsqu'on doit considérer essentiellement les élémens de la Science de l'Homme, ou les forces du Principe Vital, leur réunion en système, leurs modifications, &c. — D'ailleurs la mécanique des mouvemens des corps vivans doit servir uniquement à déterminer les avantages mécaniques des organes de ces corps, dans les fonctions auxquelles ils sont destinés. — Utilité de l'Anatomie comparée.

Influence sur la Médecine Pratique du renouvellement de la Physiologie, exécuté dans cet Ouvrage. — Exemples pour le traitement des fluxions, &c.

Les Maladies qui ne sont pas produites immédiatement par des lésions du corps, dans l'organisation des parties, sont des suites d'affections du Principe de la Vie. Ces affections sont déterminées par l'action des causes morbifiques externes, ou internes, d'après les lois primordiales du Principe Vital.

D'autres affections qu'on imprime à ce Principe, peuvent le ramener à l'état de santé. (Vice du dogme d'une Nature prévoyante et conservatrice). — Utilité des Méthodes de traitement Naturelles, Analytiques, et Empiriques.

NOUVEAUX ÉLÉMENS

DE LA SCIENCE DE L'HOMME.

CHAPITRE PREMIER.

DIFFÉRENCE des Principes de la Vie et des Principes de Mouvement. — Sorte de gradation de ceux-ci aux premiers. — L'activité que l'homme ne voit d'abord que dans les êtres mobiles de l'Univers, lui est ensuite découverte dans toutes les parties de la matière par leurs divers Principes de mouvement. (Principe d'animation de la matière y produisant la discorde et l'union, reconnu par Empedocle. — Il n'est rien d'inanimé ou qui ne participe à l'ame du monde, selon Platon. Sentimens relatifs de Campanella, de Glisson, de Ray, de Gassendi.)

La force d'impulsion est le principe de mouvement dont les lois sont les plus simples. — La facilité de concevoir cette force n'est qu'apparente. — La force d'attraction paroît moins simple. — Force d'affinité encore plus composée. — Différence de celle-ci d'avec la force d'attraction des corps célestes.

Les directions spéciales que l'affinité imprime aux parties de chaque espèce de corps, pour y former des figures constantes, se font d'après des lois inconnues. — Les forces qui donnent des formes régulières aux molécules salines, métalliques, &c. agissent sans aucun organisme, et sont comme superficielles aux cristaux qui sont produits.

Les forces vitales des Animaux et des Végétaux, qui sont des principes de mouvement d'un ordre supérieur, ne semblent différer entre elles que par des degrés de la complication de leurs lois, et des organes sur lesquels elles agissent.

La puissance vitale est douée dans les Végétaux de forces motrices et sensitives. — Nécessité d'y distinguer les forces motrices, en tant qu'elles sont déterminées par des lois primordiales (direction constante des racines, des tiges, des branches, des feuilles, &c.); et en tant qu'elles sont déterminées par l'influence des forces sensitives (appétits pour divers sucs nourriciers, pour la lumière. — Perception des objets de ces appétits différente de celles que les Animaux reçoivent par leurs sens.)

Les mouvemens produits dans les Végétaux par une cause irritante, n'ont aucun rapport mécanique avec elle, et dépendent, comme ceux de même genre chez les Animaux, d'*une sorte de sensibilité.* — Cette faculté sensitive a diverses modifications dans les diverses espèces de plantes. (Irritabilité très - remarquable des parties sexuelles de certaines plantes. — Chaleur produite pendant le temps de la fécondation, dans quelques plantes.)

Tendance vaine de l'esprit à séparer par des limites précises, les deux Classes des Animaux et des Végétaux. — Echelle des Êtres vivans très-ancienne. — Grande différence des Natures Végétale et Animale dans les êtres parfaits des deux classes. — Liaisons de ces deux natures dans les Zoophytes; où la partie qui végète, a avec la substance animale des rapports déterminés et correspondans, de manière qu'elles ne forment qu'un seul tout. — Les seules forces de la Nature Universelle sont au dessus des forces génératrice et vitale des Animaux.

CHAPITRE II.

PREMIÈRE SECTION.

L'ÊTRE qui donne le mouvement et la vie aux Animaux, a été d'abord regardé comme une substance aërienne, ou comme de la nature du feu. — Par une suite d'abstractions sur les qualités sensibles des corps, on est arrivé au concept d'une substance immatérielle.

Des Sectes qui ont reconnu des substances immatérielles, deux seulement ont rejetté un Principe de vie différent du Corps et de l'Ame : l'Aristotélisme, et le Cartésianisme. (Explication et développemens des Dogmes d'Aristote sur l'Ame et sur l'Homme vivant.) — La Secte de Descartes a produit celles des Mécaniciens et des Animistes. — Les sémi-Stahliens disent que des irritations violentes ôtent à l'Ame sa liberté, et la contraignent à des mouvemens involontaires des organes.

SECONDE SECTION.

ADMISSION de plusieurs Ames dans l'Homme, par certains Philosophes anciens : Ame mortelle existant de toute éternité dans la matière, Ame immortelle émanée de Dieu. (Développemens de la doctrine de Pythagore , de Platon , de Marc-Aurèle. Opinions de Saint Augustin, de Herder , sur l'existence d'un Principe de vie particulier.) — Bacon a reconnu la distinction de l'Ame, et d'un Principe Vital qu'il dit tenir de la nature de l'air et du feu. — Monades ou substances simples de Leibnitz, douées de perceptions qui sont moins distinctes que celles de l'Ame pensante. — Van Helmont , qui distingua le Principe de Vie, du Corps et de l'Ame pensante , ne put arriver à de grands résultats, faute de faits , et d'utiles méditations. — Vaine opinion d'Hoffman sur la nature *moyenne* du Principe Vital entre l'Ame et le Corps. — Opinion de Kaau Boerhaave , et de Gaubius, qui ont regardé la nature du Principe Vital comme dépendante du Corps.

CHAPITRE III.

PREMIÈRE SECTION.

LES mouvemens vitaux des organes sont supérieurs à ceux que produit l'action de toute cause mécanique quelconque. — Réfutation des Animistes. — L'Ame devroit avoir la conscience des mouvemens vitaux. Elle n'a pu la perdre par l'habitude. — L'Ame ne peut suspendre les mouvemens vitaux (fait contraire de Cheyne réfuté). — Les déterminations du Principe Vital sont constantes, au contraire de celles de l'Ame. — La simplicité de l'Ame ne sauroit s'allier avec l'immense multiplicité des mouvemens, et des sentimens instantanés de chaque partie des organes. — Tendances opposées de l'Ame et des appétits non raisonnés, existant simultanément.

La distinction du Principe Vital d'avec l'Ame pensante est nécessaire, soit qu'ils existent par eux-mêmes, ou comme modifications d'une même substance. — On ne connoît guère mieux ce que c'est que Corps, que ce que c'est qu'Esprit. (Sentiment de Plotin et de Pascal. — Impossibilité de concevoir la Matière dans son essence. — Paradoxes sur l'existence unique dans l'Univers d'un Esprit seul, ou des seuls Esprits.)

SECONDE SECTION.

INUTILITÉ de rechercher si le Principe de vie est une *substance*, vu l'obscurité de ce mot. — Il se peut que le Principe Vital n'ait point d'existence séparée de celle du corps qu'il vivifie. — Probabilités en faveur de l'opinion , qu'il a son existence distincte de celle du corps qu'il anime. — Sorte d'harmonie préétablie entre les affections de ce Principe, et l'organisation du corps. — Les appétits de l'animal, et le choix des objets de ces appétits , ne paroissent pas pouvoir être des résultats de la seule organisation. — Essais vicieux de l'animal quand l'objet de ses appétits n'est pas présent.

Le phénomène de la résurrection apparente de certains animaux, n'est pas dépendant de la simplicité de leur organisation. — Des animaux d'une structure compliquée ont paru avoir une semblable résurrection.

Quoique pour une plus grande commodité, le Principe Vital soit dans cet Ouvrage constamment personifié, on peut y substituer la notion abstraite d'une simple faculté vitale qui est inconnue dans son essence. — L'unité du Principe Vital est établie par divers faits.

Les notions abstraites et les expressions générales des causes qu'on établit dans une science de faits, ne peuvent être utiles que comme servant à classer les faits, et à en combiner des analogies lumineuses. C'est ainsi que doit être regardé le Principe Vital. — Différences de la Doctrine contenue dans cet Ouvrage, d'avec celle des Médecins qu'on a appellés Vitalistes.

CHAPITRE IV.

LES forces motrices qui animent tous les solides vivans, ne sont manifestées dans les parties dures, que par le travail de leur nutrition et de leur génération. — Les mouvemens sont lents ou rapides ; et peuvent être distingués en mouvement tonique, et en mouvement musculaire, quoique ce dernier ne soit pas exclusivement borné aux fibres musculaires.

PREMIÈRE SECTION.

L ᴇ s oscillations alternatives qui ont lieu dans les fibres musculaires qui se contractent, ont été mal expliquées par Haller. — Suite de chocs ou de ressauts, mécaniquement produite par la succession des contractions des diverses parties de la fibre, qui ont leur force propre, et dont chacune est de plus entraînée par la contraction de la portion qui la précède. (Analogie de ce mouvement avec celui de la traction d'un grand poids qui se fait par une longue corde.)

L'action d'une force motrice primordiale du Principe Vital, qui produit les mouvemens par une action immédiate dans chaque partie des fibres; n'est pas plus difficile à concevoir que l'action médiate de cette force motrice par des esprits animaux, ou par l'influence des fibrilles nerveuses.

L'intégrité des nerfs d'un muscle n'est qu'une condition nécessaire pour la conservation de sa faculté de contraction.

Nécessité de grandes forces musculaires pour élever de légers fardeaux, à cause de la petitesse de l'angle sous lequel les muscles s'insèrent au point d'appui.

(Critiques de divers Auteurs touchant les principes de la Doctrine générale de Borelli. — Cette doctrine de Borelli, après qu'elle a été rectifiée, n'est encore que préparatoire et subordonnée aux Théories solides des mouvemens progressifs de l'Homme et des Animaux. — Exposition sommaire de l'ensemble de la Science que l'Auteur a trouvée et enseignée le premier dans sa Nouvelle Mécanique des mouvemens de l'Homme et des Animaux.)

Faits nombreux qui prouvent que l'on ne peut marquer exactement les limites de l'accroissement des forces motrices du Principe Vital. (Difficulté de déterminer les forces relatives des divers muscles , d'après la considération de la qualité ou de la quantité de leurs fibres. — Les forces des muscles se proportionnent aux résistances qu'ils ont à surmonter, et aux efforts qu'ils exercent dans leurs mouvemens accoutumés.)

Le mouvement de dilatation des organes est aussi dépendant d'une force particulière , que celui de contraction. — Impuissance de l'élasticité des fibres pour leur retour à l'état naturel. — Faits qui démontrent la force d'expansion dans des organes très-différens : le cœur, la prunelle , la verge, &c.

Force de situation fixe ou d'effort et de durée de position fixe des molécules des fibres. — On n'avoit point, avant l'Auteur, indiqué entre les divers faits qui sont relatifs à cette force, et qui sont inexplicables d'après les théories vulgaires , cette analogie générale qui doit en former un ensemble. (Tour de la grenade de Milon. Rupture du tendon d'Achille par des causes légères.)

Les muscles et les tendons peuvent avoir une force de situation fixe plus grande que la force physique de cohésion des os. (Fracture des os dans des cas où la force de cohésion de leur tissu est moindre que la résistance qu'exercent dans toute leur étendue, des fibres musculaires agissant sur ces os , et ayant une force supérieure de situation fixe.) — Points de rupture dans quelques parties d'un muscle
violemment

violemment contracté, si la force de situation fixe n'est pas égale dans toute l'étendue des fibres. — Cette force agit ordinairement dans les fibres, après chaque effort de leur contraction. (Difficulté qu'ont plusieurs hommes de prononcer lentement les mots, de marcher lentement.) Cette force est à un très-haut degré dans le tétanos. (Prédominance persévérante de cette force dans certains cas, comme dans la catalepsie.)

SECONDE SECTION.

LES forces toniques opèrent des mouvemens insensibles dans toutes les parties molles. — La force *contractile morte* de Haller est insuffisante. — Il en est de même de la force contractile de Blumenbach. — Les mouvemens toniques des diverses parties ne peuvent devenir sensibles, que par un excès vicieux qui constitue le spasme ; ou par une augmentation relative, due à l'affoiblissement d'un organe antagoniste.

C'est principalement en comparant les faits nombreux pris dans l'Histoire des Maladies, et dans les ouvertures de cadavres qui leur sont relatives ; qu'on peut démontrer l'existence des forces toniques, dans les vaisseaux, les poumons, les intestins, les membranes, le cerveau et autres organes.

La dilatation des fibres, ou l'écartement de leurs molécules par une action particulière des forces toniques, est manifestement produite dans des cas où le Principe Vital éprouve des affections fortes et insolites. (Gonflement du sein, de la matrice, &c. par des causes nerveuses ; dilatation des organes exté-

rieurs qui a fait surnager des femmes vaporeuses, &c.)
— Les forces toniques sont inégalement partagées
aux divers muscles. (Les muscles fléchisseurs peuvent
perdre leur avantage relatif de forces toniques dans
des fièvres de mauvais caractère, ainsi que dans des
affections convulsives. Distribution inégale des forces
toniques aux divers muscles, prouvée par la considération des phénomènes qu'on peut observer dans
divers cas de paralysie.)

TROISIÈME SECTION.

La cohésion des parties de chaque organe peut
être diversement altérée par un vice de la force
plastique ou nutritive. — Ramollissement des os. —
Les muscles peuvent perdre leur cohérence, sans
perdre tout-à-fait leur force de contraction. — L'action des forces toniques peut être affoiblie de manière
à priver les parties, de leur consistance ordinaire,
comme le prouve l'état des parties après la mort
due à l'effet de certains poisons, de l'électricité, &c.
— La cohésion des parois des vaisseaux peut être
altérée en diverses parties par des lésions des forces
toniques, et causer ainsi des anévrismes et des va-
rices. — Le degré de cohésion du tissu des fibres
dépend plus de l'action des forces musculaires que des
forces toniques.

Quand les contractions sont arrêtées quelque temps
par un exercice modéré et répété, l'action des muscles
devient plus facile par l'augmentation de cohésion
qu'ils acquièrent. — L'augmentation vicieuse de
cohésion que produit un exercice long et pénible,

rend le mouvement plus difficile, cause l'engourdissement, des crampes, &c. — Les pressions et les
frictions douces, comme dans le *masser*, tendent à
diminuer et à effacer cet accroissement de cohésion.

Le désaccord des contractions des différentes fibres
d'un muscle, qui peuvent même éprouver, lorsque
les contractions sont violentes, des torsions, des ren-
flemens, des déplacemens, paroît constituer la
crampe. (Développemens de cette théorie : explication de l'utilité des ligatures dans les cas de crampe,
et nécessité d'y considérer l'action de la force de
situation fixe.)

Une contorsion plus durable que la crampe peut
avoir lieu dans les muscles *complexus* et demi-épineux
des lombes, par l'effet d'un grand effort pour produire le double mouvement d'érection et de rotation
de l'épine. — Utilité des énervations de certains
muscles. — Le degré de torsion des muscles violemment contractés, peut faire extravaser le sang de
leur tissu, ou de leurs vaisseaux : de-là les inflammations, &c. et la plus grande partie de ce qu'on
appelle *efforts*.

CHAPITRE V.

L a Sensibilité est une force active, quoiqu'elle ne
soit pas une force motrice. — Les ébranlemens quelconques communiqués à des organes par des corps
extérieurs, ne peuvent produire la faculté de sentir.
— Différences des forces sensitives et motrices. —
Des mouvemens qui s'opèrent dans le corps vivant,

les uns sont évidemment excités par des causes irritantes ; les autres sont produits immédiatement d'après des lois primordiales, par les forces motrices du Principe Vital.

Les muscles séparés récemment du corps vivant, ou dont on a coupé les nerfs, ont une sensibilité locale et sentent le stimulus, quoique ce sentiment ne puisse avoir lieu avec conscience, comme dans l'animal entier.

La sensibilité des divers organes a des rapports très-inégaux avec la mobilité de leurs fibres : inégalités des lésions respectives de ces deux forces dans un même organe.

La sensibilité n'est pas exclusivement attachée aux nerfs, ni proportionnée à leur nombre dans divers organes.

Tout ce qui cause dans le tissu des parties, un exercice extraordinaire des forces motrices, développe ou augmente beaucoup la sensibilité de ces parties. Telle est une fluxion inflammatoire ou autre ; la carie des os , etc.

La perte de la sensibilité dans les parties dont on a coupé les nerfs, ne prouve autre chose que la nécessité de l'intégrité des nerfs de l'organe et du reste du système nerveux. — Elle est différemment excitée dans les divers organes. Le cœur a été trouvé tantôt très-sensible et tantôt insensible. — Chaque organe a un mode de sensibilité qui ne peut être excité que par tels ou tels irritans. — Remèdes qui ont une action spécifique sur tels ou tels organes : impression sur tel ou tel organe de tel miasme et de tel virus.

CHAPITRE VI.

Les mouvemens que l'irritation détermine dans les muscles ont été attribués par Haller, à une irritabilité indépendante de tout sentiment. — Selon lui la sensibilité de l'animal dépendoit de l'Ame, qui ne peut être divisible. — Mais une Ame indivisible peut elle-même être supposée dans tous les Animaux? — L'influence des forces sensitives sur les motrices dans les mouvemens des parties amputées, est prouvée parce qu'ils sont analogues à ceux qui seroient produits si l'animal étoit entier.—La sensibilité qui a lieu alors diffère pourtant de celle qui existe lorsque les liens de l'Ame et du corps décident des mouvemens réfléchis et avec conscience. — Il faut distinguer la sensibilité avec conscience, de la sensibilité locale et propre aux parties. — L'irritation ne peut se transmettre aux fibres par les nerfs, puisqu'ils ne sont point susceptibles d'irritabilité.

Le fait, qu'un irritant appliqué au nerf du muscle, produit les mêmes effets que par son application au muscle lui-même, n'est qu'un nouveau phénomène ajouté à la question inexplicable, de ce qui constitue l'essence de l'influence des forces sensitives sur les motrices.

L'irritabilité d'un muscle est plus considérable après la mort de l'animal, sans doute parce que les liens de la sympathie cessent, qui rendoient cette sensibilité en quelque sorte attachée aux sentimens du reste du corps. — L'irritabilité est détruite par les poisons qui éteignent toute sensibilité. — La sensibilité peut être modifiée ou affoiblie au point de perdre son influence sur les forces motrices. — Le degré de cohésion du tissu des fibres influe aussi sur l'irritabilité.

Les sentimens qui ont lieu dans l'homme ne sont pas toujours suivis de mouvemens proportionnels. — Dans l'état de santé, il y a une influence naturelle pour le degré, la constance, et le mode, des forces sensitives sur les motrices. — Cette disposition constitue la stabilité d'énergie, que tendent à rétablir les toniques proprement dits.

CHAPITRE VII.

FORCE vitale du sang reconnue par beaucoup de Physiologistes. — Cependant la plupart ont exclu les forces vitales des fluides, en même temps qu'ils ont cru à la production des mouvemens par un fluide nerveux. — Le défaut de cohésion des molécules des fluides a porté à croire qu'ils ne pouvoient être agités d'un mouvement vital. — On a cru que l'Ame ne pouvoit opérer aucune impulsion que dans le *sensorium commune.* — Les faits seuls peuvent faire admettre ou rejetter la présence d'un principe vital dans les humeurs (contraction de la fibrine), etc.

Le mouvement progressif des fluides du corps animal est sans doute produit et dirigé par l'action musculaire ou tonique des vaisseaux : mais les mouvemens intestins d'où résulte la formation de chaque humeur ; les modifications et altérations promptes de la masse des fluides, correspondantes à l'action physique de petites quantités de divers médicamens sur quelques parties de cette masse ; dépendent d'une action immédiate du Principe Vital.

La vitalité des humeurs est manifeste dans l'influence que l'Ame exerce sur elles ; dans l'organisation diverse des sucs nourriciers de chaque organe ; dans les variations des qualités du sang, du lait, etc. en des instans très-rapprochés, etc. etc.

Le mouvement vital dans les humeurs y conserve le même degré de chaleur dans les variations extrèmes de la température. — Les solides ont été quelquefois trouvés froids, quand le sang étoit chaud.

La formation de chaque humeur a une période qui lui est propre, mais variable dans les divers sujets. — Si ces périodes ont moins de durée que dans l'état naturel, la dégénération putréfactive du sang et des humeurs peut se joindre dans le corps même à cette fermentation vitale affoiblie. — De-là en grande partie les fièvres putrides, le scorbut, etc.

C'est par une répétition sympathique des affections du Principe Vital, que les changemens physiques déterminés par les divers médicamens, astringens, résolutifs, anti-phlogistiques, etc. se reproduisent dans toute la masse des humeurs.

Des faits nombreux prouvent l'harmonie constante entre les mouvemens des solides et des fluides. — Cette harmonie paroît déterminer la réunion des affections névropathiques et scorbutiques chez plusieurs sujets.

CHAPITRE VIII.

PREMIÈRE SECTION.

Selon Stahl, un mouvement très-rapide de vibrations en lignes droites, qu'ont les corpuscules de l'élément du feu, produit la lumière ; et le mouvement verticillaire de ces molécules autour de leurs centres, produit la chaleur. — Mais comment l'immense multiplicité de chocs imprimés en toute sorte de directions, ne produit-elle pas dans ces molécules une confusion totale de mouvemens divers ?

Sentiment de Macquer sur les causes de la chaleur.

Doutes sur l'existence d'un fluide calorique. — Puisqu'on est forcé d'admettre une force occulte de répulsion ou d'attraction entre les parties de ce fluide, il est aussi simple de regarder la chaleur comme une force occulte qui agite par des mouvemens intimes les molécules des corps qu'elle échauffe, et qui les écarte dans des circonstances connues d'après l'expérience. — La chaleur peut être réellement reproduite dans les cas où l'on dit que de latente elle devient libre. — Les faits de la destruction ou de la génération de la chaleur pourroient être regardés comme analogues à ceux où il se fait une destruction, ou une multiplication du mouvement antérieur des corps. — La chaleur inépuisable que paroît produire le frottement par l'effet d'une compression uniforme, donne à penser que la cause de la chaleur est un mouvement particulier des molécules des corps. — Puisque les phénomènes de la lumière ne permettent pas de décider si elle est un corps, ou un être incorporel , on ne peut rien conclure du calorique rayonnant pour l'existence d'un fluide calorique.

SECONDE SECTION.

Le froissement *intime* des particules de tous les solides vivans, et les agitations *intestines* de celles des fluides sont des causes sensibles de la production de la chaleur. — Selon l'énergie de ces mouvemens , ou toniques ou à progrès sensibles des fibres , la chaleur doit être augmentée ou diminuée. — (On a observé après un bain froid , un sédiment des urines, et un endolorissement de même nature que ceux que produit un exercice forcé. L'attrition des fébrilles a eu lieu sans doute alors fortement pour le maintien de la chaleur.)

Les agitations intimes et singulières de même genre produisent des bluettes phosphoriques et électriques. — Électrisation spontanée des organes extérieurs dans certains cas, par un froissement très-léger. — Ces étincelles peuvent quelquefois allumer la substance phosphorique ou inflammable contenue dans les humeurs. (Fait rapporté par Henckel.) — Combustions spontanées.

Vertu électrique spontanée de certains animaux ; de la torpille , etc. — Cette force agit sur-tout dans les efforts ou mouvemens que ces animaux se donnent pour produire un choc. (Faits singuliers de vertu électrique spontanée à de hauts degrés, dans certains hommes; baisers de feu, etc.)

TROISIEME SECTION.

UNIFORMITÉ de la chaleur vitale dans des températures extrèmes de chaud et de froid extérieurs. (L'excès de chaud nuit plutôt que l'excès de froid.) — Nul rapport entre la chaleur et la vîtesse de la circulation du sang. — Le Principe Vital a la faculté d'augmenter ou de diminuer les mouvemens productifs de la chaleur. (Expériences de Fordyce.) — Chaleur générale ou partielle quelquefois très-grande chez des mourans.

La graisse, les plumes, les fourrures, etc. ne sont que des moyens accessoires de production de la chaleur. — L'humidité, en rendant plus difficile l'agitation tonique vitale, etc. fait ressentir davantage le froid. — Les agitations ordinaires peuvent être insuffisantes dans un froid excessif. (Utilité d'un violent exercice dans ce cas: mort par l'effet du repos.)

La faculté de résister à la communication de la chaleur extérieure, ne peut qu'être due à l'action du Principe de la Vie, qui fixe d'une manière énergique le ton des parties, pour qu'il n'y ait pas un plus grand mouvement de chaleur. — Les fibres doivent se contracter avec une grande violence pour résister à la dilatation qu'une forte chaleur tend à produire. (Roideur, inflexibilité des muscles des animaux qu'on fait périr dans un air extrèmement chaud.) — Effets de l'habitude sur la production de la chaleur vitale, etc.

Uniformité de la chaleur dans les individus de l'espèce humaine. — Égalité de cette chaleur dans les diverses parties du même animal. — Elle peut changer dans un organe par l'effet de certains états maladifs. — Les parties externes, où l'activité de la vie est moindre, sont celles où la chaleur se conserve moins bien.

QUATRIEME SECTION.

Division des animaux, en animaux à sang froid, et animaux à sang chaud. — Animaux qui s'engourdissent en hiver. — L'excès du froid extérieur est la cause déterminante de cet engourdissement. — Faculté qu'ont ces animaux de maintenir leur chaleur au-dessus de celle de l'atmosphère, à mesure que le froid extérieur augmente. (Tanrec qui s'engourdit par un excès de chaleur.) — Une chaleur rapide tue les animaux engourdis, sans doute par l'effet dangereux d'un changement brusque d'agitations foibles, en agitations fortes. (Faits sur le danger de tout grand changement dans les corps vivans.)

La force et l'étendue du poumon semblent être proportionnées dans chaque animal, à la fixation primordiale du degré de chaleur qui lui est propre. — On peut aussi bien dire que le volume des poumons est relatif au besoin qu'a la chaleur du corps d'être tempérée par l'action rafraîchissante de la respiration ; qu'on peut dire que ce volume des poumons est relatif au degré de chaleur qu'ils doivent produire dans le corps. (Cette théorie de l'action de la respiration sera développée dans un Traité particulier sur cette fonction.) Les sentimens et les mouvemens que l'air inspiré produit en rafraîchissant la surface des vaisseaux aëriens du poumon, se répètent sympathiquement, et enrayent dans tous les organes les agitations intestines qui produisent la chaleur vitale.

FIN DE LA TABLE DU TOME PREMIER.

TOME SECOND.

CHAPITRE IX.

Outre leurs liaisons générales, qui forment l'unité du corps vivant, les forces sensitives et motrices ont entre elles des communications particulières dans divers organes. — Cette sympathie de deux organes est manifestée par la correspondance de leurs affections, et ne peut être déterminée que par l'observation. — Il n'est pas étonnant qu'il y ait des variations à cet égard, puisque les causes des sympathies ne sont point mécaniques.

On n'avoit encore recueilli sur les sympathies, que des faits trop peu nombreux, pour pouvoir en former un corps de doctrine. — La conservation de la vie est attachée aux sympathies des organes, ainsi qu'à l'organisme de leurs fonctions.

On ne peut regarder les affections correspondantes de deux organes comme sympathiques, qu'autant que ces affections de leurs forces ont eu souvent lieu, et ne peuvent être attribuées au hasard, à une action mécanique réciproque, ou à une synergie des forces de ces organes. — On doit entendre par *Synergie* un concours d'actions simultanées ou successives des forces de divers organes, pour constituer la forme d'une fonction, ou d'un genre de maladie. (Nécessité de bien distinguer dans les maladies les symptomes produits par la sympathie spéciale des divers organes,

et ceux qui le sont par la synergie constitutive de
chaque maladie.) — L'étude des sympathies et des
synergies embrasse les chefs principaux de la Physiologie ; les corps vivans devant être considérés comme
animés par des forces dont l'action est soumise à des
lois primordiales de Sympathie et de Synergie. —
Les faits relatifs aux Sympathies peuvent être rangés
en trois classes.

PREMIÈRE SECTION.

Faits nombreux de Sympathies entre des organes
qui n'ont point entre eux des rapports sensibles de
leurs nerfs, de leurs vaisseaux, &c. Sympathie des
organes de la génération avec ceux de la voix et avec
les oreilles. (Observations des Anciens à cet égard.)
Sympathie de la tête et du foie, etc. — L'estomac est
de tous les organes celui qui a les sympathies les plus
étendues. (Il est nécessaire de les considérer pour
bien concevoir l'action des médicamens.) — On ne
voit pas pourquoi les sympathies de l'estomac, si elles
dépendoient uniquement des communications nerveuses, auroient lieu constamment avec d'autres organes que la tête et les nerfs.

Ce n'est point précisément à la sympathie des nerfs
des intestins et des extrémités qu'on peut rapporter
la paralysie des extrémités dans la colique de Poitou.
— Il paroît qu'alors l'atonie, fixée sur une partie des
intestins, se répète sympathiquement sur les extrémités. Ainsi il ne faut pas, en ces cas, diriger les méthodes de traitement contre l'état inconnu des nerfs ;
mais rétablir les forces constantes, et les fonctions

de tous les intestins. — Utilité de ces vues dans
la Pratique.

SECONDE SECTION.

SYMPATHIE des organes qui ont une structure et
des fonctions semblables, et qui sont symétrique-
ment placés dans les deux moitiés latérales du corps.
— Communication de l'ophthalmie d'un œil à l'autre :
affections simultanées des deux prunelles : ischurie
rénale complète, quoiqu'il n'y ait qu'un rein d'affecté.
— Affections correspondantes de deux membres symétriques, comme les mains. (Action d'un vésicatoire sur le bras correspondant au bras où il a été
appliqué, et non sur celui-ci.)

La facilité qu'a un membre de produire des
mouvemens en sens contraires des mouvemens que
l'autre membre a exercés long-temps, ne peut ré-
sulter d'aucun changement mécanique : elle ne peut
être conçue que comme une affection particulière du
Principe Vital. — La difficulté d'exécuter des mouvemens simultanés vers un même côté, dans des
membres symétriques, paroît dépendre de ce que
leurs muscles reçoivent de la disposition sympathique
habituelle, une tendance qui est opposée à la détermination que la volonté doit leur donner pour des
mouvemens inaccoutumés.

La sympathie des organes de structure et de fonctions semblables, est évidente dans le tissu cellulaire,
par l'effet des métastases. — L'Art a imité plusieurs fois avec succès certaines de ces métastases.
— Le saisissement que le froid imprime à une partie

de la peau , se communique sympathiquement à tout l'organe cutané , et peut même arrêter des hémorragies.

Les plaies des vésicatoires desséchées, se rouvrent en certains cas par l'application de nouveaux vésicatoires en d'autres parties. — (L'harmonie des modifications physiques de deux organes, semble être une condition qui détermine les sympathies.)

Succession des engorgemens qui n'ont lieu que dans des glandes conglobées très-éloignées les unes des autres. — La lésion d'une partie des organes digestifs arrête la fonction propre d'une autre de leurs parties.

Sympathie des organes qui exécutent une sécrétion d'humeurs analogues.

TROISIÈME SECTION.

Sympathie des organes qui sont unis par un tissu intermédiaire , ou par des vaisseaux ou des nerfs communs. — Une connexion du premier genre entre l'estomac , le diaphragme et le cœur , fait que l'épigastre est un des centres de forces sensitives. — Sympathie du col de la vessie et du rectum. — Aphthes dans la dyssenterie. — (Le tremblement de la lèvre inférieure , qui précède certains accès d'épilepsie , peut indiquer que le siége du mal est dans l'estomac.)

Sympathie entre les membranes continues. — La rétraction du testicule dans la colique néphrétique , est sans doute produite par l'augmentation sympathique du mouvement tonique du péritoine qui

recouvre

recouvre chaque rein. — L'affection d'une partie d'un muscle se communique à tout le muscle.

CHAPITRE X.

PREMIÈRE SECTION.

SYMPATHIES des organes similaires, tels que les vaisseaux et les nerfs qui sont liés en systèmes particuliers, et qui ont une ressemblance de fonctions et de structure. — La sympathie des vaisseaux lymphatiques est indiquée par divers faits.

Sympathie des vaisseaux sanguins. — Mouvement rapide du sang vers la partie d'un vaisseau piqué. — Successions soudaines d'inflammation dans des organes éloignés l'un de l'autre. (Elles sont analogues aux métastases, quand elles se font par un transport d'humeurs.) — Disposition comme anévrismatique générale qui se manifeste par l'augmentation du mouvement péristaltique du pouls, et qui est due à une affection partielle qui s'étend sympathiquement à tout le système artériel. — Hémorragies critiques qui ont lieu dans un organe éloigné de la partie affectée. — Correspondance sympathique des vaisseaux du foie et du poumon dans certains cas d'hémoptysie hépatique.

Les nerfs qui sont le plus fortement sympathiques, sont ceux qui ont une connexion prochaine et supérieure, ou qui se distribuent à des parties voisines. — Le mélange qui se fait des fibres nerveuses dans les ganglions ou dans les plexus, n'explique pas les sympathies particulières des nerfs qui en partent.

Tome II.   N n

(Observations de Scarpa sur les diverses espèces de ganglions, simples et composés.)

Il ne faut pas rapporter à la sympathie des nerfs de la huitième paire, la sensation qu'ont les vaporeux et les femmes hystériques, d'une boule qui roule dans le gosier ; mais à une sympathie des organes digestifs entre eux, ou avec la matrice. (Cette dernière sympathie est bien démontrée par d'autres faits, et par l'effet aphrodisiaque des alimens venteux, qui produisent une sorte d'orgasme qui se communique des intestins aux organes de la génération.)

Les connexions des nerfs ne sont que des conditions sensibles et non des causes nécessaires des sympathies des nerfs. — La pénétration intime de la substance médullaire des différens nerfs dans leur origine commune, loin d'être cause des sympathies, sembleroit devoir être un obstacle à l'influence des divers points du *sensorium commune*, sur les différentes parties du corps. — Fautes nombreuses dans la pratique de la médecine, causées par la négligence de l'étude des sympathies.

Les nerfs placés dans une moitié symétrique et latérale du corps, sympathisent plus que ceux qui sont dans des moitiés latérales différentes. — La pathologie manifeste bien cette division du corps en ces deux moitiés droite et gauche, dans des cas d'hémiplégie, d'ictères, de succession de maladies, etc. — Utilité de la connoissance des sympathies pour le traitement des fluxions.

Les sympathies des nerfs ne paroissent dépendre d'une affection intermédiaire du *sensorium* que dans

certains cas : ainsi , affections de l'organe de la vu
par la lésion des nerfs intercostaux , ou des nerfs
de la huitième paire , et par celle de la moelle épinière. (Observations de Bordeu sur les convulsions ,
et l'affection de la vue qui arrivent quelquefois aux
animaux après la section de la queue.) L'irritation
des nerfs des extrémités , produit des maladies convulsives , dont les retours sont précédés d'un sentiment de vapeur qui , du siége de l'irritation , monte
à la tête. — Sentiment de douleur et de frémissement, qui de la moelle de l'épine s'étend aux nerfs
des bras et des jambes, dans les paralysies qui suivent
certains cas de colique.

SECONDE SECTION.

La sympathie de chaque nerf ou de chaque vaisseau avec son système, paroît avoir été soupçonnée
par Hippocrate. — Effet des ligatures d'une artère
ou d'un nerf qui y séparent les affections des parties
supérieures et inférieures de la ligature. — Le pouls,
seule affection propre aux artères, est arrêté ou très-
affoibli dans les parties inférieures d'une artère qu'on
a liée, en même temps qu'on l'a tenue dilatée par l'introduction d'une canule dans son tuyau. — Une sympathie analogue est indiquée dans les veines par l'analogie.

Les sentimens qu'on excite dans la partie inférieure d'un nerf fortement lié , n'ont plus de relation
avec les sentimens du Principe de la Vie dans tout le
reste du système nerveux. La ligature du nerf y fait

une irritation plus forte et plus permanente que la section. — Si l'on n'admet point que les nerfs sont animés de forces toniques, qui exercent dans toutes leurs parties un antagonisme constant, on ne peut expliquer comment le sentiment de la lésion d'un nerf ne se propage point dans la partie supérieure à la ligature, et ainsi dans tout le système nerveux.

Par l'effet des ligatures des nerfs, répétées en remontant vers leur origine, on voit que cette origine des nerfs est le centre des sympathies de chaque nerf avec son système. — Les lésions de ce tronc commun des nerfs font que les forces de chaque nerf avec son système ne sont plus soutenues par leur sympathie avec ce tronc, et que les forces conjointes de ces nerfs sympathiques entre eux, s'éteignent.

La moelle allongée paroît être l'origine commune des nerfs. — Les blessures en sont promptement mortelles (comme les Anciens l'ont reconnu). Les lésions des parties qui en sont voisines sont fortement ressenties dans tout le corps. — Ces parties sont souvent agitées de mouvemens convulsifs par l'effet de la lésion profonde d'un organe très-sensible, etc.

Dans les divers animaux, le cerveau et le cervelet qui semblent former avec la moelle allongée deux appendices du tronc commun du système nerveux, ont une grandeur correspondante à l'inégalité de 'a grandeur relative des nerfs qui en partent. (On ne peut pas conclure qu'à la grandeur du cerveau d'un animal, réponde le degré de son intelligence:) Quoique certains nerfs paroissent avoir une grosseur relative à la force des mouvemens habituels des parties auxquelles ils se distribuent , cela n'est point général, ni pour tous les nerfs, dans un même animal, ni dans les divers animaux. — Les forces motrices ne sont point inhérentes dans les nerfs ; mais dans les muscles même.

CHAPITRE XI.

PREMIÈRE SECTION.

CONSIDÉRATIONS sur le rapport qu'a la perpétuité des fonctions des muscles à l'intégrité des sympathies que leurs nerfs et leurs vaisseaux ont avec leurs systèmes respectifs. — La ligature des troncs des vaisseaux sanguins , et sur-tout des artères d'un muscle , y fait cesser les mouvemens de contraction , de même que la ligature de ses nerfs. — La quantité des artères collatérales que reçoit un muscle peut y rendre cette ligature d'un effet beaucoup moindre. —' La ligature des veines produit un effet moins prompt et moins constant. — L'interruption de la communication ou de la sympathie des diverses parties des fibres d'un muscle entre elles , paroît aussi nuire beaucoup à la contraction de ce muscle. (Expérience de Baglivi.) — La compression et l'obstruction , etc. d'un nerf, peuvent produire des effets analogues à sa ligature. — Vice des théories où l'on fait dépendre le mouvement musculaire des oscillations des fibres nerveuses , ou de l'action d'un fluide nerveux. — Faits qui démontrent contre ces hypothèses, que la sensibilité ne remonte pas du nerf au cerveau , et que le mouvement n'en descend pas.

Diverses irrégularités de la chaleur animale penvent être produites par des altérations des nerfs, qui troublent ou affoiblissent le mouvement tonique des solides, et le mouvement intestin des fluides.

SECONDE SECTION.

Le sentiment et le mouvement peuvent être simultanément affoiblis, ou l'être exclusivement l'un de l'autre dans divers cas de paralysie d'un muscle. — La paralysie que déterminent les plaies de tête, et même les attaques d'apoplexie, affecte souvent les parties de la moitié du corps opposée au côté de la tête qui est lésé. (Expériences de Du Petit de Molinelli, etc.) — Réfutation de l'opinion des auteurs qui rapportent ce phénomène à un entrecroisement des petites fibres médullaires de l'origine des nerfs. — La pathologie indique fort bien que la moelle allongée et la moelle épinière sont partagées en deux moitiés distinctes.

Le cerveau a un mouvement tonique qui peut aller jusqu'à produire des contractions spasmodiques. Les deux moitiés du cerveau étant ainsi comme dans un état d'antagonisme perpétuel, si l'une vient à être affoiblie par une blessure, etc. l'autre moitié pourra être souvent affectée par la prédominance de ses forces toniques, d'un spasme, qui amène la paralysie du corps de son même côté, en y affoiblissant la continuité de l'origine des nerfs avec cette moitié de leur système. — Si une irritation violente se continue dans la moitié blessée du cerveau, celle-ci même peut être affectée de spasme, et produire la paralysie de son côté. — Il en est à cet égard de la moelle épinière comme du cerveau.

TROISIEME SECTION.

Dans les animaux à sang froid, la conservation des fonctions des organes n'est pas liée à l'intégrité de sympathie de leurs vaisseaux avec le système vasculaire ; et elle ne l'est que foiblement à l'intégrité de sympathie de leurs nerfs avec le système nerveux. — Différences dans le degré de force des liens de la vie selon l'âge des animaux. — La contractilité du cœur, des artères, etc. des muscles de la respiration et du diaphragme, dépend moins de l'intégrité de leurs nerfs que celle des autres muscles : comme on le voit dans les attaques d'apoplexie qui ne sont pas très-fortes.

Les lésions des nerfs, même très-graves, qui s'établissent peu à peu, ne font pas cesser les fonctions des organes. — Elles se rétablissent après la section des nerfs, par l'effet des rameaux nerveux qui reproduisent la sympathie des nerfs avec leur système. — On a rapporté ce retour des fonctions à la régénération des nerfs. (Doutes de Fontana et de Soëmering sur cette régénération.) — La sympathie d'une artère liée se rétablit par le moyen des artères collatérales. — Le Principe Vital s'accoutumant à ces lésions graduées, ces petites branches peuvent entretenir bientôt une communication suffisante avec leur système.

CHAPITRE XII.

Sympathie des forces des divers organes avec celles de tout le corps. — Plusieurs organes ont été regardés comme le centre des forces motrices et sen-

sitives : le cœur, la moelle allongée, etc. — La sympathie des forces d'un organe avec celles de tout le
corps est manifeste dans le cas où les affections d'un
organe deviennent générales. — Phénomènes et causes
du sommeil cités en exemple. — On trouve dans le
sommeil une grande diminution des forces sensitives
de tout le corps, et des forces motrices, en tant qu'elles
ont besoin d'être excitées par les forces sensitives, de
sorte que les sympathies des forces souffrent un grand
affoiblissement. — La langueur de la circulation qu'on
remarque dans le sommeil détermine une pléthore
relative dans les petits vaisseaux, qui favorise les
congestions hémorragiques. (Observations de Darwin.)
— L'augmentation vive et soudaine de la sensibilité
produit cette sorte de convulsion qui accompagne un
réveil soudain. — L'affoiblissement des sympathies durant le sommeil, fait que les impressions sur les organes
des sens peuvent être alors ressenties plus vivement.

Parmi les causes du sommeil, il faut compter
1°. celles qui, comme les grandes altérations de l'origine des nerfs, affoiblissent directement le système
des forces sensitives de tout le corps. 2°. La nécessité de l'alternative de la veille et du sommeil, qui
est une loi primordiale du Principe Vital, mais qui
peut être modifiée par diverses circonstances (comme
par l'action du froid extérieur : l'engourdissement
a lieu aussi chez tel animal par un extrème degré de
chaleur). — Il faut, pour que le sommeil suive la loi
naturelle de sa durée et de ses retours, que le Principe
Vital ait un assez haut degré de forces radicales. —
3°. L'affoiblissement des forces sensitives d'un organe

particulier, qui suit la grande excitation de ces forces, peut, en se répétant sympathiquement dans tout le corps, produire le sommeil : ainsi les forces de l'estomac trop excitées par des spiritueux , par des substances vénéneuses, s'affoiblissent bientôt et causent le sommeil , etc. — La cessation d'affections répétées avec force et continuité, endort. — L'habitude peut rendre nécessaires , pour le retour du sommeil , les impressions d'une sensation vive. — Une longue répétition de sons uniformes endort, sans doute parce qu'ils fatiguent l'attention , n'étant pas assez distincts.

CHAPITRE XIII.

Le système des forces du Principe Vital se compose de forces continuellement agissantes dans tous les organes , d'après des lois primordiales , et de forces radicales ou en puissance , au moyen desquelles ce Principe maintient l'emploi naturel des forces agissantes. (Division analogue de Hunter établie postérieurement à celle-ci.) — Les forces agissantes ont leur source dans les forces radicales ; et leur énergie différente naturellement dans chaque homme est susceptible de grandes variétés. — L'action des fortifians accroit les forces radicales. — Elles sont aussi accrues indirectement par un exercice des fonctions conforme à la santé.

L'usage habituel et particulier des *choses non naturelles* , donne à chaque individu un caractère différent de santé. — L'habitude de grandes inégalités d'action des diverses fonctions, rend les forces radicales moins affectées dans les maladies malignes, qui résultent de très-grandes inégalités dans l'action de ces forces. — Les forces radicales de tout le système peuvent être augmentées ou affoiblies par le changement sympathique que l'action d'un organe particulier détermine dans les forces agissantes, et dans l'ordre naturel des fonctions.

PREMIÈRE SECTION.

Les maladies, dites nerveuses, naissent de l'affoiblissement des forces vitales par l'altération des forces sensitives, et du vice de leur influence sur les forces motrices. — Causes de la fréquence relative plus grande, qui est survenue de nos jours, des maladies dites vaporeuses : elles doivent être appelées de ce nom général quand l'altération du Système des forces n'a pour cause principale aucune lésion permanente d'un organe quelconque ; mais elles peuvent coexister avec l'hystérie, l'hypochondrie, &c. (D'autres causes concourent à produire l'état constitutif des maladies vaporeuses : tels sont un vice des humeurs de nature goutteuse, &c. ; les vices sensibles des solides qui rendent les fibres *roides,* ou *lâches.*) — Vues pratiques qui résultent de ces considérations. — Avantages des méthodes de traitement analytiques ; et, dans certains cas, de celles qui sont perturbatrices.

Distinction de l'oppression des forces et de leur résolution. — Quand les causes productives d'une maladie maligne affectent profondément les fonctions de plusieurs organes, il y a résolution des forces ; il y a oppression, si l'affection principale d'un seul organe produit les lésions particulières des autres organes. — Les maladies malignes sont principalement déterminées par plusieurs excès simultanés dans l'usage des choses non naturelles, et par les impressions en sens contraire que les erreurs du régime font sur des organes différens, &c.

Une altération sympathique des forces dans chaque organe principal, doit rompre l'unité d'affection nécessaire pour l'exercice des fonctions de cet organe. — Distraction pernicieuse et mortelle des forces que cause une indigestion dans le temps de la suppuration des grandes plaies, &c. — L'action d'un miasme épidémique qui frappe spécialement un organe particulier, dans l'état de résolution du Système des forces, développe une maladie maligne. — L'affoiblissement des forces radicales fait cesser les Synergies et les Sympathies les plus ordinaires des organes ; ce qui produit les symptomes irréguliers des maladies malignes. — Cette Théorie conduit à la pratique la plus sûre dans ces maladies. — Nécessité de distinguer les cas de maladies malignes où la fièvre est nulle ou subordonnée à la maladie principale, de ceux où la fièvre est l'affection essentielle, comme dans les fièvres intermittentes pernicieuses. — Méthodes de traitement analytiques, et spécifiques.

SECONDE SECTION.

CONSIDÉRATIONS sur les altérations essentielles produites dans le Système des forces par divers poisons, qui causent des affections graves ou mortelles sans opérer directement une destruction ou corruption physique des organes. — C'est par une imperfection relative du Système des forces que le Principe Vital ressent l'action de ces poisons. — Vertu spécifique de chaque poison, relative à la nature de chaque animal, et aux divers modes de sa sensibilité. — L'affoiblissement de la sensibilité peut rendre le corps moins susceptible de l'action des causes délétères. — L'habitude peut détruire le Vice radical de la sensibilité, qui fait qu'elle est affectée pernicieusement par l'action des poisons. (Exemples nombreux de cette sorte.) — La différence des forces sensitives de divers organes fait que les animaux venimeux séparent et gardent sans danger leur venin; que certains poisons n'agissent pas sur certains organes, comme sur l'estomac, &c.

Quand le sentiment des impressions d'un poison attaque directement le Principe de la Vie, et s'étend à tout le Système des forces avec une grande rapidité, il ne peut se produire ces suites de mouvemens synergiques dont le concours est nécessaire pour déterminer un état d'inflammation, ou d'autre affection organique. — Diversité des affections générales ou locales, selon les doses, ou les préparations du poison, et la disposition des forces de tout le Système, ou de l'organe auquel le poison est appliqué.

L'opium produit tantôt une inflammation, et tantôt il donne la mort, sans causer aucune altération organique. (Observation de Wirtensohn sur les effets de l'opium.) — Effets particuliers de l'opium dans les diverses parties du corps qui sympathisent avec l'organe, où il a été appliqué. — Quoique par une suite de la sympathie de la peau et de l'estomac, l'opium soit diaphorétique, il peut arrêter la sueur quand la peau est dans un état de sensibilité vive. — La disposition du Système des forces à un excès de mobilité, peut rendre nul l'effet narcotique de l'opium, ou rendre supérieur son effet irritant.

Utilité de l'opium dans les accès de fièvre intermittente pernicieuse où prédomine un état spasmodique des organes précordiaux ou autres. (Développement de ces vues, qui a conduit l'Auteur à généraliser quelques observations éparses auparavant sur ce sujet, et à donner le complément nécessaire des méthodes de Morton et de Torti, dans ces fièvres malignes.)

La manière d'être particulière que l'action de chaque poison introduit dans le système entier des forces du Principe Vital, est bien évidente dans les formes nouvelles que les poisons impriment à ce Principe. Ainsi après la morsure d'un chien enragé; fureur de mordre, affectation de répéter des sons analogues à l'aboiement des chiens, quelquefois progression à quatre pattes. — Outre une sorte d'*idée canine* qu'introduit le virus de la rage, il peut encore transmettre certaines affections propres à l'état particulier du chien enragé; telles qu'une passion vénérienne, &c.

— Effets particuliers analogues produits par la morsure d'autres animaux enragés.

Des antidotes qui produisent sur le système des forces une action perturbatrice indéterminée, peuvent détruire les altérations physiques qu'y ont causées les poisons. — Utilité qu'offrent contre certains poisons quelques substances même inactives, des agitations du corps, &c. — Effets de certains remèdes vénéneux et des médicamens fort actifs, pour arrêter ou modifier les dégénérations des solides et des fluides du corps vivant par la modification nouvelle qu'ils donnent au Système des forces.

Action des médicamens énergiques sur l'organe qu'ils affectent et sur le système entier des forces. — Considérations sur le camphre qui peut produire un effet rafraîchissant et antiphlogistique, ou un effet excitant, selon la disposition du corps à l'une ou l'autre de ces impressions, selon les doses, &c. — De pareilles vues sur l'action des remèdes font voir comment leur action a pu être observée si différente.

CHAPITRE XIV.

La division des tempéramens en sanguin, bilieux, &c., n'indique que des intempéries causées par la surabondance de quelque humeur. — C'est le Tempérament propre de chaque individu qu'il faut chercher à connoître. Méthode directe, et indirecte, pour arriver à cette connoissance. — (Bizarreries d'idio-syncrasie.)

PREMIÈRE SECTION.

La méthode directe a pour premier objet de faire connoître l'énergie constitutionnelle des forces radicales, et les proportions des forces agissantes dans les divers organes. — Signes qui peuvent faire distinguer l'augmentation réelle radicale des forces, de l'excès vicieux de sensibilité et d'irritabilité qui a lieu chez les personnes foibles. — Dans ces cas de foiblesse des forces radicales, les sympathies particulières de divers organes sont plus développées que les sympathies générales de chaque organe avec tout le corps. — Signes des proportions des forces agissantes dans les divers organes. — Foiblesse relative de tel ou tel organe qui, dans chaque individu, est plus souvent affecté par les maladies.

Le second objet de la méthode directe de connoître le Tempérament, est d'étudier les modifications que donne aux forces vitales l'habitude de l'usage des choses non naturelles. — L'habitude rend nécessaire l'usage même des alimens de digestion difficile. — L'habitude d'un certain degré de contraction musculaire, rend plus facile un exercice correspondant, même dans des circonstances qui sont mécaniquement moins avantageuses. — Impossibilité d'expliquer, d'après des considérations mécaniques, comment l'usage habituel de plus grandes forces affoiblit la faculté d'en employer de moindres.

La loi primitive de l'influence de l'habitude est bien manifeste dans le renouvellement qui se fait de certaines suites de mouvemens, à des périodes constantes et éloignées.

SECONDE SECTION.

LA détermination des degrés de forces radicales, et des modes des forces agissantes, d'après des observations sur les mœurs de l'individu, et sur l'état physique de ses organes, est l'objet de la méthode indirecte de connoître le Tempérament. — Correspondance des affections constantes de l'Ame et du Principe Vital. — Cependant l'action diverse des causes morales et physiques sur l'esprit et sur le corps peut dénaturer cette correspondance. — Le rapport de tel ou tel état des solides avec la disposition à la surabondance de telle ou telle humeur, a fait établir les quatre tempéramens des Anciens. — L'état habituel d'une sensibilité excessive paroît exclure une longue vie ; mais elle peut rendre moins vives des impressions de grands et soudains changemens, par l'habitude qu'elle donne de fréquentes altérations de la santé.

TROISIÈME SECTION.

RAPPORTS qu'ont les Tempéramens propres aux habitans de chaque pays, avec le climat considéré d'une manière générale, et avec les causes politiques. — L'influence du climat est évidente dans la comparaison des peuples placés à des latitudes très-différentes. — Sous le rapport de la grandeur relative de la taille, les latitudes ont une limite bornée et très-remarquable. — Dans les zones tempérées, les hommes sont non-seulement plus grands, mais plus vivaces. — Les animaux doivent aussi des variétés de forme, de couleur, &c., à l'influence des climats.

(Observations

(Observation de Buffon.) — Selon Blumenbach et Camper, le climat est la cause principale des différences propres aux diverses variétés du Genre Humain, dans la figure, la proportion et la direction des parties de la face. — Mais comment ces causes ne font-elles pas des impressions analogues sur d'autres organes? — Nécessité d'admettre des Races primitives qui répondent aux divers climats par certains caractères particuliers; spécialement par la couleur de la peau. (Insuffisance des explications qu'on a données de la couleur des Nègres.)

Rapport des Formes intérieures de la constitution avec le climat. — L'observation seule peut indiquer que l'exercice plus foible des forces motrices, se combine avec l'activité des forces sensitives dans les climats chauds. (Cette langueur des forces motrices se montre même dans les sons de la voix articulée.)

Analogie de l'influence du climat sur les forces radicales et agissantes, avec son influence sur les mœurs. — Chez les peuples des climats chauds, de même que la langueur des fonctions va avec la disposition aux affections convulsives ; de même la timidité habituelle de l'Ame va avec la tendance à des actions atroces, *comme convulsives* de l'Ame. — Le défaut de la faculté de comparer et d'estimer les biens et les maux, fait qu'on retrouve chez les Sauvages de tous les climats des résolutions extrêmes et énergiques qui ne paroissent pas tenir à un vrai courage. (Considérations sur les diverses sortes de courage, actif, et passif.)

L'influence des causes politiques doit être étudiée

Tome II. O o

CHAPITRE XV.

PREMIÈRE SECTION.

homme , d'un âge donné , pris dans cet ensemble, peut espérer à chances égales.

Variations considérables de la mortalité dans diverses suites d'années de la Vie humaine. La mortalité croît dès les premiers temps de l'enfance, jusqu'à la puberté ; elle croît médiocrement durant la jeunesse ; elle diminue durant la troisième période que l'Auteur a trouvée, et qu'il désigne par le nom d'*âge consistant*, qui finit toujours vers la cinquantième année. — Il est des Tables de mortalité qui indiquent deux Ages consistans. (Examen de diverses Tables de mortalité.) — Après cet âge consistant, la mortalité va en croissant. La probabilité de la vie diminue encore inégalement dans les dernières années.

L'intensité constitutionnelle des forces radicales du Principe Vital change selon les divers âges. — Ils donnent aussi des modifications particulières aux forces agissantes dans les divers organes, à l'exercice de ces forces, et à leur mode d'action. — Les Ages font varier encore les organes qui sont le siége des hémorrhagies. Les forces vitales ont un *maximum* de célérité irrégulière dans l'enfance ; elles sont plus régulières dans la jeunesse, plus lentes dans l'âge mûr, &c.

Rapports du sexe féminin avec le jeune âge. — La mobilité relative des organes, et la vivacité de l'exercice des forces, sont plus grandes chez les femmes ; la durée plus longue de leur vie, peut dépendre non-seulement de leur manière de vivre, mais de l'utilité de leurs évacuations menstruelles.

périodiques, et de la plus grande habitude où elles sont de vivre dans un état d'infirmité, &c.

SECONDE SECTION.

On ne peut donner aucune explication mécanique, ou autre manifeste des différences de la mortalité respective des divers âges. — Ces variétés dépendent des lois primordiales de la constitution du corps vivant. — Le desséchement des solides, et l'affoiblissement de l'exercice des forces, ne sont que des causes secondaires, liées et soumises à ces lois primordiales.

Les causes prochaines de la mort ordinaire sont de grandes lésions physiques des organes; des altérations radicales des forces de la vie, qui sont ou générales, ou dépendantes de l'affection d'un seul organe, un passage immédiat du plus haut degré de l'excitation, à l'extrême détente dans les principaux organes.

Les lésions physiques des organes sont plus fréquentes dans les temps voisins des solstices et des équinoxes, où les variations successives de l'air sont très-grandes. — De ces temps, les plus meurtriers sont ceux qui répondent à l'intempérie extrême de chaque climat. (Faits nombreux sur ce point.)

La mort est la cessation irrévocable de la sensibilité et des mouvemens vitaux. — Dans les cas de mort apparente, il doit se conserver des mouvemens toniques très-foibles qui empêchent la putréfaction et permettent de rappeler les malades à la vie. — Exemples de morts apparentes très-prolongées.

Incertitude des signes de la mort. — La putréfaction est le seul signe certain. — Les moins incertains sont ensuite l'extinction des mouvemens toniques dans la cornée qui devient flasque ; dans les
sphincters et les autres muscles. (Usage des Anciens
pour recomposer le visage défiguré des mourans.)

Les remèdes stimulans qu'on emploie dans les
morts apparentes peuvent ne faire qu'exciter les
Forces Vitales affoiblies; mais ils peuvent aussi les
faire renaître. (La cause de la vie ayant cessé quelque
temps d'exister dans certains cas, semble pouvoir
être rappellée et renouvellée suivant une loi primitive
de la Nature, par le retour des conditions physiques
qui amènent une nouvelle animation de ce corps; et
qui sont analogues à la première.) Utilité des divers
moyens excitans. — S'il n'y a point d'altération majeure des organes, le renouvellement d'une fonction
peut rétablir la succession de toutes les autres.

Dans la mort lente, successions graduées des altérations des forces du Principe Vital, et des Affections de l'ame. Les symptomes en varient selon qu'un
état convulsif, ou atonique, domine dans les derniers
momens. — On trouve chez certains malades que la
succession de ces gradations de la mort se prolonge
d'une manière singulière.

Les affections de l'Ame sont, aux approches de la
mort, relatives à son intelligence, ou à ses passions. — La concentration des forces qui avoit lieu
en divers organes, peut, en cessant, rendre à
l'ame toutes ses facultés ; et ces forces, en se concentrant sur l'organe cérébral, peuvent donner une

énergie extraordinaire aux facultés de l'intelligence. (Faits singuliers de ce genre.) — L'action de fortes passions ou d'un désir très-vif peut retarder la mort de quelques instans.

La sensation du mourir ne semble pas devoir être douloureuse, ni dans les cas où l'extinction de la sensibilité est soudaine, ni lorsque cette extinction se fait lentement. (Faits qui prouvent que le moment même de la mort a été, chez quelques mourans, immédiatement précédé d'un état de bien-être.) — L'idée de la mort, quand même elle persévéreroit jusqu'à la fin, doit perdre son impression terrible, puisqu'alors elle doit aller de plus en plus en s'affoiblissant.

Après la mort, les parties élémentaires du corps se dispersent pour obéir à d'autres Principes de mouvement et de vie. — Le Principe de Vie, s'il est un être distinct du Corps et de l'Ame, peut s'éteindre, ou passer dans d'autres corps ; et s'il n'est qu'une faculté du corps vivant, il rentre dans le Système des Forces de la Nature. L'Ame immortelle retourne à Dieu qui l'a donnée.

FIN DE LA TABLE DU TOME SECOND.

ADDITIONS ET CORRECTIONS.

T. I, p. 77, ligne dernière, *au lieu de* perfections, *lisez* perceptions.

T. I, Note 3, p. 196, deuxième partie, *ajoutez* :

M. Tourdes, professeur à l'École de Médecine de Strasbourg, a démontré en l'an 10, la faculté qu'a la fibrine du sang de se contracter par l'action du fluide galvanique. Sa découverte est consignée dans la Décade Philosophique au N° 3 de ladite année ; et plusieurs Journalistes et autres Savans distingués, en ont fait mention dans leurs Ouvrages.

T. II, p. 285, après le premier alinéa :

Je croyois avoir fait seul cette remarque ; qu'on doit distinguer, lorsqu'on calcule les *probabilités de la vie*, la vie *probable* que chaque homme d'un âge donné a lieu d'espérer à chances égales, et la vie *moyenne et commune* à laquelle chaque homme peut participer, en tant qu'il est compris dans une multitude d'hommes d'un âge égal au sien.

Je vois aujourd'hui dans un Mémoire de Gregorio Fontana, qu'il a fait la même remarque contre Daniel Bernoulli, qui n'avoit pas distingué ces deux sortes de probabilités de la vie. Ce Mémoire est intitulé : *Dissertazione di Aritmetica-Politica, sopra il modo di calcolare* LA VITA MEDIA *dell' uomo, e sopra l'errore degli scriptori...... di confondere la* VITA MEDIA, *colla* VITA FUTURA *probabile*.

Je ne vois point quelle a été l'époque précise de la publication de ce Mémoire (que M. Tourdes vient de me communiquer). Il est très-simple que nous nous

soyons rencontrés avec Greg. Fontana sur cette remarque, qui est curieuse, quoiqu'elle ne soit pas
très - importante.

Mais ce que je réclame comme une découverte
principale que j'ai faite le premier, d'après les Tables
de mortalité (que j'ai établie p. 319-20 de la Première Édition de mes Nouveaux Élémens, et qui est
ici répétée et étendue); c'est qu'il existe chez tous
les hommes au-dessus de trente-trois ans, au moins
une période (et souvent plus d'une) que j'appelle
âge consistant; durant laquelle la mortalité respective
de chaque année est moindre qu'elle n'avoit été pendant l'année qui a précédé immédiatement cet âge.

Je trouve que Greg. Fontana a ignoré cette vérité
que j'ai découverte, et qu'il a suivi l'opinion générale, qui est contraire. Car il dit dans le Mém. cité
(p. 19) que depuis 35 ans jusques à 60, les décrémens
de la vie sont à-peu-près uniformes, et que les sur-
vivans d'année en année forment une progression
arithmétique. *Dai 35 anni fino ai 60, i decrementi
della vita sono a un dipresso uniformi; e i viventi
superstiti d'anno in anno formano una progressione
aritmetica.*

T. II, aux Notes, p. 171, après le second alinéa,
ajoutez : Ils avoient aussi l'usage de resserrer la bouche
des mourans, et l'on trouve qu'Homère en a fait
mention (Odyssée, L. XI, v. 425).

DE L'IMPRIMERIE DE CRAPELET.